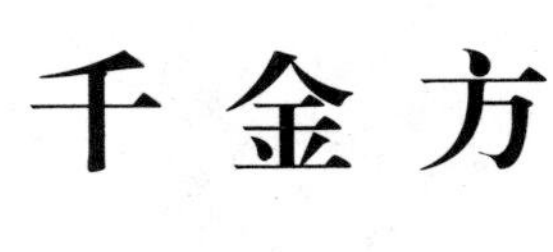

千金方

(唐)孙思邈 著

〔第四卷〕

光明日报出版社

火疮第四

论二首　方七十三首　咒法二首

论曰：凡火烧损，慎以冷水洗之，火疮得冷，热气更深转入骨，坏人筋骨，难瘥。初被火烧，急更向火炙，虽大痛强忍之，一食久即不痛，神验。治火烧闷绝不识人，以新尿冷饮之，及冷水和蜜饮之；口噤，绞开与之，然后治之。方：

栀子四十枚　白蔹　黄芩各五两

右三味，㕮咀，以水五升、油一升合煎，令水气歇，去滓冷之以淋疮，令溜去火热毒，则肌得宽也。作二日，任意用膏敷、汤散治之。

治火疮败坏方：

柏白皮　生地黄　蛇衔　黄芩　栀子仁　苦竹叶各一分

右六味，㕮咀，以羊髓半升煎之，三上三下，去滓，涂疮上，瘥止。

治火烂疮，膏方：

柏白皮四两　竹叶　甘草各二两

右三味，㕮咀。以猪脂一斤半煎，三上三下，去滓，冷以敷之。《集验方》用生地黄四两。

又方：

榆白皮嚼熟涂之。

治火烧疮方：

死鼠头一枚，腊月猪膏煎，令消尽以敷。干即敷，瘥不作瘢，神效。亦治小儿火疮。

又方：

丹参无多少，以羊脂、猪髓脑煎。

治火疮败坏方：

柏白皮切，以腊月猪膏合淹相得，煮四五沸，色变去滓，敷疮上。《肘后方》云桃白皮。

治火疮方：

末熬油麻和栀子仁涂之，惟厚为佳。已成疮者，烧白糖灰粉之即燥，立瘥。

治一切汤火所伤方：

初著，即以女人精汁涂之，瘥。

治汤沃人肉烂坏方：

杏仁 附子各二两 甘草一两 羊脂五两松脂鸡子大

右五味，㕮咀，以不中水猪膏五两煎，涂之。

灸及汤火所损，昼夜啼呼，止痛灭瘢，方：

羊脂 松脂各二分 猪膏 蜡各一分

右四味，取松脂破铫中，切脂嚼蜡著松明上，少顷微火烧诸物皆消，以杯承汁敷。松明是肥松木节也。

治灸疮方：

甘草 当归各一两 胡麻《外台》用胡粉羊脂各六分

右四味，㕮咀。以猪膏五合煎，去滓敷之。

又方：

凡灸疮不瘥，日别灸上六七壮自瘥。

又方：

松脂五两 蜡三两

右二味合煎，涂纸贴之，日三。

又方：

涂车釭脂。

又方：

石灰一两，细末，绢筛。猪脂和相得，微火上煎数沸，以暖汤先洗疮讫，以布裹灰熨疮上三过，便以药贴疮上，炙之；又捣薤敷之。

治灸疮痛肿急方：

捣灶下黄土，以水和煮令热，渍之。

治灸疮，**薤白膏**，生肉止痛方：

薤白二两 羊髓一斤 当归二两 白芷一两

右四味，㕮咀，合煎，以白芷色黄药成。去滓，取敷之，日三。

灸疮脓坏不瘥方：

腊月猪脂一升 薤白一握 胡粉一两

右三味，先煎薤白令黄，去之；绵裹石灰一两，煎数沸，去之，入胡粉纳膏中令调。涂故布贴之，日三。

又方：

白蜜一两 乌贼骨二枚，一方一两

右二味，相和涂之。

治灸疮中风冷肿痛方：

但向火炙之，疮得热则疮快，至痛止，日六七炙愈。

治针灸疮血出不止方：

烧人屎灰以敷之。

又方：

死蜣螂末，猪脂和涂之。

论曰：治金疮者，无大小冬夏，及始初伤血出，便以石灰厚敷裹之，既止痛，又速愈；无石灰，灰亦可用；若疮甚深，未宜速合者，纳少滑石，令疮不时合也。凡金疮出血，其人必渴，当忍之，啖燥食并肥脂之物以止渴，慎勿咸食。若多饮粥及浆，犯即血动溢出杀人。又忌嗔怒、大言笑、思想、阴阳、行动作劳、多食酸咸、饮酒、热羹臛辈。疮瘥后犹尔，出百日半年，乃可复常也。

治金疮大散方：

五月五日平旦，使四人出四方，各于五里内采一方草木茎叶，每种各半把，勿令漏脱一事。日正午时细切，碓捣并石灰极令烂熟。一石草断一斗石灰，先凿大实中桑树令可受药，取药纳孔中，实筑令坚，仍以桑树皮蔽之，以麻捣石灰极密泥之，令不泄气；又以桑皮缠之使牢，至九月九日午时取出，阴干百日药成，捣之，日曝令干，更捣，绢筛贮之。凡一切金疮伤折出血，登时以药封裹治使牢，勿令动转，不过十日即瘥，不肿、不脓、不畏风。若伤后数日始得药，须暖水洗之令血出，即敷之，此药大验。平生无事，宜多合之，以备仓猝。金疮之要无出于此，虽突厥质汗黄末未能及之。《肘后方》云：用百草心，五月五日作，七月七日出。

治金疮方：

烧干梅作炭，捣末之，敷一宿即瘥。亦治被打伤。

又方：

磁石末敷之，止痛断血。

又方：

桑白汁涂，桑白皮裹，或石灰封之妙。

又方：

麻叶三斤，以水三升熟煮，取二升半为一服。

又方：

饮麻子汁数升。《小品方》治毒箭所伤。

又方：

蚯蚓屎以水服方寸匕，日三。

又方：

杏仁、石灰细末，猪脂和封。亦主犬马金疮，止痛大良。

地黄膏 治金疮、火疮、灸疮不能瘥方：

生地黄切一升，捣绞取汁三合 熏陆香 松脂各二两 羊肾脂五合，煎 乌麻油二升 杏仁 蜡各二两 石盐一两，研如粉

右八味，先下蜡微火令消，次纳羊脂令消，次下油，次下松脂令消，次下杏仁，次下熏陆，次下地黄汁，次下石盐。以微火煎之，令地黄汁水气尽，以绵滤停凝。一切诸疮、初伤皆敷之，日三夜二。慎生冷、猪肉、鸡、鱼。此膏治疮法：先食恶肉不著痂，先从内瘥，乃至平复，无痂，不畏风不脓，大大要妙。

治金疮血出不止方：

煮桑根十沸，服一升即止。

又方：

柳絮封之。

又方：

捣车前汁敷之，血即绝。连根收用亦效。

又方：

以人精涂之。

又方：

饮人尿三升愈。

又方：

以蜘蛛幕贴之，血即止。

治惊疮血出不止方：

取葱叶炙取汁涂疮上，即止；若为妇人所惊者，取妇人中衣火炙令热，以熨疮上。

又方：

取豉三升，渍热汤，食顷，绞去滓，纳蒲黄三合，顿服之，及作紫汤，方在产妇中。

又方：

蒲黄一斤 当归二两

右二味，治下筛，酒服方寸匕，日二服。

治金疮腹中瘀血，**二物汤**方：

大麻子三升 大葱白二十枚

右使数人各捣令熟，著九升水，煮取一升半，顿服之。若血出不尽，腹中有脓血，更合服，当吐脓血耳。

治金疮出血多，虚竭，**内补散**方：

苁蓉 甘草 芍药各四两 蜀椒三两 干姜二两 当归 芎䓖 桂心 黄芩 人参 厚朴 吴茱萸 白及《古今录验》作桑白皮 黄耆各一两

右十四味，治下筛，以酒服方寸匕，日三。

又方：

当归三两 芍药五分 干姜三分 辛夷五分 甘草二分

右五味，治下筛，酒服方寸匕，日三夜一。

治金疮内漏方：

还自取疮中血，著杯中，水和服，愈。

又方：

七月七日麻勃一两 蒲黄二两

右二味，酒服一钱匕，日五夜二。

治金疮内漏血不出方：

牡丹皮为散，水服三指撮，立尿出血。

治金疮，**内塞散**方：

黄耆 当归 芎藭 白芷 干姜 黄芩 芍药 续断各二两 附子半两 细辛一两 鹿茸三两

右十一味，治下筛。先食酒服五分匕，日三，稍增至方寸匕。

治金疮烦满方：

赤小豆一升，以苦酒渍之，熬令燥，复渍，满三日令色黑，服方寸匕，日三。

治金疮苦痛方：

杨木白皮，熬令燥，末之，服方寸匕，日三；又末敷疮中愈。

凡金疮若刺疮，疮痛不可忍，百治不瘥者，方：

葱一把，以水三升，煮数沸渍洗疮，止痛良。

治金疮烦痛，大便不利，方：

大黄 黄芩

右二味，等分，末之，蜜和，先食服如梧桐子十丸，日三。

治金疮破腹，肠突出欲令入方：

取人屎干之，以粉肠即入矣。

治金疮中筋骨，**续断散**方：

续断五两 干地黄 细辛 蛇衔 地榆各四两 当归 芎藭 芍药 苁蓉各三两 人参 甘草 附子各一两 干姜 蜀椒 桂心各一两半

右十五味，治下筛，酒服一方寸匕，日三。

治被伤肠出不断者方：《肘后方》云：治肠出欲燥而草上著肠者。

作大麦粥取汁洗肠，推纳之，常研米粥饮之；二十日稍稍作强糜；百日后乃可瘥耳。

治金疮肠出方：

磁石 滑石 铁精各三两

右三味，末，粉肠上，后用磁石米饮服方寸匕，日五夜二，肠即入。

治金疮血不止令唾之法：

咒曰：某甲今日不良，为某所伤，上告天皇，下告地王，清血莫出，浊血莫扬。良药百裹，不如熟唾。日二七度，唾之即止。

又法：

我按先师本法，男师在左，女师在右，上白东王公，下白西王母，北斗七星，黄姑织女，请制水之法，清旦明咒，不痕不脓，不疼不痛。罗肺得肺，罗肝得肝，罗肉得肉，不任躯姥侬夫，自来小儿。为日不吉不良，某甲为刀斧槊箭、熊虎、汤火所伤，三唾三呵，平复如故。急急如律令。此法不复须度受，但存念稽急歆诵之，非止治百毒所伤，亦治痈疽，随所患转后语呼之，良验。一切疮毒，并皆用之。

治金疮，矢在肉中不出，方：

白蔹 半夏

右二味，等分，治下筛。酒服方寸匕，日三。浅疮十日出，深疮二十日出，终不住肉中。

治箭镞及诸刀刃在咽喉、胸膈诸隐处不出者方：

牡丹皮一分 白盐二分，《肘后》作白蔹。

右二味，治下筛。以酒服方寸匕，日三出。

又方：

取栝楼汁涂箭疮上，即出。

又方：

酒服瞿麦方寸匕，日三瘥。

治卒为弓弩矢所中不出，或肉中有聚血，方：

取女人月经布烧作灰屑，酒服之。

治卒被毒矢方：

捣蓝汁一升饮之，并薄疮上。若无蓝，取青布渍绞汁饮之，并淋疮中；镞不出，捣死鼠肝涂之，鼠脑亦得。

又方：

纳盐脐中，灸之。

又方：

煎地黄汁作丸服之，百日矢当出。

又方：

煮芦根汁饮三升。

又方：

多饮葛根汁，并治一切金疮。

治中射罔箭方：

蓝子五合 升麻八两 甘草 王不留行各四两

右四味，治下筛，冷水服二方寸匕，日三夜二。又以水和涂疮，干易之。

治毒箭所中方：

末雄黄敷之，当沸，汁出愈。

又方：

末贝齿服一钱匕，大良。

又方：

捣葛根汁饮之；葛白屑熬黄，敷疮止血。

治针折入肉中方：

刮象牙末，水和，聚著折针上，即出。

又方：

以鼠脑涂之。

又方：

磁石吸铁者著上即出。

备急千金要方卷第二十六　食治

朝奉郎守太常少卿充秘阁校理判登闻检院上护军赐绯鱼袋臣林亿等校正

序论第一

仲景曰：人体平和，惟须好将养，勿妄服药。药势偏有所助，令人脏气不平，易受外患。夫含气之类，未有不资食以存生，而不知食之有成败，百姓日用而不知，水火至近而难识。余慨其如此，聊因笔墨之暇，撰五味损益食治篇，以启童稚。庶勤而行之，有如影响耳。

河东卫汛记曰：扁鹊云：人之所依者，形也；乱于和气者，病也；理于烦毒者，药也；济命扶危者，医也。安身之本，必资于食；救疾之速，必凭于药。不知食宜者，不足以存生也；不明药忌者，不能以除病也。斯之二事，有灵之所要也；若忽而不学，诚可悲夫。是故食能排邪而安脏腑，悦神爽志，以资血气。若能用食平疴，释情遣疾者，可谓良工。长年饵老之奇法，极养生之术也。

夫为医者，当须先洞晓病源，知其所犯，以食治之；食疗不愈，然后命药。药性刚烈，犹若御兵；兵之猛暴，岂容妄发？发用乖宜，损伤处众，药之投疾，殃滥亦然。高平王熙称食不欲杂，杂则或有所犯；有所犯者，或有所伤；或当时虽无灾苦，积久为人作患。又食啖鲑肴，务令简少，鱼肉、果实，取益人者而食之。凡常饮食，每令节俭，若贪味多餐，临盘大饱，食讫，觉腹中彭亨短气，或致暴疾，仍为霍乱。又夏至以后，迄至秋分，必须慎肥腻、饼臛、酥油之属，此物与酒浆瓜果理极相妨。夫在身所以多疾者，皆由春夏取冷太过，饮食不节故也。又鱼鲙诸腥冷之物，多损于人，断之益善。乳酪酥等常食之，令人有筋力，胆干，肌体润泽。卒多食之，亦令人胪胀泄利，渐渐自已。

黄帝曰：五味入于口也，各有所走，各有所病。酸走筋，多食酸令人癃，不知何以然？少俞曰：酸入胃也，其气涩以收也。上走两焦，两焦之气涩不能出入，不出即流于胃中，胃中和温，即下注膀胱，膀胱走胞，胞薄以软，得酸则缩卷，约而不通，水道不利，故癃也。阴者积一作精筋之所终聚也。故酸入胃，走于筋也。

咸走血，多食咸，令人渴，何也？答曰：咸入胃也，其气走中焦，注于诸脉，脉者，血之所走也，与咸相得，即血凝，凝则胃中汁泣，汁泣则胃中干渴《甲乙》云：凝则胃中汁注之，注之则胃中竭。渴则咽路焦，焦故舌干喜渴。血脉者，中焦之道也，故咸入胃，走于血。皇甫士安云：肾合三焦，血脉虽属肝心而为中焦之道，故咸入而走血也。

辛走气，多食辛，令人愠，何也？答曰：辛入胃也，其气走于上焦，上焦者，受使诸气，而营诸阳者也。姜韭之气，熏至荣卫，荣卫不时受之，却溜于心下，故愠。愠，痛也。辛者与气俱行，故辛入胃而走气，与气俱出，故气盛也。

苦走骨，多食苦，令人变呕，何也？答曰：苦入胃也，其气燥而涌泄。五谷之气皆不胜苦，苦入下脘，下脘者三焦之道，皆闭则不通，不通故气变呕也。齿者骨之所终也，故苦入胃而走骨，入而复出，齿必黧疏。皇甫士安云：水火相济，故骨气通于心。

甘走肉，多食甘，令人恶心，何也？答曰：甘入胃也，其气弱劣，不能上进于上焦，而与谷俱留于胃中。甘入则柔缓，柔缓则蛔动，蛔动则令人恶心。其气外通于肉，故甘走肉，则肉多粟起而胝。皇甫士安云：其气外通于皮，故曰甘入走皮矣。皮者肉之盖。皮虽属肺，与肉连体，故甘润肌肉并于皮也。

黄帝问曰：谷之五味所主，可得闻乎？伯高对曰：夫食风者，则有灵而轻举；食气者，则和静而延寿；食谷者，则有智而劳神；食草者，则愚痴而多力；食肉者，则勇猛而多嗔。是以肝木青色，宜酸；心火赤色，宜苦；脾土黄色，宜甘；肺金白色，宜辛；肾水黑色，宜咸。内为五脏，外主五行，色配五方。

五脏所合法：

肝合筋，其荣爪；心合脉，其荣色；脾合肉，其荣唇；肺合皮，其荣毛；肾合骨，其荣发。

五脏不可食忌法：

多食酸则皮槁而毛夭；多食苦则筋急而爪枯；多食甘则骨痛而发落；多食辛则肉胝而唇褰；多食咸则脉凝泣而色变。

五脏所宜食法：

肝病宜食麻、犬肉、李、韭；心病宜食麦、羊肉、杏、薤；脾病宜食稗米、牛肉、枣、葵；肺病宜食黄黍、鸡肉、桃、葱；肾病宜食大豆黄卷、豕肉、栗、藿。《素问》云：肝色青，宜食甘，粳米、牛肉、枣、葵皆甘；心色赤，宜食酸，小豆、犬肉、李、韭皆酸；肺色白，宜食苦，麦、羊肉、杏、薤皆苦；脾色黄，宜食咸，大豆、豕肉、栗、藿皆咸；肾色黑，宜食辛，黄黍、鸡肉、桃、葱皆辛。

五味动病法：

酸走筋，筋病勿食酸；苦走骨，骨病勿食苦；甘走肉，肉病勿食甘；辛走气，气病勿食辛；咸走血，血病勿食咸。

五味所配法：

米饭甘《素问》云：粳米甘、麻酸《素问》云：小豆酸、大豆咸、麦苦、黄黍辛；枣甘、李酸、栗咸、杏苦、桃辛；牛甘、犬酸、豕咸、羊苦、鸡辛；葵甘、韭酸、藿咸、薤苦、葱辛。

五脏病五味对治法：

肝苦急，急食甘以缓之；肝欲散，急食辛以散之；用酸泻之，禁当风。心苦缓，急食酸以收之；心欲软，急食咸以软之；用甘泻之，禁温食厚衣。脾苦湿，急食苦以燥之；脾欲缓，急食甘以缓之；用苦泻之，禁温食饱食、湿地濡衣。肺苦气上逆息者，急食苦以泄之；肺欲收，急食酸以收之；用辛泻之，禁无寒饮食寒衣。肾苦燥，急食辛以润之，开腠理，润致津液通气也；肾欲坚，急食苦以结之；用咸泻之，无犯焠㶼，无热衣温食。是以毒药攻邪，五谷为养，五肉为益，五果为助，五菜为充。精以食气，气养精以荣色；形以食味，味养形以生力，此之谓也。

神藏有五，五五二十五种；形藏有四，四方、四时、四季、四肢，共为五九四十五。以此辅神，可长生久视也。精顺五气以为灵也，若食气相恶，则伤精也；形受味以成也，若食味不调，则损形也。是以圣人先用食禁以存性，后制药以防命也，故形不足者温之以气，精不足者补之以味，气味温补以存形精。

岐伯云：阳为气，阴为味；味归形，形归气；气归精，精归化；精食气，形食味；化生精，气生形；味伤形，气伤精；精化为气，气伤于味；阴味出下窍，阳气出上窍。味厚者为阴，味薄者为阴之阳；气厚者为阳，气薄者为阳之阴。味厚则泄，薄则通流；气薄则发泄，厚则秘塞《素问》作发热。壮火之气衰，少火之气壮；壮火食气，气食少火。壮火散气，少火生气。味辛甘发散为阳，酸苦涌泄为阴；阴胜则阳病，阳胜则阴病；阴阳调和，人则平安。春七十二日省酸增甘以养脾气；夏七十二日省苦增辛以养肺气；秋七十二日省辛增酸以养肝气；冬七十二日省咸增苦以养心气；季月各十八日省甘增咸以养肾气。

果实第二

二十九条

槟榔：味辛，温，涩，无毒。消谷逐水，除淡澼；杀三虫，去伏尸，治寸白。

豆蔻：味辛，温，涩，无毒。温中，主心腹痛；止吐呕；去口气臭。

蒲桃：味甘、辛，平，无毒。主筋骨湿痹；益气，倍力，强志，令人肥健，耐饥，忍风寒；久食轻身不老，延年。治肠间水，调中。可作酒，常饮益人。逐水，利小便。

覆盆子：味甘、辛，平，无毒。益气轻身，令发不白。

大枣：味甘、辛，热，滑，无毒。主心腹邪气，安中养脾气，助十二经，平胃气；通九窍；补少气、津液、身中不足，大惊、四肢重；可和百药，补中益气，强志；除烦闷，心下悬；治肠澼；久服轻身，长年不饥，神仙。

生枣：味甘、辛。多食令人热渴气胀。若寒热羸瘦者，弥不可食，伤人。

藕实：味苦、甘，寒，无毒。食之令人心欢。止渴去热，补中养神，益气力，除百病。久服轻身耐老，不饥延年。一名水芝。生根寒，止热渴，破留血。

鸡头实：味甘，平，无毒。主湿痹，腰脊膝痛；补中，除暴疾，益精气，强志意，耳目聪明；久服轻身，不饥，耐老，神仙。

芰实：味甘、辛，平，无毒。安中，补五脏，不饥，轻身。一名菱。黄帝云：七月勿食生菱芰，作蛲虫。

栗子：味咸，温，无毒。益气，厚肠胃，补肾气，令人耐饥。生食之，甚治腰脚不遂。

樱桃：味甘，平，涩。调中益气，可多食，令人好颜色，美志性。

橘柚：味辛，温，无毒。主胸中瘕满逆气，利水谷，下气，止呕咳，除膀胱留热停水，破五淋，利小便，治脾不能消谷，却胸中吐逆霍乱，止泻利，去寸白，久服去口臭，下气通神，轻身长年。一名橘皮，陈久者良。

津符子：味苦，平，滑。多食令人口爽，不知五味。

梅实：味酸，平，涩，无毒。下气除热烦满，安心；止肢体痛、偏枯不仁、死肌；去青黑痣、恶疾；止下利、好唾口干；利筋脉。多食坏人齿。

柿：味甘，寒，涩，无毒。通鼻耳气，主肠澼不足及火疮，金疮；止痛。

木瓜实：味酸，咸，温，涩，无毒。主湿痹气，霍乱大吐下后脚转筋不止。其生树皮无毒，亦可煮用。

榧实：味甘，平，涩，无毒。主五痔，去三虫，杀蛊毒、鬼疰、恶毒。

甘蔗：味甘，平，涩，无毒。下气和中，补脾气，利大肠，止渴去烦，解酒毒。

软枣：味苦，冷，涩，无毒。多食动宿病，益冷气，发咳嗽。

芋：味辛，平，滑，有毒。宽肠胃，充肌肤，滑中。一名土芝，不可多食，动宿冷。

乌芋：味苦、甘，微寒，滑，无毒。主消渴瘅热；益气。一名藉姑，一名水萍。三月采。

杏核仁：味甘、苦，温，冷而利，有毒。主咳逆上气，肠中雷鸣，喉痹；下气；产乳金疮，寒心奔豚，惊痫，心下烦热；风气去来，时行头痛，解肌，消心下急；杀狗毒。五月采之。其一核两仁者害人，宜去之。杏实尚生，味极酸，其中核犹未硬者，采之曝干食之，甚止渴，去冷热毒。扁鹊云：杏仁不可久服，令人目盲，眉发落，动一切宿病。

桃核仁：味苦、甘、辛，平，无毒。破瘀血，血闭瘕，邪气，杀小虫，治咳逆上气，消心下硬，除卒暴声血，破癥瘕，通月水，止心痛。七月采。凡一切果核中有两仁者并害人，不在用。其实味酸，无毒，多食令人有热。黄帝云：饱食桃入水浴，成淋病。

李核仁：味苦，平，无毒。主僵仆跻，瘀血骨痛。实：味苦、酸，微温，涩，无毒。除固热，调中，宜心，不可多食，令人虚。黄帝云：李子不可和白蜜食，蚀人五内。

梨：味甘、微酸，寒，涩，有毒。除客热气，止心烦。不可多食，令人寒中。金疮、产妇勿食，令人萎困、寒中。

林檎：味酸、苦，平，涩，无毒。止渴、好唾。不可多食，令人百脉弱。

柰子：味酸、苦，寒，涩，无毒。耐饥，益心气。不可多食，令人胪胀。久病人食之，病尤甚。

安石榴：味甘、酸，涩，无毒。止咽燥渴。不可多食，损人肺。

枇杷叶：味苦，平，无毒。主啘不止，下气。正尔削取生树皮嚼之，少少咽汁，亦可煮汁冷服之，大佳。

胡桃：味甘，冷，滑，无毒。不可多食，动痰饮，令人恶心，吐水，吐食。

菜蔬第三

五十八条

枸杞叶：味苦，平，涩，无毒。补虚羸，益精髓。谚云：去家千里勿食萝摩、枸杞。此则言强阳道、资阴气速疾也。

萝摩：味甘，平。一名苦丸。无毒。其叶厚大，作藤，生摘之，有白汁出。人家多种，亦可生啖，亦可蒸煮食之。补益与枸杞叶同。

瓜子：味甘，平、寒，无毒。令人光泽，好颜色，益气，不饥，久服轻身耐老；又除胸满心不乐；久食寒中。可作面脂。一名水芝，一名白瓜子，即冬瓜仁也。八月采。

白冬瓜：味甘，微寒，无毒。除少腹水胀，利小便，止消渴。

凡瓜：味甘，寒，滑，无毒。去渴，多食令阴下痒湿生疮，发黄疸。黄帝云：九月勿食被霜瓜，向冬发寒热及温病。初食时即令人欲吐也，食竟，心内作停水，不能自消，或为反胃。凡瓜入水沉者，食之得冷病，终身不瘥。

越瓜：味甘，平，无毒。不可多食。益肠胃。

胡瓜：味甘，寒，有毒。不可多食，动寒热，多疟病，积瘀血热。

早青瓜：味甘，寒，无毒。食之去热烦。不可久食，令人多忘。

冬葵子：味甘，寒，无毒。主五脏六腑寒热羸瘦，破五淋，利小便；妇人乳难，血闭。久服坚骨，长肌肉，轻身延年。十二月采。叶：甘，寒，滑，无毒。宜脾，久食利胃气。其心伤人，百药忌食心，心有毒。黄帝云：霜葵陈者生食之，动五种流饮，饮盛则吐水。凡葵菜和鲤鱼鲜食之害人。四季之月土王时，勿食生葵菜，令人饮食不化，发宿病。

苋菜实：味甘，寒，涩，无毒。主青盲，白翳，明目；除邪气；利大小便，去寒热，杀蛔虫。久服益气力，不饥，轻身。一名马苋，一名莫实，即马齿苋菜也。治反花疮。

小苋菜：味甘，大寒，滑，无毒。可久食，益气力，除热。不可共鳖肉食，成鳖瘕；蕨菜亦成鳖瘕。

邪蒿：味辛，温，涩，无毒。主胸膈中臭恶气，利肠胃。

苦菜：味苦，大寒，滑，无毒。主五脏邪气，厌谷胃痹，肠澼；大渴热中；暴疾；恶疮。久食安心益气，聪察少卧，轻身耐老，耐饥寒。一名荼草，一名选，一名游冬。冬不死。四月上旬采。

荠菜：味甘，温，涩，无毒。利肝气，和中，杀诸毒。其子主明目、目痛、泪出；其根主目涩痛。

芜菁及芦菔菜：味苦，冷，涩，无毒。利五脏，轻身益气，宜久食。芜菁子：明目，九蒸曝，疗黄疸，利小便，久服神仙。根：主消风热毒肿。不可多食，令人气胀。

菘菜：味甘，温，涩，无毒。久食通利肠胃，除胸中烦，解消渴。本是蔓菁也，种之江南即化为菘，亦如枳橘，所生土地随变。

芥菜：味辛，温、无毒。归鼻，除肾邪；大破咳逆，下气；利九窍，明耳目，安中；久食温中，又云寒中。其子：味辛，辛亦归鼻，有毒。主喉痹，去一切风毒肿。黄帝云：芥菜不可共兔肉食，成恶邪病。

苜蓿：味苦，平，涩，无毒。安中，利人四体，可久食。

荏子：味辛，温，无毒。主咳逆，下气，温中，补髓。其叶：主调中，去臭气。九月采，阴干用之。油亦可作油衣。

蓼实：味辛，温，无毒。明目，温中，解肌，耐风寒；下水气，面目浮肿，却痈疽。其叶：辛，归舌。治大小肠邪气；利中，益志。黄帝云：蓼食过多有毒，发心痛。和生鱼食之，令人脱气，阴核疼痛求死。妇人月事来，不用食蓼及蒜，喜为血淋、带下。二月勿食蓼，伤人肾。扁鹊云：蓼，久食令人寒热，损骨髓，杀丈夫阴气，少精。

葱实：味辛，温，无毒。宜肺。辛归头，明目，补中不足。其茎白：平，滑，可作汤。主伤寒寒热，骨肉碎痛，能出汗；治中风，面目浮肿，喉痹不通。安胎。杀桂。其青叶：温，辛，归目。除肝中邪气，安中，利五脏；益目精；发黄疸，杀百药毒。其根须：平。主伤寒头痛。葱中涕及生葱汁：平，滑。止尿血，解藜芦及桂毒。黄帝云：食生葱即啖蜜，变作下利；食烧葱并啖蜜，拥气而死。正月不得食生葱，令人面上起游风。

格葱：味辛，微温，无毒。除瘴气恶毒。久食益胆气，强志。其子：主泄精。

薤：味苦、辛，温，滑，无毒。宜心，辛归骨。主金疮疮败，能生肌肉。轻身不饥，耐老。菜芝也。除寒热，去水气，温中，散结气；利产妇病人。诸疮中风寒水肿，生捣敷之。鲠骨在咽不下者，食之则去。黄帝云：薤不可共牛肉作羹食之，成瘕疾。韭亦然。十月、十一月、十二月，勿食生薤，令人多涕唾。

韭：味辛、酸，温，涩，无毒。辛归心，宜肝。可久食，安五脏，除胃中热。不利病人，其心腹有痼冷者，食之必加剧。其子：主梦泄精，尿色白。根：煮汁以养发。黄帝云：霜韭冻不可生食，动宿饮，饮盛必吐水。五月勿食韭，损人滋味，令人乏气力。二月、三月宜食韭，大益人心。

白蘘荷：味辛，微温，涩，无毒。主中蛊及疟病。捣汁服二合，日二。生根：主诸疮。

菾菜：味甘、苦，大寒，无毒。主时行壮热，解风热恶毒。

紫苏：味辛，微温，无毒。下气，除寒中，其子尤善。

鸡苏：味辛，微温，涩，无毒。主吐血，下气。一名水苏。

罗勒：味苦、辛，温、平，涩，无毒。消停水，散毒气。不可久食，涩荣卫诸气。

芜荑：味辛，平，热，滑，无毒。主五内邪气，散皮肤骨节中淫淫温行毒，去三虫，能化宿食不消，逐寸白，散腹中温温喘息。一名无姑，一名蕨蘠。盛器物中甚辟水蛭，其气甚臭，此即山榆子作之。

凡榆叶：味甘，平，滑，无毒。主小儿痫，小便不利，伤暑热困闷，煮汁冷服。生榆白皮：味甘，冷，无毒。利小便，破五淋。花：主小儿头疮。

胡荽子：味酸，平，无毒。消谷，能复食味。叶不可久食，令人多忘。华佗云：胡荽菜，患胡臭人，患口气臭、䘌齿人食之加剧；腹内患邪气者，弥不得食，食之发宿病，金疮尤忌。

海藻：咸，寒，滑，无毒。主瘿瘤结气，散颈下硬核痛者，肠内上下雷鸣，下十二水肿，利小便，起男子阴气。

昆布：味咸，寒，滑，无毒。下十二水肿，瘿瘤结气，瘘疮，破积聚。

茼蒿：味辛，平，无毒。安心气，养脾胃，消痰饮。

白蒿：味苦、辛，平，无毒。养五脏，补中益气，长毛发。久食不死，白兔食之仙。

吴葵：一名蜀葵。味甘，微寒，滑，无毒。花：定心气。叶：除客热，利肠胃。不可久食，钝人志性。若食之，被狗啮者，疮永不瘥。

藿：味咸，寒，涩，无毒。宜肾，主大小便数，去烦热。

香菜：味辛、微温。主霍乱、腹痛、吐下，散水肿、烦心，去热。

甜瓠：味甘，平，滑，无毒。主消渴、恶疮，鼻、口中肉烂痛。其叶：味甘，平，主耐饥。扁鹊云：患脚气虚胀者，不得食之，其患永不除。

莼：味甘，寒，滑，无毒。主消渴热痹。多食动痔病。

落葵：味酸，寒，无毒。滑中、散热实，悦泽人面。一名天葵，一名蘩露。

蘩蒌：味酸，平，无毒。主积年恶疮、痔不愈者。五月五日日中采之，即名滋草，一名鸡肠草，干之烧作焦灰用。扁鹊云：丈夫患恶疮，阴头及茎作疮脓烂，疼痛不可堪忍，久不瘥者，以灰一分，蚯蚓新出屎泥二分，以少水和研，缓如煎饼面，以泥疮上，干则易之。禁酒、面、五辛并热食等。黄帝云：蘩蒌合鳝鲊食之，发消渴病，令人多忘。别有一种近水渠中温湿处，冬生，其状类胡荽，亦名鸡肠菜，可以疗痔病，一名天胡荽。

蕺：味辛，微温，有小毒。主蠼螋尿疮。多食令人气喘，不利人脚，多食脚痛。

葫：味辛，温，有毒。辛归五脏，散痈疽，治䘌疮，除风邪，杀蛊毒气，独子者最良。黄帝云：生葫合青鱼鲊食之，令人腹内生疮，肠中肿，又成疝瘕。多食生葫行房，伤肝气，令人面无色。四月八月勿食葫，伤人神，损胆气，令人喘悸，胁肋气急，口味多爽。

小蒜：味辛，温，无毒。辛归脾、肾。主霍乱，腹中不安，消谷，理胃气，温中，除邪痹毒气，五月五日采，曝干。叶：主心烦痛，解诸毒，小儿丹疹，不可久食，损人心力。黄帝云：食小蒜啖生鱼，令人夺气，阴核疼求死。三月勿食小蒜，伤人志性。

茗叶：味苦、咸、酸，冷，无毒。可久食，令人有力，悦志，微动气。黄帝云：不可共韭食，令人身重。

蕃荷叶：味苦、辛，温，无毒。可久食，却肾气，令人口气香洁。主辟邪毒，除劳弊。形瘦疲倦者不可久食，动消渴病。

苍耳子：味苦、甘，温。叶：味苦、辛，微寒，涩，有小毒。主风头寒痛风湿痹，四肢拘急挛痛；去恶肉死肌、膝痛、溪毒。久服益气，耳目聪明，强志轻身。一名胡葈，一名地葵，一名葹，一名常思。蜀人名羊负来，秦名苍耳，魏人名只刺。黄帝云：戴甲苍耳，不可共猪肉食，害人。食甜粥，复以苍耳甲下之，成走注，又患两胁。立秋后忌食之。

食茱萸：味辛、苦，大温，无毒。九月采，停陈久者良。其子闭口者有毒，不任用。止痛下气，除咳逆，去五脏中寒冷，温中，诸冷实不消。其生白皮：主中恶、腹痛，止齿疼。其根细者：去三虫，寸白。黄帝云：六月、七月勿食茱萸，伤神气，令人起伏气。咽喉不通彻，贼风中人，口僻不能语者，取茱萸一升，去黑子及合口者，好豉三升，二物以清酒和煮四五沸，取汁冷，服半升，日三，得小汗瘥。虿螫人，嚼茱萸封上止。

蜀椒：味辛，大热，有毒。主邪气，温中下气，留饮宿食；能使痛者痒，痒者痛。久食令人乏气，失明。主咳逆；逐皮肤中寒冷；去死肌、湿痹痛、心下冷气；除五脏六腑寒，百骨节中积冷，温疟，大风汗自出者；止下利，散风邪。合口者害人，其中黑子有小毒，下水。仲景云：熬用之。黄帝云：十月勿食椒，损人心，伤血脉。

干姜：味辛，热，无毒。主胸中满，咳逆上气，温中；止漏血、出汗；逐风湿痹、肠澼下利、寒冷腹痛、中恶、霍乱、胀满、风邪诸毒、皮肤间结气；止唾血。生者尤良。

生姜：味辛，微温，无毒。辛归五脏，主伤寒头痛，去痰下气，通汗，除鼻中塞，咳逆上气，止呕吐，去胸膈上臭气，通神明。黄帝云：八月、九月勿食姜，伤人神，损寿。胡居士云：姜杀腹内长虫，久服令人少志、少智，伤心性。

堇葵：味苦，平，无毒。久服除人心烦急，动痰冷，身重，多懈惰。

芸薹：味辛，寒，无毒。主腰脚痹。若旧患腰脚痛者，不可食，必加剧。又治油肿丹毒。益胡臭，解禁咒之辈。出五明经。其子主梦中泄精，与鬼交者。胡居士云：世人呼为寒菜，甚辣。胡臭人食之，病加剧。陇西氐羌中多种食之。

竹笋：味甘，微寒，无毒。主消渴，利水道，益气力，可久食，患冷人食之心痛。

野苣：味苦，平，无毒。久服轻身少睡。黄帝云：不可共蜜食之，作痔。白苣：味苦，平，无毒。益筋力。黄帝云：不可共酪食，必作虫。

茴香菜：味苦、辛，微寒，涩，无毒。主霍乱，避热除口气。臭肉和水煮，下少许，即无臭气。故曰茴香。酱臭末中亦香。其子：主蛇咬疮久不瘥，捣敷之。又治九种瘘。

蕈菜：味苦，寒，无毒。主小儿火丹诸毒肿，去暴热。

蓝菜：味甘，平，无毒。久食大益肾，填髓脑，利五脏，调六腑。胡居士云：河东陇西羌胡多种食之，汉地鲜有。其叶长大厚，煮食甘美。经冬不死，春亦有英，其花黄，生角结子。子：甚治人多睡。

扁竹叶：味苦，平，涩，无毒。主浸淫、疥瘙、疽痔，杀三虫，女人阴蚀。扁鹊云：煮汁与小儿冷服，治蛔虫。

蘄菜：味苦、酸，冷，涩，无毒。益筋力，去伏热。治五种黄病。生捣绞汁冷服一升，日二。黄帝云：五月五日勿食一切菜，发百病。凡一切菜，熟煮热食。时病瘥后，食一切肉并蒜，食竟行房，病发必死；时病瘥后未健，食生青菜者，手足必青肿；时病瘥未健，食青菜竟行房，病更发必死。十月勿食被霜菜，令人面上无光泽，目涩痛，又疟发心痛，腰疼，或致心疟，发时手足十指爪皆青，困瘘。

谷米第四

二十七条

薏苡仁：味甘，温，无毒。主筋拘挛，不可屈伸，久风湿痹下气。久服轻身益力。其生根下三虫。《名医》云：薏苡仁除筋骨中邪气不仁，利肠胃，消水肿，令人能食。一名蘱，一名感米，蜀人多种食之。

胡麻：味甘，平，无毒。主伤中虚羸，补五内，益气力，长肌肉，填髓脑，坚筋骨，疗金疮，止痛；及伤寒温疟、大吐下后虚热困乏。久服轻身不老，明耳目，耐寒暑，延年。作油微寒，主利大肠，产妇胞衣不落。生者摩疮肿，生秃发，去头面游风。一名巨胜，一名狗虱，一名方茎，一名鸿藏。叶名青蘘，主伤暑热；花主生秃发，七月采最上标头者，阴干用之。

白麻子：味甘，平，无毒。宜肝，补中益气，肥健不老。治中风汗出，逐水利小便，破积血风毒肿，复血脉，产后乳余疾。能长发，可为沐药。久服神仙。

饴：味甘，微温，无毒。补虚冷，益气力，止肠鸣咽痛，除唾血，却卒嗽。

大豆黄卷：味甘，平，无毒。主久风湿痹筋挛膝痛；除五脏、胃气结积，益气，止毒；去黑痣、面䵟，润泽皮毛。宜肾。生大豆：味甘，平，冷，无毒。生捣，淳醋和涂之，治一切毒肿，并止痛。煮汁冷服之，杀鬼毒，逐水胀，除胃中热，却风痹、伤中、淋露，下瘀血，散五脏结积内寒，杀乌头三建，解百药毒；不可久服，令人身重。其熬屑：味甘，温，平，无毒。主胃中热，去身肿，除痹，消谷，止腹胀。九月采。黄帝云：服大豆屑忌食猪肉。炒豆不得与一岁以上、十岁以下小儿食，食竟啖猪肉，必拥气死。

赤小豆：味甘、咸，平，冷，无毒。下水肿，排脓血。一名赤豆。不可久服，令人枯燥。

青小豆：味甘、咸，温、平，涩，无毒。主寒热，热中，消渴；止泻利，利小便，除吐逆、卒澼下、腹胀满。一名麻累，一名胡豆。黄帝云：青小豆合鲤鱼鲊食之，令人肝至五年成干痟病。

大豆豉：味苦、甘，寒，涩，无毒。主伤寒头痛，寒热，辟瘴气恶毒，烦躁满闷，虚劳喘吸，两脚疼冷，杀六畜胎子诸毒。

大麦：味咸，微寒，滑，无毒。宜心，主消渴，除热。久食令人多力，健行。作蘗，温，消食和中。熬末令赤黑，捣作麨，止泻利；和清醋浆服之，日三夜一服。

小麦：味甘，微寒，无毒。养肝气，去客热，止烦渴咽躁，利小便，止漏血唾血；令女人孕必得。易作曲，六月作者温，无毒，主小儿痫；食不消，下五痔虫，平胃气，消谷，止利；作面：温，无毒，不能消热止烦。不可多食，长宿癖，加客气，难治。

青粱米：味甘，微寒，无毒。主胃痹，热中；除消渴，止泻利，利小便；益气力，补中，轻身，长年。

黄粱米：味甘，平，无毒。益气和中，止泻利。人呼为竹根米。又却当风卧湿寒中者。

白粱米：味甘，微寒，无毒。除热，益气。

粟米：味咸，微寒，无毒。养肾气，去骨痹、热中，益气。

陈粟米：味苦，寒，无毒。主胃中热，消渴，利小便。

丹黍米：味苦，微温，无毒。主咳逆上气，霍乱，止泄利，除热，去烦渴。

白黍米：味甘、辛，温，无毒。宜肺，补中，益气。不可久食，多热，令人烦。黄帝云：五种黍米，合葵食之，令人成痼疾。又以脯腊著五种黍米中藏储食之。云令人闭气。

陈廪米：味咸、酸，微寒，无毒。除烦热，下气调胃，止泄利。黄帝云：久藏脯腊安米中，满三月，人不知，食之害人。

糵米：味苦，微温，无毒。主寒中，下气，除热。

秫米：味甘，微寒，无毒。主寒热，利大肠，治漆疮。

酒：味苦、甘、辛，大热，有毒。行药势，杀百邪、恶气。黄帝云：暴下后饮酒者，膈上变为伏热；食生菜饮酒，莫炙腹，令人肠结。扁鹊云：久饮酒者，腐肠烂胃，溃髓蒸筋，伤神损寿；醉当风卧，以扇自扇，成恶风；醉以冷水洗浴，成疼痹；大醉汗出，当以粉粉身，令其自干，发成风痹。常日未没食讫，即莫饮酒，终身不干呕；饱食讫，多饮水及酒，成痞僻。

扁豆：味甘，微温，无毒。和中下气。其叶：平，主霍乱，吐下不止。

稷米：味甘，平，无毒。益气安中，补虚和胃，宜脾。

粳米：味辛、苦，平，无毒。主心烦，断下利，平胃气，长肌肉，温中。又云生者冷，燔者热。

糯米：味苦，温，无毒。温中，令人能食，多热，大便硬。

醋：味酸，温，涩，无毒。消痈肿，散水气，杀邪毒，血运。扁鹊云：多食醋，损人骨。能理诸药，消毒。

乔麦：味酸，微寒，无毒。食之难消，动大热风。其叶生食动刺风，令人身痒。黄帝云：作面和猪、羊肉热食之，不过八九顿，作热风，令人眉须落，又还生，仍稀少。泾邠以北，多患此疾。

盐：味咸，温，无毒。杀鬼蛊、邪注、毒气、下部䘌疮；伤寒寒热；能吐胸中痰澼，止心腹卒痛；坚肌骨。不可多食，伤肺喜咳，令人色肤黑，损筋力。扁鹊云：盐能除一切大风疾痛者，炒熨之。黄帝云：食甜粥竟，食盐即吐，或成霍乱。

鸟兽第五

四十条

人乳汁：味甘，平，无毒。补五脏，令人肥白悦泽。

马乳汁：味辛，温，无毒。止渴。

牛乳汁：味甘，微寒，无毒。补虚羸，止渴。入生姜、葱白，止小儿吐乳。补劳。

羊乳汁：味甘，微温，无毒。补寒冷、虚乏、少血色。令人热中。

驴乳：味酸，寒，一云大寒，无毒。主大热，黄疸，止渴。

母猪乳汁：平，无毒。主小儿惊痫，以饮之神妙。

马牛羊酪：味甘、酸，微寒，无毒。补肺脏，利大肠。黄帝云：食甜酪竟，即食大醋者，变作血瘕及尿血。华佗云：马牛羊酪，蚰蜒入耳者，灌之即出。

沙牛及白羊酥：味甘，微寒，无毒。除胸中客气，利大小肠，治口疮。

牦牛酥：味甘，平，无毒。去诸风湿痹，除热，利大便，去宿食。

醍醐：味甘，平，无毒。补虚，去诸风痹，百炼乃佳。甚去月蚀疮。添髓，补中，填骨，久服增年。

熊肉：味甘，微寒、微温，无毒。主风痹不仁，筋急五缓。若腹中有积聚，寒热羸瘦者，食熊肉，病永不除。其脂味甘、微寒，治法与肉同。又去头疡、白秃、面䵟䵳，食饮呕吐。久服强志不饥，轻身长年。黄帝云：一切诸肉，煮不熟，生不敛者，食之成瘕。熊及猪二种脂，不可作灯，其烟气入人目，失明，不能远视。

羖羊角：味酸、苦，温，微寒，无毒。主青盲，明目；杀疥虫；止寒泄、心畏惊悸。除百节中结气及风伤蛊毒、吐血；妇人产后余痛。烧之杀鬼魅，辟虎狼。久服安心益气，轻身。勿令中湿有毒。髓：味甘，温，无毒。主男子女人伤中，阴阳气不足，却风热，止毒，利血脉，益经气。以酒和服之。亦可久服，不损人。

青羊：胆汁：冷，无毒。主诸疮，能生人身脉；治青盲，明目。肺：平，补肺治嗽；止渴，多小便；伤中，止虚，补不足；去风邪。肝：补肝明目。心：主忧恚，膈中逆气。肾：补肾气虚弱，益精髓。头骨：主小儿惊痫，煮以浴之。蹄肉：平，主丈夫五劳七伤。肉：味苦、甘，大热，无毒。主暖中止痛，字乳余疾，及头脑中大风，汗自出，虚劳寒冷，能补中益气力，安心止惊；利产妇，不利时患人。头肉：平。主风眩瘨疾；小儿惊痫；丈夫五劳七伤。其骨：热。主虚劳寒中羸瘦，其宿有热者，不可食。生脂：止下利脱肛，去风毒；妇人产后腹中绞痛。肚：主胃反；治虚羸小便数；止虚汗。黄帝云：羊肉共醋食之伤人心，亦不可共生鱼、酪和食之，害人。凡一切羊蹄甲中有珠子白者，名羊悬筋，食之令人癫，白羊黑头，食其脑，作肠痈。羊肚共饭饮常食，久久成反胃，作噎病。甜粥共肚食之，令人多唾，喜吐清水。羊脑、猪脑：男子食之损精气，少子。若欲食者，研之如粉，和醋食之，初不如不食佳。青羊肝和小豆食之，令人目少明。一切羊肝生共椒食之，破人五脏，伤心，最损小儿。弥忌水中柳木及白杨木，不得铜器中煮羖羊肉，食之，丈夫损阳，女子绝阴。暴下后不可食羊肉髓及骨汁，成烦热难解，还动利。凡六畜五脏，著草自动摇，及得咸醋不变色，又堕地不汙，又与犬犬不食者，皆有毒，杀人。六月勿食羊肉，伤人神气。

沙牛：髓：味甘，温，无毒。安五脏，平胃气，通十二经脉，理三焦，温骨髓，补中，续绝伤，益气力；止泄利，去消渴，皆以清酒和暖服之。肝：明目。胆：可丸百药，味苦，大寒，无毒，除心腹热渴，止下利，去口焦燥，益目精。心：主虚忘。肾：去湿痹，补肾气，益精。齿：主小儿牛痫。肉：味甘、平，无毒，主消渴，止唾涎出，安中，益气力，养脾胃气。不可常食，发宿病。自死者不任食。喉咙：主小儿啤。

黄犍、沙牛、黑牯牛尿：味苦、辛，微温，平，无毒。主水肿腹脚俱满者，利小便。黄帝云：乌牛自死北首者，食其肉害人。一切牛盛热时卒死者，总不堪食，食之作肠痈。患甲蹄牛，食其蹄中拒筋，令人作肉刺。独肝牛肉，食之杀人，牛食蛇者独肝。患疥牛、马肉食，令人身体痒。牛肉共猪肉食之，必作寸白虫。直尔黍米、白酒、生牛肉共食，亦作寸白，大忌。人下利者，食自死牛肉必剧。一切牛、马乳汁及酪，共生鱼食之，成鱼瘕。六畜脾，人一生莫食。十二月勿食牛肉，伤人神气。

马：心：主喜忘。肺：主寒热茎痿。肉：味辛、苦，平，冷，无毒。主伤中，除热，下气，长筋，强腰脊，壮健强志，利意，轻身，不饥。黄帝云：白马自死，食其肉害人。白马玄头，食其脑令人癫。白马鞍下乌色彻肉里者，食之伤人五脏。下利者，食马肉必加剧。白马青蹄，肉不可食。一切马汗气及毛不可入食中，害人。诸食马肉心烦闷者，饮以美酒则解，白酒则剧。五月勿食马肉，伤人神气。野马阴茎：味酸、咸，温，无毒。主男子阴痿缩，少精。肉：辛，平，无毒。主人马痫，筋脉不能自收，周痹，肌不仁。病死者不任用。

驴肉：味酸，平，无毒。主风狂，愁忧不乐，能安心气。病死者不任用。其头烧却毛，煮取汁以浸曲酿酒，甚治大风动摇不休者。皮胶亦治大风。

狗阴茎：味酸，平，无毒。主伤中，丈夫阴痿不起。狗脑：主头风痹，下部䘌疮，疮中息肉。肉：味酸、咸，温，无毒。宜肾，安五脏，补绝伤劳损，久病大虚者，服之轻身，益气力。黄帝云：白犬合海鲉食之，必得恶病。白犬自死不出舌者，食之害人。犬春月多狂，若鼻赤起而燥者，此欲狂。其肉不任食。九月勿食犬肉，伤人神气。

豚：卵：味甘，温，无毒。除阴茎中痛，惊痫，鬼气，蛊毒；除寒热、奔豚、五癃、邪气挛缩。一名豚颠。阴干，勿令败。豚肉：味辛，平，有小毒。不可久食，令人遍体筋肉碎痛，乏气。大猪后脚悬蹄甲：无毒。主五痔，伏热在腹中，肠痈内蚀，取酒浸半日，炙焦用之。大猪四蹄：小寒，无毒。主伤挞诸败疮。母猪蹄：寒，无毒。煮汁服之，下乳汁，甚解石药毒。大猪头肉：平，无毒。补虚乏气力，去惊痫、鬼毒、寒热、五癃。脑：主风眩。心：平，无毒。主惊邪、忧恚、虚悸、气逆；妇人产后中风，聚血气惊恐。肾：平，无毒。除冷利，理肾气，通膀胱。肝：味苦，平，无毒。主明目。猪喙：微寒，无毒。主冻疮痛痒。肚：微寒，无毒。补中益气，止渴，断暴利虚弱。肠：微寒，无毒。主消渴、小便数，补下焦虚竭。其肉间脂肪：平，无毒。主煎诸膏药，破冷结，散宿血，解斑蝥、芫青毒。猪洞肠：平，无毒。主洞肠挺出血多者。猳猪肉：味苦酸，冷，无毒。主狂病多日不愈。凡猪肉：味苦，微寒，宜肾，有小毒。补肾气虚竭，不可久食，令人少子精，发宿病，弱筋骨，闭血脉，虚人肌。有金疮者，食之疮尤甚。猪血：平、涩，无毒。主卒下血不止，美清酒和炒服之。又主中风绝伤，头中风眩及诸淋露、奔豚、暴气。黄帝云：凡猪肝、肺，共鱼鲙食之，作痈疽。猪肝共鲤鱼肠、鱼子食之，伤人神。豚脑：损男子阳道，临房不能行事。八月勿食猪肺及饴，和食之，至冬发疽，十月勿食猪肉，损人神气。

鹿：头肉：平，主消渴，多梦妄见者。生血，治痈肿。茎筋：主劳损。蹄肉：平。主脚膝骨中疼痛，不能践地。骨：主内虚，续绝伤，补骨，可作酒。髓：味甘、温。主丈夫妇人伤中、脉绝，筋急痛，咳逆，以酒和服。肾：平。主补肾气。肉：味苦，温，无毒。补中，强五脏，益气力。肉生者主中风口僻不正，细细剉之，以薄僻上。华佗云：和生椒捣薄之，使人专看之，正则急去之。不尔，复牵向不僻处。角：剉取屑一升，白蜜五升溲之，微火熬，令小变色，暴干更捣筛，服方寸匕，日三。令人轻身，益气力，强骨髓，补绝伤。黄帝云：鹿胆白者，食其肉，害人。白鹿肉不可和蒲白作羹食，发恶疮。五月勿食鹿肉，伤人神气。胡居士云：鹿性惊烈，多别良草。恒食九物，余者不尝。群处必依山冈，产归下泽，飨神用其肉者，以其性烈清净故也。凡饵药之人，不可食鹿肉，服药必不得力。所以然者，以鹿常食解毒之草，是故能制毒、散诸药故也。九草者，葛叶花、鹿葱、鹿药、白蒿、水芹、甘草、齐头蒿、山苍耳、荠苨。

獐：骨：微温，无毒。主虚损、泄精。肉：味甘温，无毒。补益五脏。髓：益气力，悦泽人面。獐无胆，所以怯弱多惊恐。黄帝云：五月勿食獐肉，伤人神气。

麋脂：味辛，温，无毒。主痈肿、恶疮、死肌、寒热、风寒湿痹，四肢拘缓不收，风头肿气，通腠理，柔皮肤，不可近男子阴，令痿。一名宫脂。十月取。黄帝云：生麋肉共虾汁合食之，令人心痛；生麋肉共雉肉食之，作痼疾。

虎肉：味酸，无毒。主恶心欲呕，益气力，止多唾，不可热食，坏人齿。虎头骨：治风邪。虎眼睛：主惊痫。

豹肉：味酸，温，无毒。宜肾，安五脏，补绝伤，轻身益气，久食利人。

狸肉：温，无毒。补中，轻身，益气，亦治诸注。黄帝云：正月勿食虎、豹、狸肉，伤人神，损寿。

兔：肝：主目暗。肉：味辛，平，涩，无毒。补中益气，止渴。兔无脾，所以能走。盖以属二月建卯木位也，木克土，故无脾焉。马无脾，亦能走也。黄帝云：兔肉和獭肝食之，三日必成遁尸；共白鸡肝、心食之，令人面失色，一年成瘅黄；共姜食，变成霍乱；共白鸡肉食之，令人血气不行。二月勿食兔肉，伤人神气。

生鼠：微温，无毒。主踒折，续筋补骨，捣薄之，三日一易。

獭肝：味甘，有小毒。主鬼疰、蛊毒，却鱼鲠，止久嗽，皆烧作灰，酒和服之。獭肉：味甘，温，无毒。主时病疫气，牛马时行病，皆煮取汁，停冷服之，六畜灌之。

狐阴茎：味甘，平，有小毒。主女子绝产，阴中痒，小儿阴癞，卵肿。肉并五脏及肠肚：味苦，微寒，有毒。主蛊毒寒热，五脏痼冷；小儿惊痫；大人狂病见鬼。黄帝云：麝肉共鹄肉食之，作癥瘕。

野猪：青蹄不可食；及兽赤足者不可食；野兽自死北首伏地不可食；兽有歧尾不可食。家兽自死，共鲙汁食之，作疽疮。十一月勿食经夏臭脯，成水病，作头眩，丈夫阴痿。甲子日勿食一切兽肉，大吉。鸟飞投人不肯去者，口中必有物。开看无者，拔一毛放之，大吉。一切禽兽自死无伤处不可食。三月三日勿食鸟兽五脏及一切果菜五辛等物，大吉。

丹雄鸡肉：味甘，微温，无毒。主女人崩中漏下，赤白沃；补虚，温中；能愈久伤乏疮不肯瘥者。通神，杀恶毒。

黄雌鸡肉：味酸、咸，平，无毒。主伤中，消渴；小便数而不禁，肠澼泄利；补益五脏绝伤五劳，益气力。

鸡子黄：微寒。主除热火灼烂、疮、痓。可作虎魄神物。

卵白汁：微寒。主目热赤痛，除心下伏热，止烦满咳逆，小儿泄利，妇人产难，胞衣不出，生吞之。

白雄鸡肉：味酸，微温，无毒。下气，去狂邪，安五脏，伤中，消渴。

乌雄鸡肉：味甘，温，无毒。补中，止心痛。

黑雌鸡肉：味甘，平，无毒。除风寒湿痹，五缓六急，安胎。

黄帝云：一切鸡肉和鱼肉汁食之，成心瘕。鸡具五色者，食其肉必狂。若有六指四距，玄鸡白头，家鸡及野鸡、鸟生子有文八字，鸡及野鸟死不伸足爪，此种食之害人。鸡子白共蒜食之，令人短气。鸡子共鳖肉蒸食之，害人。鸡肉、獭肉共食作遁尸注，药所不能治。食鸡子啖生葱，变成短气。鸡肉、犬肝肾共食害人。生葱共鸡、犬肉食，令人谷道终身流血。乌鸡肉合鲤鱼肉食，生痈疽。鸡、兔、犬肉和食必泄利。野鸡肉共家鸡子食之，成遁尸，尸鬼缠身，四肢百节疼痛。小儿五岁以下饮乳未断者，勿食鸡肉。二月勿食鸡子，令人常恶心。丙午日食鸡、雉肉，丈夫烧死、目盲，女人血死、妄见。四月勿食暴鸡肉，作内疽，在胸腋下出漏孔，丈夫少阳，妇人绝孕，虚劳乏气。八月勿食鸡肉，伤人神气。

雉肉：酸，微寒，无毒。补中益气，止泄利。久食之令人瘦。嘴：

主蚁瘘。黄帝云：八月建酉日食雉肉，令人短气。八月勿食雉肉，损人神气。

白鹅脂：主耳卒聋，消以灌耳。毛：主射工水毒。肉：味辛、平，利五脏。

鹜肪：味甘，平，无毒。主风虚寒热。肉：补虚乏，除客热，利脏腑，利水道。黄帝云：六月勿食鹜肉，伤人神气。

鸳鸯肉：味苦，微温，无毒。主瘘疮，清酒浸之，炙令热，以薄之，亦炙服之。又治梦思慕者。

雁肪：味甘，平，无毒。主风挛拘急，偏枯，血气不通利。肉：味甘，平，无毒。久服长发、鬓、须、眉，益气不饥，轻身耐暑。黄帝云：六月勿食雁肉，伤人神气。

越燕屎：味辛，平，有毒。主杀蛊毒、鬼注，逐不祥邪气；破五癃，利小便。熬香用之，治口疮。肉不可食之，入水为蛟龙所杀。黄帝云：十一月勿食鼠肉、燕肉，损人神气。

石蜜：味甘，平，微寒，无毒。主心腹邪气，惊痫痓，安五脏，治诸不足，益气补中；止腹痛；解诸药毒；除众病，和百药；养脾气；消心烦，食饮不下；止肠澼；去肌中疼痛；治口疮；明耳目。久服强志，轻身，不饥，耐老、延年、神仙。一名石饴，白如膏者良，是今诸山崖处蜜也。青赤蜜：味酸哈，食之令人心烦。其蜂黑色似虻。黄帝云：七月勿食生蜜，令人暴下，发霍乱。蜜蜡：味甘，微温，无毒。主下利脓血；补中，续绝伤；除金疮；益气力，不饥耐老。白蜡：主久泄游，瘥后重见血者，补绝伤，利小儿。久服轻身不饥。生于蜜房或木石上，恶芫花、百合。此即今所用蜡也。

蝮蛇肉：平，有毒。酿酒，去癞疾，诸九瘘，心腹痛，下结气，除蛊毒。其腹中吞鼠：平，有小毒，主鼠瘘。

原蚕雄蛾：味咸，温，有小毒。主益精气，强男子阳道，交接不倦，甚治泄精，不用相连者。

鲮鱼：味甘，无毒。主百病。

鳗鲡鱼：味甘，大温，有毒。主五痔瘘，杀诸虫。

鳝鱼肉：味甘，大温，黑者无毒。主补中养血，治沈唇。五月五日取。头骨：平，无毒。烧服，止久利。

鲤徒河反鱼：平，无毒。主少气吸吸，足不能立地。黄帝云：四月勿食蛇肉、鲤肉，损神害气。

乌贼鱼骨：味咸，微温，无毒。主女子漏下赤白经汁、血闭、阴蚀肿痛、寒热、癥瘕，无子；惊气入腹，腹痛环脐，丈夫阴中痛而肿，令人有子。肉：味酸，平，无毒。益气强志。

鲤鱼肉：味甘，平，无毒。主咳逆上气、瘅黄；止渴。黄帝云：食桂竟，食鲤鱼肉害人；腹中宿癥病者，食鲤鱼肉害人。

鲫鱼：味甘，平，无毒。主一切疮，烧作灰，和酱汁敷之，日二。又去肠痈。

黄帝云：鱼白目不可食之；鱼有角，食之发心惊，害人；鱼无肠、胆，食之三年，丈夫阴痿不起，妇人绝孕；鱼身有黑点不可食；鱼目赤，作鲙食，成瘕病，作鲊食之害人。一切鱼共菜食之，作蛔虫、蛲虫；一切鱼尾，食之不益人，多有勾骨，著人咽，害人；鱼有角、白背，不可食。凡鱼赤鳞不可食；鱼无腮不可食；鱼无全腮，食之发痈疽；鯆魮鱼不益人，其尾有毒，治齿痛。鯸鮧鱼有毒，不可食之。二月庚寅日勿食鱼，大恶；五月五日勿以鲤鱼子共猪肝食，必不消化，成恶病；下利者食一切鱼，必加剧，致困难治；秽饭、鯘肉、臭鱼不可合食之，害人。三月勿食鲛龙肉及一切鱼肉，令人饮食不化，发宿病，伤人神气，失气，恍惚。

鳖肉：味甘，平，无毒。主伤中益气，补不足，疗脚气。黄帝云：五月五日以鳖子共鲍鱼子食之，作瘅黄；鳖腹下成五字，不可食；鳖肉，兔肉和芥子酱食之损人；鳖三足，食之害人；鳖肉共苋、蕨菜食之，作鳖瘕害人。

蟹壳：味酸，寒，有毒。主胸中邪热，宿结痛，㖞僻面肿，散漆，烧之致鼠。其黄：解结散血，愈漆疮，养筋益气。黄帝云：蟹目相向，足斑者，食之害人。十二月勿食蟹、鳖，损人神气。又云：龟、鳖肉共猪肉食之，害人；秋果菜共龟肉食之，令人短气；饮酒食龟肉，并菰白菜，令人生寒热。六甲日勿食龟、鳖之肉，害人心神。螺、蚌共菜食之，令人心痛，三日一发。虾鲙共猪肉食之，令人常恶心多唾，损精色。虾无须，腹下通乌色者食之害人，大忌，勿轻。十一月、十二月，勿食虾、蚌著甲之物。

备急千金要方卷第二十七　养性

朝奉郎守太常少卿充秘阁校理判登闻检院上护军赐绯鱼袋臣林亿等校正

养性序第一

十条

扁鹊云：黄帝说昼夜漏下水百刻，凡一刻人百三十五息，十刻一千三百五十息，百刻一万三千五百息。人之居世，数息之间。信哉！呜呼！昔人叹逝，何可不为善以自补耶？吾常思一日一夜有十二时，十日十夜百二十时，百日百夜一千二百时，千日千夜一万二千时，万日万夜一十二万时，此为三十年。若长寿者九十年，只得三十六万时。百年之内，斯须之间，数时之活，朝菌蟪蛄不足为喻焉。可不自摄养而驰骋六情，孜孜汲汲追名逐利，千诈万巧以求虚誉，没齿而无厌。故养性者，知其如此，于名于利，若存若亡；于非名非利，亦若存若亡，所以没身不殆也。余慨时俗之多僻，皆放逸以殒亡。聊因暇日，粗述养性篇，用奖人伦之道，好事君子与我同志焉。

夫养性者，欲所习以成性，性自为善，不习无不利也。性既自善，内外百病皆悉不生，祸乱灾害亦无由作，此养性之大经也。善养性者，则治未病之病，是其义也。故养性者，不但饵药餐霞，其在兼于百行；百行周备，虽绝药饵，足以遐年。德行不克，纵服玉液金丹，未能延寿。故夫子曰：善摄生者，陆行不遇虎兕，此则道德之祜也。岂假服饵而祈遐年哉！圣人所以药饵者，以救过行之人也。故愚者抱病历年而不修一行，缠疴没齿，终无悔心，此其所以岐和长逝，彭跗永归，良有以也。

嵇康曰：养生有五难：名利不去，为一难；喜怒不除，为二难；声色不去，为三难；滋味不绝，为四难；神虑精散，为五难。五者必存，虽心希难老，口诵至言，咀嚼英华，呼吸太阳，不能不回其操、不夭其年也。五者无于胸中，则信顺日跻，道德日全，不祈善而有福，不求寿而自延。此养生之大旨也。然或有服膺仁义，无甚泰之累者，抑亦其亚欤！

黄帝问于岐伯曰：余闻上古之人，春秋皆度百岁，而动作不衰。今时之人，年至半百，而动作皆衰者，时代异耶？将人失之也？岐伯曰：上古之人，其知道者，法则阴阳，和于术数，饮食有常节，起居有常度，不妄作劳，故能形与神俱，而尽终其天年，度百岁乃去。今时之人则不然，以酒为浆，以妄为常，醉以入房，以欲竭其精，以耗散其真，不知持满，不时御神，务快其心，逆于生乐，起居无节，故半百而衰也。夫上古圣人之教也，下皆为之。虚邪贼风，避之有时；恬澹虚无，真气从之；精神守内，病安从来？是以其志闲而少欲，其心安而不惧，其形劳而不倦，气从以顺，各从其欲，皆得所愿。故甘其食，美其服，《素问》作美其食，任其服。乐其俗，高下不相慕，故其民日朴。是以嗜欲不能劳其目，淫邪不能惑其心，愚智贤不肖，不惧于物，合于道数，故皆能度百岁而动作不衰者，其德全不危也。是以人之寿夭，在于撙节，若消息得所，则长生不死；恣其情欲，则命同朝露也。

岐伯曰：人年四十而阴气自半也，起居衰矣；年五十体重，耳目不聪明也；年六十阴痿，气力大衰，九窍不利，下虚上实，涕泣俱出，故曰知之则强，不知则老。同出名异，智者察同，愚者察异；愚者不足，智者有余。有余则耳目聪明，身体轻强，年老复壮，壮者益理。是以圣人为无为之事，乐恬淡之味，能纵欲快志，得虚无之守，故寿命无穷，与天地终。此圣人之治身也。

春三月，此谓发陈。天地俱生，万物以荣。夜卧早起，广步于庭，被发缓形，以使志生。生而勿杀，与而勿夺，赏而勿罚，此春气之应，养生之道也。逆之则伤肝，夏为寒为变，奉长者少。

夏三月，此谓蕃秀。天地气交，万物华实。夜卧早起，毋厌于日。使志无怒，使华英成秀，使气得泄，若所爱在外，此夏气之应，养长之道也。逆之则伤心，秋为痎疟，则奉收者少，冬至重病。

秋三月，此谓容平。天气以急，地气以明。早卧早起，与鸡俱兴。使志安宁，以缓秋刑。收敛神气，使秋气平。毋外其志，使肺气清，此秋气之应，养收之道也。逆之则伤肺，冬为飧泄，则奉藏者少。

冬三月，此谓闭藏。水冰地坼，无扰乎阳。早卧晚起，必待日光。使志若伏若匿，若有私意，若已有得，去寒就温，毋泄皮肤，使气亟夺，此冬气之应，养藏之道也。逆之则伤肾，春为痿厥，则奉生者少。

天有四时五行，以生长收藏，以寒暑燥湿风。人有五脏，化为五气，以生喜怒悲忧恐。故喜怒伤气，寒暑伤形；暴怒伤阴，暴喜伤阳。故喜怒不节，寒暑失度，生乃不固。人能依时摄养，故得免其夭枉也。

仲长统曰：王侯之宫，美女兼千；卿士之家，侍妾数百。昼则以醇酒淋其骨髓，夜则房室输其血气。耳听淫声，目乐邪色，宴内不出，游外不返。王公得之于上，豪杰驰之于下。及至生产不时，字育太早，或童孺而擅气，或疾病而构精，精气薄恶，血脉不充；既出胞脏，养护无法，又蒸之以绵纩，烁之以五味，胎伤孩病而脆，未及坚刚，复纵情欲，重重相生，病病相孕。国无良医，医无审术，奸佐其间，过谬常有，会有一疾，莫能自免。当今少百岁之人者，岂非所习不纯正也。

抱朴子曰：或问所谓伤之者，岂色欲之间乎？答曰：亦何独斯哉。然长生之要，其在房中。上士知之，可以延年除病，其次不以自伐。若年当少壮，而知还阴丹以补脑，采七益于长俗一作谷者，不服药物，不失一二百岁也，但不得仙耳。不得其术者，古人方之于凌杯以盛汤，羽苞之蓄火。又且才所不逮而强思之伤也，力所不胜而强举之伤也，深忧重恚伤也，悲哀憔悴伤也，喜乐过度伤也，汲汲所欲伤也，戚戚所患伤也，久谈言笑伤也，寝息失时伤也，挽弓引弩伤也，沉醉呕吐伤也，饱食即卧伤也，跳足喘乏伤也，欢呼哭泣伤也，阴阳不交伤也。积伤至尽，尽则早亡，尽则非道也。是以养性之士，唾不至远，行不疾步，耳不极听，目不极视，坐不久处，立不至疲，卧不至懻。先寒而衣，先热而解；不欲极饥而食，食不可过饱；不欲极渴而饮，饮不欲过多。饱食过多则结积聚，渴饮过多则成痰癖。不欲甚劳，不欲甚逸，不欲流汗，不欲多唾，不欲奔走车马，不欲极目远望，不欲多啖生冷，不欲饮酒当风，不欲数数沐浴，不欲广志远愿，不得规造异巧。冬不欲极温，夏不欲穷凉；不欲露卧星月，不欲眠中用扇；大寒、大热、大风、大雾皆不欲冒之。五味不欲偏多，故酸多则伤脾，苦多则伤肺，辛多则伤肝，咸多则伤心，甘多则伤肾。此五味刻五脏，五行自然之理也。

凡言伤者，亦不即觉也，谓久即损寿耳。是以善摄生者，卧起有四时之早晚，兴居有至和之常制；调利筋骨，有偃仰之方；祛疾闲邪，有吐纳之术；流行荣卫，有补泻之法；节宣劳逸，有与夺之要。忍怒以全阴，抑喜以养阳，然后先服草木以救亏缺，后服金丹以定无穷，养性之理尽于此矣。夫欲快意任怀，自谓达识知命，不泥异端，极情肆力，不劳持久者，闻此言也，虽风之过耳，电之经目，不足喻也。虽身枯于留连之中，气绝于绮纨之际，而甘心焉，亦安可告之以养性之事哉！非惟不纳，乃谓妖讹也。而望彼信之，所谓以明鉴给矇瞽，以丝竹娱聋夫者也。

魏武与皇甫隆令曰：闻卿年出百岁，而体力不衰，耳目聪明，颜色和悦，此盛事也。所服食、施行、道引，可得闻乎？若有可传，想可密示封内。隆上疏对曰：臣闻天地之性，惟人为贵；人之所贵，莫贵于生。唐荒无始，劫运无穷，人生其间，忽如电过。每一思此，罔然心热。生不再来，逝不可追，何不抑情养性以自保惜？今四海垂定，太平之际，又当须展才布德，当由万年；万年无穷，当由修道；道甚易知，但莫能行。臣常闻道人蒯京已年一百七十八，而甚丁壮。言人当朝朝服食玉泉、琢齿，使人丁壮有颜色，去三虫而坚齿。玉泉者，口中唾也。朝旦未起，早漱津令满口乃吞之；琢齿二七遍。如此者乃名曰练精。

嵇康云：穰岁多病，饥年少疾。信哉不虚！是以关中土地，俗好俭啬，厨膳肴馐，不过菹酱而已，其人少病而寿；江南岭表，其处饶足，海陆鲑肴，无所不备，土俗多疾而人早夭。北方仕子，游宦至彼，遇其丰赡，以为福佑所臻。是以尊卑长幼，恣口食啖；夜长醉饱，四体热闷，赤露眠卧，宿食不消。未逾期月，大小皆病。或患霍乱、脚气、胀满，或寒热疟痢，恶核疔肿，或痈疽、痔漏，或偏风猥退，不知医疗，以至于死。凡如此者，比肩皆是，惟云不习水土，都不知病之所由。静言思之，可谓太息者也。学者先须识此，以自诫慎。

抱朴子曰：一人之身，一国之象也。胸腹之位，犹宫室也；四肢之列，犹郊境也；骨节之分，犹百官也。神犹君也，血犹臣也，气犹民也，知治身则能治国也。夫爱其民，所以安其国；惜其气，所以全其身。民散则国亡，气竭则身死。死者不可生也，亡者不可存也。是以至人消未起之患，治未病之疾，医之于无事之前，不追于既逝之后。夫人难养而易危也，气难清而易浊也，故能审威德所以保社稷，割嗜欲所以固血气，然后真一存焉，三一守焉，百病却焉，年寿延焉。

道林养性第二

真人曰：虽常服饵而不知养性之术，亦难以长生也。养性之道，常欲小劳，但莫大疲及强所不能堪耳。且流水不腐，户枢不蠹，以其运动故也。养性之道，莫久行久立，久坐久卧，久视久听。盖以久视伤血，久卧伤气，久立伤骨，久坐伤肉，久行伤筋也。仍莫强食，莫强酒，莫强举重，莫忧思，莫大怒，莫悲愁，莫大惧，莫跳踉，莫多言，莫大笑；勿汲汲于所欲，勿悁悁怀忿恨，皆损寿命。若能不犯者，则得长生也。故善摄生者，常少思、少念、少欲、少事、少语、少笑、少愁、少乐、少喜、少怒、少好、少恶。行此十二少者，养性之都契也。多思则神殆，多念则志散，多欲则志昏，多事则形劳，多语则气乏，多笑则脏伤，多愁则心慑，多乐则意溢，多喜则忘错昏乱，多怒则百脉不定，多好则专迷不理，多恶则憔悴无欢。此十二多不除，则荣卫失度，血气妄行，丧生之本也，惟无多无少者，几于道矣。是知勿外缘者，真人初学道之法也。若能如此者，可居温疫之中无忧疑矣。既屏外缘，会须守五神肝心脾肺肾，从四正言行坐立。言最不得浮思妄念，心想欲事，恶邪大起。故孔子曰：思无邪也。

常当习黄帝内视法，存想思念，令见五脏如悬磬，五色了了分明勿辍也。仍可每旦初起，面向午，展两手于膝上，心眼观气，上入顶，下达涌泉，旦旦如此，名曰迎气。常以鼻引气，口吐气，小微吐之，不得开口。复欲得出气少，入气多。每欲食，送气入腹，每欲食气为主人也。凡心有所爱，不用深爱；心有所憎，不用深憎，并皆损性伤神。亦不用深赞，亦不用深毁，常须运心于物平等。如觉偏颇，寻改正之。居贫勿谓常贫，居富莫谓常富，居贫富之中，常须守道，勿以贫富易志改性。识达道理，似不能言；有大功德，勿自矜伐。美药勿离手，善言勿离口，乱想勿经心。常以深心至诚，恭敬于物，慎勿诈善，以悦于人。终身为善，为人所嫌，勿得起恨。事君尽礼，人以为谄，当以道自平其心。道之所在，其德不孤，勿言行善不得善报，以自怨仇。居处勿令心有不足，若有不足，则自抑之，勿令得起。人知止足，天遗其禄。所至之处，勿得多求，多求则心自疲而志苦。若夫人之所以多病，当由不能养性。平康之日，谓言常然，纵情恣欲，心所欲得，则便为之，不拘禁忌，欺罔幽明，无所不作。自言适性，不知过后一一皆为病本。及两手摸空，白汗流出，口唱皇天，无所逮及。皆以生平粗心，不能自察，一至于此。但能少时内省身心，则自知见行之中皆长诸疴，将知四百四病，身手自造，本非由天。及一朝病发，和缓不救。方更诽谤医药无效，神仙无灵。故有智之人，爱惜性命者，当自思念，深生耻愧。诫勒身心，常修善事也。至于居处，不得绮靡华丽，令人贪婪无厌，乃患害之源。但令雅素净洁，无风雨暑湿为佳；衣服器械，勿用珍玉金宝，增长过失，使人烦恼根深；厨膳勿使脯肉丰盈，常令俭约为佳。然后行作鹅王步，语作含钟声，眠作狮子卧右胠胁著地坐脚也，每日自咏歌云：美食须熟嚼，生食不粗吞。问我居止处，大宅总林村。胎息守五脏，气至骨成仙。又歌曰：日食三个毒，不嚼而自消。锦绣为五脏，身着粪扫袍。

修心既平，又须慎言语。凡言语读诵，常想声在气海中脐下也。每日初入后，勿言语读诵，宁待平旦也。旦起欲专言善事，不欲先计较钱财；又食上不得语，语而食者，常患胸背痛；亦不用寝卧多言笑，寝不得语言者，言五脏如钟磬，不悬则不可发声；行不得语，若欲语须住乃语，行语则令人失气。冬至日止可语，不可言。自言曰言，答人曰语。言有人来问，不可不答，自不可发言也。仍勿触冷开口大语为佳。

言语既慎，仍节饮食。是以善养性者，先饥而食，先渴而饮；食欲数而少，不欲顿而多，则难消也。常欲令如饱中饥，饥中饱耳。盖饱则伤肺，饥则伤气，咸则伤筋，酸则伤骨。故每学淡食，食当熟嚼，使米脂入腹，勿使酒脂入肠。人之当食，须去烦恼暴数为烦，侵触为恼。如食五味，必不得暴嗔，多令人神惊，夜梦飞扬；每食不用重肉，喜生百病；常须少食肉，多食饭，及少菹菜，并勿食生菜、生米、小豆、陈臭物；勿饮浊酒食面，使塞气孔；勿食生肉，伤胃，一切肉惟须煮烂，停冷食之，食毕当嗽口数过，令人牙齿不败、口香；热食讫，以冷醋浆漱口者，令人口气常臭，作䘌齿病。又诸热食咸物后，不得饮冷醋浆水，喜失声成尸咽。凡热食汗出，勿当风，发痉头痛，令人目涩多睡。每食讫，以手摩面及腹，令津液通流。食毕当行步踌躇，计使中数里来，行毕使人以粉摩腹上数百遍，则食易消，大益人，令人能饮食，无百病，然后有所修为为快也。饱食即卧，乃生百病，不消成积聚；饱食仰卧，成气痞，作头风。触寒来者，寒未解食热食，成刺风。人不得夜食。又云：夜勿过醉饱食，勿精思为劳苦事，有损余虚，损人。常须日在巳时食讫，则不须饮酒，终身无干呕。勿食父母本命所属肉，令人命不长；勿食自己本命所属肉，令人魂魄飞扬。勿食一切脑，大损人。茅屋漏水堕诸脯肉上，食之成瘕结。凡曝肉作脯不肯干者，害人；祭神肉无故自动，食之害人；饮食上蜂行住，食之必有毒，害人。腹内有宿病，勿食鲮鲤鱼肉，害人。湿食及酒浆临上看之，不见人物影者，勿食之，成卒注；若已食腹胀者，急以药下之。

每十日一食葵。葵滑，所以通五脏拥气，又是菜之主，不用合心食之。又饮酒不欲使多，多则速吐之为佳，勿令至醉，即终身百病不除。久饮酒者，腐烂肠胃，渍髓蒸筋，伤神损寿。醉不可以当风向阳，令人发强；又不可当风卧，不可令人扇之，皆即得病也；醉不可露卧及卧黍穰中，发癞疮；醉不可强食，或发痈疽，或发喑，或生疮；醉饱不可以走车马及跳踯；醉不可以接房，醉饱交接，小者面皯、咳嗽，大者伤绝脏脉损命。

凡人饥欲坐小便，若饱则立小便，慎之无病。又忍尿不便，膝冷成痹，忍大便不出，成气痔。小便勿努，令两足及膝冷；大便不用呼气及强努，令人腰疼目涩，宜任之佳。

凡遇山水坞中出泉者，不可久居，常食作瘿病。又深阴地冷水不可饮，必作痎疟。饮食以调，时慎脱着。凡人旦起着衣，反者便着之吉。衣光者当户三振之，曰：殃去。吉。湿衣及汗衣，皆不可久着，令人发疮及风瘙，大汗能易衣佳；不易者急洗之。不尔，令人小便不利。凡大汗勿偏脱衣，喜得偏风半身不遂。春天不可薄衣，令人伤寒霍乱、食不消、头痛。脱着既时，须调寝处。

凡人卧，春夏向东，秋冬向西。头勿北卧，及墙北亦勿安床。凡欲眠勿歌咏，不祥起。上床坐先脱左足，卧勿当舍脊下；卧讫勿留灯烛，令魂魄及六神不安，多愁怨；人头边勿安火炉，日久引火气，头重目赤，睛及鼻干；夜卧当耳勿有孔，吹人即耳聋；夏不用露面卧，令人面皮厚，喜成癣，或作面风；冬夜勿覆其头，得长寿。凡人眠勿以脚悬踏高处，久成肾水及损房；足冷人每见十步直墙，勿顺墙卧，风利吹人发癫及体重。人汗勿跂床悬脚，久成血痹，两足重，腰疼；又不得昼眠，令人失气；卧勿大语，损人气力；暮卧常习闭口，口开即失气，且邪恶从口入，久而成消渴及失血色。屈膝侧卧，益人气力，胜正偃卧。按孔子不尸卧，故曰睡不厌踧，觉不厌舒，凡人舒睡则有鬼痛魔邪。凡眠先卧心后卧眼，人卧一夜当作五度，反覆常逐更转。凡人夜魇，勿燃灯唤之，定死无疑，暗唤之吉；亦不得近而急唤。夜梦恶不须说，旦以水面东方噀之，咒曰：恶梦著草木，好梦成宝玉。即无咎矣。又梦之善恶，并勿说为吉。

衣食寝处皆适，能顺时气者，始尽养生之道。故善摄生者，无犯日月之忌，无失岁时之和。须知一日之忌，暮无饱食；一月之忌，晦无大醉；一岁之忌，暮无远行；终身之忌，暮无燃烛行房。暮常护气也。

凡气冬至起于涌泉，十一月至膝，十二月至股，正月至腰，名三阳成；二月至膊，三月至项，四月至顶，纯阳用事，阴亦仿此。故四月、十月不得入房，避阴阳纯用事之月也。每冬至日，于北壁下厚铺草而卧，云受元气。每八月一日以后，即微火暖足，勿令下冷无生意，常欲使气在下，勿欲泄于上。春冻未泮，衣欲下厚上薄，养阳收阴，继世长生；养阴收阳，祸则灭门。故云：冬时天地气闭，血气伏藏，人不可作劳出汗，发泄阳气，有损于人也。又云：冬日冻脑，春秋脑足俱冻。此圣人之常法也。春欲晏卧早起，夏及秋欲侵夜乃卧早起，冬欲早卧而晏起，皆益人。虽云早起，莫在鸡鸣前；虽言晏起，莫在日出后。凡冬月忽有大热之时，夏月忽有大凉之时，皆勿受之。人有患天行时气者，皆由犯此也。即须调气息，使寒热平和，即免患也。每当腊日勿歌舞，犯者必凶。常于正月寅日，烧白发吉。凡寅日剪手甲，午日剪足甲，又烧白发吉。

居处法第三

凡人居止之室，必须周密，勿令有细隙，致有风气得入。小觉有风，勿强忍之，久坐必须急急避之；久居不觉，使人中风。古来忽得偏风，四肢不随，或如角弓反张，或失音不语者，皆由忽此耳。身既中风，诸病总集，邪气得便，遭此致卒者，十中有九。是以大须周密，无得轻之。慎焉慎焉！所居之室，勿塞井及水渎，令人聋盲。

凡在家及外行，卒逢大飘风、暴雨震电、昏暗大雾，此皆是诸龙鬼神行动经过所致。宜入室闭户，烧香静坐，安心以避之，待过后乃出，不尔损人。或当时虽未苦，于后不佳矣。又阴雾中亦不可远行。

凡家中有经像，行来先拜之，然后拜尊长，每行至则峻坐焉。凡居家不欲数沐浴，若沐浴必须密室，不得大热，亦不得大冷，皆生百病。冬浴不必汗出霡霂，沐浴后不得触风冷；新沐发讫，勿当风，勿湿萦髻，勿湿头卧，使人头风眩闷，发秃面黑，齿痛耳聋，头生白屑。饥忌浴，饱忌沐。沐讫，须进少许食饮乃出。夜沐发，不食即卧，令人心虚、饶汗、多梦。又夫妻不用同日沐浴，常以晦日浴，朔日沐，吉。凡炊汤经宿，洗人体成癣，洗面无光，洗脚即疼痛，作甑畦疮。热泔洗头，冷水濯之，作头风；饮水沐头，亦作头风时行病。新汗解，勿冷水洗浴，损心包不能复。

凡居家，常戒约内外长幼，有不快即须早道，勿使隐忍以为无苦。过时不知，便为重病，遂成不救。小有不好，即按摩挼捺，令百节通利，泄其邪气。凡人无问有事无事，常须日别蹋脊背四肢一度；头项苦令熟蹋，即风气时行不能著人。此大要妙，不可具论。

凡人居家及远行，随身常有熟艾一升，备急丸、辟鬼丸、生肌药、甘湿药、疔肿药、水银、大黄、芒硝、甘草、干姜、桂心、蜀椒。不能更蓄余药，此等常不可阙少。及一两卷百一备急药方，并带辟毒蛇、蜂、蝎毒药随身也。

凡人自觉十日以上康健，即须灸三数穴以泄风气。每日必须调气补泻，按摩导引为佳。勿以康健便为常然，常须安不忘危，预防诸病也。灸法当须避人神，人神禁忌法在第二十九卷中。凡蓄手力细累，春秋皆须与转泻药一度，则不中天行时气也。

按摩法第四

法二首

天竺国按摩，此是婆罗门法。

两手相捉纽捩，如洗手法。

两手浅相叉，翻覆向胸。

两手相捉，共按胫，左右同。

两手相重按胜，徐徐捩身，左右同。

以手如挽五石力弓，左右同。

作拳向前筑，左右同。

如拓石法，左右同。

作拳却顿，此是开胸，左右同。

大坐，斜身偏欹如排山，左右同。

两手抱头，宛转胜上，此是抽胁。

两手据地，缩身曲脊，向上三举。

以手反捶背上，左右同。

大坐伸两脚，即以一脚向前虚掣，左右同。

两手拒地回顾，此是虎视法，左右同。

立地反拗身三举。

两手急相叉，以脚踏手中，左右同。

起立以脚前后虚踏，左右同。

大坐伸两脚，用当相手勾所申脚，著膝中，以手按之，左右同。

右十八势，但是老人日别能依此三遍者，一月后百病除，行及奔马，补益延年，能食、眼明、轻健、不复疲乏。

老子按摩法：

两手捺胜，左右捩身二七遍。

两手捻胜，左右扭肩二七遍。

两手抱头，左右扭腰二七遍。

左右挑头二七遍。

一手抱头，一手托膝，三折，左右同。

两手托头，三举之。

一手托头，一手托膝，从下向上三遍，左右同。

两手攀头下向三顿足。

两手相捉头上过，左右三遍。

两手相叉托心，前推却挽三遍。

两手相叉，著心三遍。

曲腕筑肋挽肘，左右亦三遍。

左右挽，前后拔，各三遍。

舒手挽项，左右三遍。

反手著膝，手挽肘，覆手著膝上，左右亦三遍。

手摸肩从上至下使遍，左右同。

两手空拳筑三遍。

外振手三遍，内振三遍，覆手振亦三遍。

两手相叉，反复搅各七遍。

摩扭指三遍。

两手反摇三遍。

两手反叉，上下扭肘无数，单用十呼。

两手上耸三遍。

两手下顿三遍。

两手相叉头上过，左右申肋十遍。

两手拳反背上，掘脊上下亦三遍。掘，揩之也。

两手反捉，上下直脊三遍。

覆掌搦腕内外，振三遍。

覆掌前耸三遍。

覆掌两手相叉，交横三遍。

覆手横直，即耸三遍。

若有手患冷，从上打至下，得热便休。

舒左脚，右手承之，左手捺脚耸上至下，直脚三遍；右手捺脚，亦尔。

前后捩足三遍。

左捩足，右捩足，各三遍。

前后却捩足三遍。

直脚三遍。

扭髀三遍。

内外振脚三遍。

若有脚患冷者，打热便休。

扭髀以意多少，顿脚三遍。

却直脚三遍。

虎据，左右扭肩三遍。

推天托地，左右三遍。

左右排山、负山拔木各三遍。

舒手直前顿申手三遍。

舒两手两膝亦各三遍。

舒脚直反，顿申手三遍。

捩内脊、外脊各三遍。

调气法第五

彭祖曰：道不在烦，但能不思衣食，不思声色，不思胜负，不思曲直，不思得失，不思荣辱；心无烦，形勿极，而兼之以导引，行气不已，亦可得长年，千岁不死。凡人不可无思，当以渐遣除之。

彭祖曰：和神导气之道，当得密室，闭户安床暖席，枕高二寸半。正身偃卧，瞑目，闭气于胸膈中，以鸿毛著鼻上而不动，经三百息，耳无所闻，目无所见，心无所思。如此则寒暑不能侵，蜂虿不能毒，寿三百六十岁，此邻于真人也。

每旦夕旦夕者，是阴阳转换之时，凡旦五更初暖气至，频申眼开，是上生气至，名曰阳息而阴消；暮日入后冷气至，凛凛然时乃至床坐睡倒，是下生气至，名曰阳消而阴息。且五更初暖气至，暮日入后冷气至，常出入天地日月、山川河海、人畜草木，一切万物体中代谢往来，无一时休息。一进一退，如昼夜之更迭，如海水之潮汐，是天地消息之道也。面向午，展两手于脚膝上，徐徐按捺肢节，口吐浊气，鼻引清气。凡吐者，去故气，亦名死气；纳者，取新气，亦名生气。故老子经云：玄牝之门，天地之根，绵绵若存，用之不勤。言口鼻天地之门，可以出纳阴阳死生之气也。良久，徐徐乃以手左托、右托、上托、下托、前托、后托，瞋目张口，叩齿摩眼，押头拔耳，挽发放腰，咳嗽发阳振动也。双作只作，反手为之，然后掣足仰振，数八十、九十而止。仰下徐徐定心，作禅观之法，闭目存思，想见空中太和元气，如紫云成盖，五色分明，下入毛际，渐渐入顶，如雨初晴，云入山。透皮入肉，至骨至脑，渐渐下入腹中，四肢五脏皆受其润，如水渗入地，若彻则觉腹中有声汩汩然，意专存思，不得外缘，斯须即觉元气达于气海，须臾则自达于涌泉，则觉身体振动，两脚蜷曲，亦令床坐有声拉拉然，则名一通。一通二通，乃至日别得三通五通，则身体悦怿，面色光辉，鬓毛润泽，耳目精明，令人食美，气力强健，百病皆去，五年十岁，长存不忘。得满千万通，则去仙不远矣。人身虚无，但有游气，气息得理，即百病不生。若消息失宜，即诸疴竞起。善摄养者，须知调气方焉。调气方疗万病大患，百日生眉须，自余者不足言也。

凡调气之法，夜半后日中前，气生，得调；日中后夜半前，气死，不得调。调气之时则仰卧床，铺厚软，枕高下共身平，舒手展脚，两手握大拇指节，去身四五寸，两脚相去四五寸，数数叩齿，饮玉浆，引气从鼻入腹，足则停止。有力更取。久住气闷，从口细细吐出尽，还从鼻细细引入。出气一准前法。闭口以心中数数，令耳不闻；恐有误乱，兼以手下筹，能至千，则去仙不远矣。若天阴雾恶风猛寒，勿取气也，但闭之。

若患寒热，及卒患痈疽，不问日中，疾患未发前一食间即调，如其不得好瘥，明日依式更调之。

若患心冷病，气即呼出；若热病，气即吹出。若肺病即嘘出，若肝病即呵出，若脾病即唏出，若肾病即呬出。夜半后，八十一；鸡鸣，七十二；平旦，六十三；日出，五十四；辰时，四十五；巳时，三十六。欲作此法，先左右导引三百六十遍。

病有四种：一冷痹；二气疾；三邪风；四热毒。若有患者，安心调气，此法无有不瘥也。

凡百病不离五脏，五脏各有八十一种疾，冷热风气计成四百四病，事须识其相类，善以知之。

心脏病者，体冷热。相法：心色赤。患者梦中见人著赤衣，持赤刀杖火来怖人。疗法：用呼吹二气，呼疗冷，吹治热。

肺脏病者，胸背满胀，四肢烦闷。相法：肺色白。患者喜梦见美女美男，诈亲附人，共相抱持，或作父母、兄弟、妻子。疗法：用嘘气出。

肝脏病者，忧愁不乐，悲思，喜头眼疼痛。相法：肝色青。梦见人著青衣，捉青刀杖，或狮子、虎狼来恐怖人。疗法：用呵气出。

脾脏病者，体上游风习习，遍身痛烦闷。相法：脾色黄，通土色。梦或作小儿击历人邪犹人，或如旋风团栾转。治法：用唏气出。

肾脏病者，体冷阴衰，面目恶痿。相法：肾色黑。梦见黑衣及兽物捉刀杖相怖。用呬气出。

冷病者，用大呼三十遍，细呼十遍。呼法：鼻中引气入，口中吐气出，当令声相逐，呼字而吐之。

热病者，用大吹五十遍，细吹十遍。吹如吹物之吹，当使字气声似字。

肺病者，用大嘘三十遍，细嘘十遍。

肝病者，用大呵三十遍，细呵十遍。

脾病者，用大唏三十遍，细唏十遍。

肾病者，用大呬五十遍，细呬三十遍。

此十二种调气法，若有病，依此法恭敬用心，无有不瘥。皆须左右导引三百六十遍，然后乃为之。

服食法第六

论一首方　二十四首

论曰：凡人春服小续命汤五剂，及诸补散各一剂；夏大热，则服肾沥汤三剂；秋服黄耆等丸一两剂；冬服药酒两三剂，立春日则止。此法终身常尔，则百病不生矣。俗人见浅，但知钩吻之杀人，不信黄精之益寿；但识五谷之疗饥，不知百药之济命；但解施泻以生育，不能秘固以颐养。故有服饵方焉。

郄愔曰：夫欲服食，当寻性理所宜，审冷暖之适。不可见彼得力，我便服之。初御药，皆先草木，次石，是为将药之大较也。所谓精粗相代，阶粗以至精者也。夫人从少至长，体习五谷，卒不可一朝顿遗之。凡服药物为益迟微，则无充饥之验，然积年不已，方能骨髓填实，五谷俱然而自断。今人多望朝夕之效，求目下之应，腑脏未充，便以绝粒，谷气始除，药未有用。又将御女，形神与俗无别，以此致弊，胡不怪哉！服饵大体皆有次第，不知其术者，非止交有所损，卒亦不得其力。故服饵大法，必先去三虫。三虫既去，次服草药；好得药力，次服木药；好得力讫，次服石药。依此次第，乃得遂其药性，庶事安稳，可以延龄矣。

去三虫方：

生地黄汁三斗，东向灶苇火煎三沸，纳清漆二升，以荆匕搅之，日移一尺；纳真丹三两，复移一尺；纳瓜子末三升，复移一尺；纳大黄末三两，微火勿令焦，候之可丸。先食如梧子大一丸，日三。浊血下鼻中，三十日诸虫皆下，五十日百病愈，面色有光泽。

又方：

漆二升 芜菁子三升，末 大黄六两，末 酒一升半

右四味，以微火合煎可丸，先食服如梧子三丸，十日浊血下出鼻中，三十日虫皆烂下，五十日身光泽，一年行及奔马，消息四体安稳，乃可服草药。其余法在三虫篇中备述。三虫篇在第十八卷中。

服天门冬方：

天门冬，曝干，捣下筛。食后服方寸匕，日三。可至十服，小儿服尤良，与松脂若蜜丸服之益善。惟多弥佳。

又方：

捣取汁，微火煎，取五斗，下白蜜一斗，胡麻炒末二升，合煎，搅之勿息，可丸即止火，下大豆黄末和为饼，径三寸，厚半寸。一服一枚，日三。百日以上得益。此方最上，妙包众方。一法酿酒服。始伤多无苦，多即吐去病也。方在第十四卷中。蒯道人年近二百而少。常告皇甫隆云：但取天门冬，去心皮，切，干之。酒服方寸匕，日三，令人不老。补中益气，愈百病也。天门冬生奉高山谷，在东岳名淫羊食，在中岳名天门冬，在西岳名管松，在南岳名百部，在北岳名无不愈，在原陆山阜名颠棘。虽然处处有之异名，其实一也。在背阴地者佳。取细切，烈日干之，久服令人长生，气力百倍。治虚劳绝伤，年老衰损羸瘦，偏枯不随，风湿不仁，冷痹，心腹积聚，恶疮、痈疽、肿癞疾，重者周身脓坏，鼻柱败烂，服之皮脱虫出，颜色肥白。此无所不治，亦治阴痿耳聋目暗。久服白发黑，齿落生，延年益命，入水不濡。服二百日后，恬泰疾损，拘急者缓，羸劣者强。三百日身轻，三年走及奔马。三年心腹痼疾皆去。

服地黄方：

生地黄五十斤，捣之，绞取汁，澄去滓，微火上煎，减过半，纳白蜜五升，枣脂一升，搅之令相得，可丸乃止。服如鸡子一枚，日三。令人肥白。

又方：

地黄十斤，细切，以淳酒二斗，渍三宿。出曝干，反复纳之，取酒尽

止。与甘草、巴戟天、厚朴、干漆、覆盆子各一斤，捣下筛，食后酒服方寸匕，日三。加至二匕，使人老者还少，强力，无病延年。

作熟干地黄法：

采地黄，去其须、叶及细根，捣绞取汁，以渍肥者，著甑中。土若米无在以盖上，蒸之一时出，曝燥，更纳汁中，又蒸，汁尽止，便干之。亦可直切蒸之半日，数以酒洒之使周匝，至夕出，曝干。可捣蜜丸服之。

种地黄法：

先择好地，黄赤色虚软者，深耕之，腊月逆耕冻地弥好。择肥大好地黄根，切长四五分至一二寸许，一斛可种一亩。二三月种之，作畦畔相去一尺，生后随锄壅，数耘之。至九月、十月，视其叶小衰乃掘取。一亩得二十许斛。择取大根，水净洗，其细根，乃剪头尾辈，亦洗取之，日曝令极燥，小脂乃以竹刀切，长寸余许。白茅露甑下蒸之，密盖上。亦可囊盛土填之，从旦至暮。当黑，不尽黑者，明日又择取蒸之。先时已捣其细碎者取汁，铜器煎之如薄饴，于是以地黄纳汁中，周匝出，曝干又纳，尽汁止。率百斤生者令得一二十斤，取初八月九月中掘者，其根勿令太老强，蒸则不消尽，有筋脉。初以地黄纳甑中时，先用铜器承其下，以好酒淋地黄上，令匝汁后下入器中，取以并和煎汁佳。

黄精膏方：

黄精一石，去须毛，洗令净洁，打碎蒸，令好熟押得汁，复煎去上游水，得一斗。纳干姜末三两，桂心末一两，微火煎之，看色郁郁然欲黄，便去火待冷，盛不津器中，酒五合和，服二合，常未食前，日二服。旧皮脱，颜色变光，花色有异，鬓发更改。欲长服者，不须和酒，纳生大豆黄，绝谷食之，不饥渴，长生不老。

服乌麻法：

取黑皮真檀色者乌麻，随多少，水拌令润，勿过湿，蒸令气遍，即出下曝之使干，如此九蒸九捣，去上皮，未食前和水若酒服二方寸匕，日三。渐渐不饥，绝谷，久服百病不生，常服延年不老。

饮松子方：

七月七日采松子，过时即落不可得。治服方寸匕，日三四。一云一服三合，百日身轻。三百日行五百里，绝谷，服升仙。渴饮水，亦可和脂服之。若丸如梧桐子大，服十丸。

饵柏实方：

柏子仁二升，捣令细，淳酒四升渍，搅之如泥，下白蜜二升，枣膏三升，捣令可丸，入干地黄末、白术末各一升，搅和丸如梧子，日二服，每服三十丸。二十日万病皆愈。

服松脂方：

百炼松脂下筛，以蜜和纳筒中，勿令中风。日服如博棋一枚。博棋长二寸，方一寸。日三，渐渐月别服一斤，不饥延年。亦可淳酒和白蜜如饧，日服一二两至半斤。

凡取松脂，老松皮自有聚脂者最第一。其根下有伤折处，不见日月者得之，名曰阴脂，弥良。惟衡山东行五百里有大松，皆三四十围，乃多脂。又法：五月刻大松阳面使向下，二十四株，株可得半升，亦煮。其老节根处者有脂得用。《仙经》云：常以三月入衡山之阴，取不见日月松脂，炼而饵之，即不召而自来。服之百日，耐寒暑；二百日五脏补益；服之五年，即见西王母。《仙经》又云：诸石所生三百六十五山，其可食者满谷阴怀中松脂耳。其谷正从衡山岭直东四百八十里，当横揵，正在横岭，东北行，过其南，入谷五十里，穷穴有石城白鹤，其东方有大石四十余丈，状如白松，松下二丈有小穴，东入山有丹砂可食；其南方阴中有大松，大三十余围，有三十余株不见日月，皆可取服之。

采松脂法：

以日入时，破其阴以取其膏，破其阳以取其脂。脂膏等分，食之可以通神灵。凿其阴阳为孔，令方五寸，深五寸，还以皮掩其孔，无令风入，风入则不可服。以春夏时取之，取讫封塞勿泄，以泥涂之。东北行丹砂穴有阴泉水可饮，此弘农车君以元封元年入北山食松脂，十六年复下居长安东市，在上谷、牛头谷时往来至秦岭上，年常如三十者。

炼松脂法：

松脂七斤，以桑灰汁一石，煮脂三沸，接置冷水中凝，复煮之，凡十遍，脂白矣，可服。今谷在衡州东南攸县界。此松脂与天下松脂不同。

饵茯苓方：

茯苓十斤去皮，酒渍密封之。十五日出之，取服如博棋，日三。亦可屑服方寸。凡饵茯苓，皆汤煮四五沸，或以水渍六七日。

茯苓酥方：

茯苓五斤，灰汁煮十遍，浆水煮十遍，清水煮十遍 松脂五斤，煮如茯苓法，每次煮四十遍 生天门冬五斤，去心皮，曝干作末 牛酥三斤，炼三十遍 白蜜三斤，煎令沫尽 蜡三斤，炼三十遍

右六味，各捣筛，以铜器重汤上，先纳酥，次蜡，次蜜，消讫纳药，急搅之勿住，务令大均，纳瓷器中，密封之，勿泄气。先一日不食，欲不食先须吃好美食令极饱，然后绝食，即服二两，二十日后服四两，又二十日后八两，细丸之，以咽中下为度；第二度以四两为初，二十日后八两，又二十日二两；第三度服以八两为初，二十日二两，二十日四两，合一百八十日药成，自后服三丸将补，不服亦得恒以酥蜜消息之，美酒服一升为佳。合药须取四时王相日，特忌刑、杀、厌及四激休废等日，大凶。此彭祖法。

茯苓膏方《千金翼》名凝灵膏：

茯苓净去皮 松脂二十四斤 松子仁 柏子仁各十二斤

右四味，皆依法炼之，松柏仁不炼，捣筛，白蜜二斗四升，纳铜器中汤上，微火煎一日一夕。次第下药，搅令相得，微火煎七日七夜止。丸如小枣，每服七丸，日三。欲绝谷，顿服取饱，即得轻身、明目、不老。此方后一本有茯苓酥、杏仁酥、地黄酥三方，然诸本并无。又《千金翼》中已有，今更不添录。

服枸杞根方：主养性遐龄。

枸杞根切一石，水一石二斗，煮取六斗，澄清。煎取三升，以小麦一斗，干，净择，纳汁中渍一宿，曝二，往返令汁尽，曝干捣末，酒服方寸匕，日二。一年之中，以二月、八月各合一剂，终身不老。

枸杞酒方：

枸杞根一百二十斤，切。以东流水四石煮一日一夜，取清汁一石，渍曲一如家酝法。熟取清，贮不津器中，纳干地黄末二斤半，桂心、干姜、泽泻、蜀椒末各一升，商陆末二升，以绢袋贮，纳酒底，紧塞口，埋入地三尺，坚覆上。三七日沐浴整衣冠，再拜，平晓向甲寅地日出处开之，其

酒赤如金色。旦空腹服半升，十日万病皆愈，三十日瘢痕灭。恶疾人以水一升，和酒半升，分五服愈。《千金翼》又云：若欲服石者，取河中青白石如枣杏大者二升，以水三升煮一沸，以此酒半合置中，须臾即熟可食。

饵云母水方：疗万病。

上白云母二十斤，薄擘，以露水八斗作汤，分半洮洗云母，如此再过。又取二斗作汤，纳芒硝十斤，以云母木器中渍之，二十日出。绢袋盛，悬屋上，勿使见风日，令燥，以水渍，鹿皮为囊揉挺之，从旦至日中，乃以细绢下筛滓，复揉挺令得好粉五斗，余者弃之。取粉一斗，纳崖蜜二斤，搅令如粥，纳生竹筒中薄削之，漆固口，埋北垣南岸下，入地六尺覆土。春夏四十日，秋冬三十日出之，当如泽为成。若洞洞不消者，更埋三十日出之。先取水一合，纳药一合，搅和尽服之，日三。水寒温尽自在，服十日，小便当变黄，此先疗劳气风疹也。二十日腹中寒癖消；三十日龋齿除，更新生；四十日不畏风寒；五十日诸病皆愈，颜色日少，长生神仙。吾目验之，所以述录。

炼钟乳粉法：

钟乳一斤，不问厚薄，但取白净光色好者，即任用，非此者不堪用。先泥铁铛可受四五斗者为灶，贮水令满，去口三寸，纳乳著金银瓷盎中任有用之，乃下铛中令水没盎上一寸余即得。常令如此，勿使出水也。微火烧之，日夜不绝，水欲竭即添成暖水，每一周时，辄易水洗铛并洮乳，七日七夜出之，净洮干，纳瓷钵中，玉椎缚格，少著水研之，一日一夜，急著水搅令大浊，澄取浊汁，其乳粗者自然著底，作末者即自作浊水出。即经宿澄取其粗著底者，准前法研之，凡五日五夜，皆细逐水作粉，好用澄炼，取曝干，即更于银钵中研之一日，候入肉水洗不落者佳。

钟乳散 治虚羸不足，六十以上人瘦弱不能食者，百病方：

成炼钟乳粉三两 上党人参 石斛 干姜各三分

右四味，捣下筛，三味与乳合和相得，均分作九贴，平旦空腹温淳酒服一贴，日午后服一贴，黄昏后服一贴。三日后准此服之。凡服此药法，皆三日一剂。三日内止食一升半饭，一升肉。肉及饭惟烂，不得服葱豉。问曰：何故三日少食勿得饱也？答曰：三夜乳在腹中熏补脏腑，若此饱食，即推药出腹，所以不得饱食也。何故不得生食？由食生故即损伤药力，药力既损，脂肪亦伤，所以不得食生食也。何故不得食葱豉？葱豉杀药，故不得食也。三日服药既尽，三日内须作羹食补之，任意所便，仍不用葱豉及硬食也。三日补讫，还须准式服药如前，尽此一斤乳讫，其气力当自知耳，不能具述。一得此法，其后服十斤、二十斤，任意方便可知也。

西岳真人灵飞散方：

云母粉一斤 茯苓八两 钟乳粉 柏子仁 人参《千金翼》作白术 续断 桂心各七两 菊花十五两 干地黄十二两

右九味，为末，生天门冬十九斤，取汁溲药，纳铜器中蒸一石二斗黍米下，米熟曝干为末。先食饮服方寸匕，日一。三日力倍；五日血脉充盛；七日身轻；十日面色悦泽；十五日行及奔马；三十日夜视有光；七十日白发尽落，故齿皆去。更取二十一匕白蜜和捣二百杵，丸如梧子大，作八十一枚，曝干，丸皆映澈如水精珠。欲令发齿时生者吞七枚，日三，即出。发未白、齿不落者，但服散五百年乃白，如前法服。已白者饵药至七百年乃落。入山日吞七丸，绝谷不饥。余得此方以来，将逾三纪，顷者但美而悦之，疑而未敢措手，积年询访，屡有好名人曾饵得力，遂服之，一如方说。但能业之不已，功不徒弃耳。

黄帝杂忌法第七

旦起勿开目洗面，令人目涩失明、饶泪；清旦常言善事，勿恶言，闻恶事即向所来方三唾之，吉；又勿嗔怒，勿叱咤咄呼，勿嗟叹，勿唱奈何，名曰请祸；勿立膝坐而交臂膝上，勿令发覆面，皆不祥；勿举足向火，勿对灶骂詈，凡行、立、坐勿背日，吉；勿面北坐久思，不祥起；凡欲行来，常存魁纲在头上，所向皆吉；若欲征战，存斗柄在前以指敌，吉；勿面北冠带，凶；勿向西北唾，犯魁纲神，凶；勿咳唾，唾不用远，成肺病，令人手足重及背痛、咳嗽；亦勿向西北大小便；勿杀龟蛇；勿怒目视日月，喜令人失明；行及乘马不用回顾，则神去人不用，鬼行踖粟。凡过神庙，慎勿辄入，入必恭敬，不得举目恣意顾瞻，当如对严君焉，乃享其福耳，不尔速获其祸；亦不得返首顾视神庙；忽见龙蛇，勿兴心惊怪，亦勿注意瞻视，忽见鬼怪变异之物，即强抑之勿怪，咒曰：见怪不怪，其怪自坏。又路行及众中见殊妙美女，慎勿熟视而爱之，此当魑魅之物，使人深爱，无问空山旷野、稠人广众之中，皆亦如之。

凡山水有沙虱处，勿在中浴，害人；欲渡者，随驴马后急渡，不伤人；有水弩处射人影即死，欲渡水者，以物打水，其弩即散，急渡不伤人；诸山有孔云入，采宝者，惟三月九月，余月山闭气交死也；凡人空腹不用见尸臭气入鼻，舌上白起，口常臭，欲见尸者，皆须饮酒见之，能辟毒；远行触热，途中逢河勿洗面，生乌皯。

房中补益第八

论曰：人年四十以下多有放恣，四十以上即顿觉气力一时衰退。衰退既至，众病蜂起。久而不治，遂至不救。所以彭祖曰：以人疗人，真得其真。故年至四十，须识房中之术。

夫房中术者，其道甚近，而人莫能行。其法，一夜御十女，闭固而已，此房中之术毕矣。兼之药饵，四时勿绝，则气力百倍，而智慧日新。然此方之作也，非欲务于淫佚，苟求快意，务存节欲，以广养生也。非苟欲强身力，幸女色以纵情，意在补益以遣疾也。此房中之微旨也。是以人年四十以下，即服房中之药者，皆所以速祸，慎之慎之！故年未满四十者，不足与论房中之事。贪心未止，兼饵补药，倍力行房，不过半年，精髓枯竭，惟向死近。少年极须慎之。人年四十以上，常服炼乳散不绝，可以不老。又饵云母，足以愈疾延年；人年四十以上，勿服泻药，常饵补药大佳。昔黄帝御女一千二百而登仙，而俗人以一女伐命。知与不知，岂不远矣。其知道者，御女苦不多耳。

凡妇人不必须有颜色妍丽，但得少年未经生乳，多肌肉，益也。若足财力，选取细发、目精黑白分明，体柔骨软，肌肤细滑，言语声音和调，四肢骨节皆欲足肉，而骨不大。其阴及腋皆不欲有毛，有毛当软细，不可极于相者；但蓬头蝇面，槌项结喉，雄声大口，高鼻麦齿，目精浑浊，口颔有毛，骨节高大，发黄少肉，隐毛多而且强，又生逆毛。与之交会，皆贼命损寿也。

凡御女之道，不欲令气未感动，阳气微弱即以交合。必须先徐徐嬉戏，使神和意感良久，乃可令得阴气，阴气推之，须臾自强，所谓弱而内迎，坚急出之，进退欲令疏迟，情动而止；不可高自投掷，颠倒五脏，伤绝精脉，生致百病。但数交而慎密者，诸病皆愈，年寿日益，去仙不远矣，不必九一三五之数也。能百接而不施泻者，长生矣。若御女多者，可采气。采气之道，但深接勿动，使良久气上面热，以口相当引取女气而吞之，可疏疏进退，意动便止，缓息眠目，偃卧导引，身体更强，可复御他女也。数数易女，则得益多；人常御一女，阴气转弱，为益亦少。阳道法火，阴家法水，水能制火，阴亦消阳。久用不止，阴气逾阳，阳则转损，所得不补所失。但能御十二女而不复施泻者，令人不老，有美色；若御九十三女而自固者，年万岁矣。

凡精少则病，精尽则死，不可不思，不可不慎。数交而一泻，精气随长，不能使人虚也。若不数交，交而即泻，则不得益。泻之精气自然生长，但迟微，不如数交接不泻之速也。

凡人习交合之时，常以鼻多纳气，口微吐气，自然益矣。交会毕蒸热，是得气也。以菖蒲末三分，白粱粉敷摩令燥，既使强盛，又湿疮不生也。凡欲施泻者，当闭口张目，闭气，握固两手，左右上下缩鼻取气，又缩下部及吸腹，小偃脊膂，急以左手中两指抑屏翳穴，长吐气并琢齿千遍，则精上补脑，使人长生。若精妄出，则损神也。

《仙经》曰：令人长生不老，先与女戏，饮玉浆。玉浆，口中津也。使男女感动，以左手握持，思存丹田，中有赤气，内黄外白，变为日月。徘徊丹田中，俱入泥垣，两半合成一团。闭气深纳勿出入，但上下徐徐咽气，情动欲出，急退之。此非上士有智者不能行也。其丹田在脐下三寸；泥垣者在头中对两目直入内，思作日月想，合径三寸许。两半放形而一，谓日月相擒者也。虽出入仍思念所作者勿废，佳也。又曰：男女俱仙之道，深纳勿动精，思脐中赤色大如鸡子形，乃徐徐出入，情动乃退，一日一夕可数十为定，令人益寿。男女各息意共存思之，可猛念之。

御女之法，能一月再泄，一岁二十四泄，皆得二百岁，有颜色，无疾病。若加以药，则可长生也。人年二十者，四日一泄；三十者，八日一泄；四十者，十六日一泄；五十者，二十日一泄；六十者，闭精勿泄，若体力犹壮者，一月一泄。凡人气力自有强盛过人者，亦不可抑忍，久而不泄，致生痈疽。若年过六十，而有数旬不得交合，意中平平者，自可闭固也。

昔贞观初，有一野老，年七十余，诣余云：数日来阳气益盛，思与家妪昼寝，春事皆成。未知垂老有此，为善恶耶？余答之曰：是大不祥。子独不闻膏火乎？夫膏火之将竭也，必先暗而后明，明止则灭。今足下年迈桑榆，久当闭精息欲。兹忽春情猛发，岂非反常耶？窃谓足下忧之，子其勉欤！后四旬发病而死，此其不慎之效也。如斯之辈非一，且疏一人，以勖将来耳。

所以善摄生者，凡觉阳事辄盛，必谨而抑之，不可纵心竭意以自贼也。若一度制得，则一度火灭，一度增油；若不能制，纵情施泻，即是膏火将灭，更去其油，可不深自防！所患人少年时不知道，知道亦不能信行之，至老乃知道，便已晚矣。病难养也，晚而自保，犹得延年益寿；若年少壮而能行道者，得仙速矣。或曰：年未六十，当闭精守一为可尔否？曰：不然。男不可无女，女不可无男。无女则意动，意动则神劳，神劳则损寿。若念真正无可思者，则大佳，长生也。然而万无一有。强抑郁闭之，难持易失，使人漏精尿浊，以致鬼交之病，损一而当百也。其服食药物，见第二十卷中。

御女之法：交会者当避丙丁日，及弦望晦朔、大风大雨大雾、大寒大暑、雷电霹雳、天地晦冥、日月薄蚀、虹霓地动，若御女者，则损人神，不吉。损男百倍，令女得病，有子必癫痴顽愚、喑哑聋聩、挛跛盲眇、多病短寿、不孝不仁。又避日月星辰、火光之下、神庙佛寺之中、井灶圊厕之侧、冢暮尸柩之旁，皆悉不可。夫交合如法，则有福德，大智善人降托胎中，仍令性行调顺，所作和合，家道日隆，祥瑞竞集；若不如法，则有薄福、愚痴、恶人来托胎中，仍令父母性行凶险，所作不成，家道日否，殃咎屡至。虽生成长，家国灭亡。夫祸福之应，有如影响。此乃必然之理，可不再思之！若欲求子者，但待妇人月经绝后一日、三日、五日，择其王相日及月宿在贵宿日，以生气时夜半后乃施泻，有子皆男，必寿而贤明高爵也。以月经绝后二日、四日、六日施泻，有子必女。过六日后勿得施泻，既不得子，亦不成人。

王相日：

春甲乙，夏丙丁，秋庚辛，冬壬癸。

月宿日：

正月一日、六日、九日、十日、十一日、十二日、十四日、二十一日、二十四日、二十九日。

二月四日、七日、八日、九日、十日、十二日、十四日、十九日、二十二日、二十七日。

三月一日、二日、五日、六日、七日、八日、十日、十七日、二十日、二十五日。

四月三日、四日、五日、六日、八日、十日、十五日、十八日、二十二日、二十八日。

五月一日、二日、三日、四日、五日、六日、十二日、十五日、二十日、二十五日、二十八日、二十九日、三十日。

六月一日、三日、十日、十三日、十八日、二十三日、二十六日、二十七日、二十八日、二十九日。

七月一日、八日、十一日、十六日、二十一日、二十四日、二十五日、二十六日、二十七日、二十九日。

八月五日、八日、十日、十三日、十八日、二十一日、二十二日、二十三日、二十四日、二十五日、二十六日。

九月三日、六日、十一日、十六日、十九日、二十日、二十一日、二十二日、二十四日。

十月一日、四日、九日、十日、十四日、十七日、十八日、十九日、二十日、二十二日、二十三日、二十九日。

十一月一日、六日、十一日、十四日、十五日、十六日、十七日、十九日、二十六日、二十九日。

十二月四日、九日、十二日、十三日、十四日、十五日、十七日、二十四日。

若合，春甲寅乙卯、夏丙午丁巳、秋庚申辛酉、冬壬子癸亥，与此上件月宿日合者尤益。

黄帝杂禁忌法曰：人有所怒，血气未定，因以交合，令人发痈疽。又不可忍小便交合，使人淋，茎中痛；面失血色，及远行疲乏来入房，为五劳虚损，少子；且妇人月事未绝，而与交合，令人成病，得白驳也。水银不可近阴，令人消缩；鹿、猪二脂不可近阴，令阴痿不起。

备急千金要方卷第二十八　平脉

朝奉郎守太常少卿充秘阁校理判登闻检院上护军赐绯鱼袋臣林亿等校正

平脉大法第一

论曰：夫脉者，医之大业也。既不深究其道，何以为医者哉！是以古之哲医，寤寐俯仰，不与常人同域。造次必于医，颠沛必于医，故能感于鬼神，通于天地，可以济众，可以依凭。若与常人混其波澜，则庶事堕坏，使夫物类将何仰焉？由是言之，学者必当屏弃俗情，凝心于此，则和鹊之功因兹可得而致也。

经曰：诊脉之法，常以平旦，阴气未动，阳气未散，饮食未进，经脉未盛，络脉调均，气血未乱，故乃可诊有过之脉。《脉经》云：过此非也。切脉动静而视精明，察五色，观五脏有余不足，六腑强弱，形之盛衰，可以此参伍决生死之分也。

又曰：平脉者，皆于平旦，勿食勿语，消息体气，设有所作，亦如食顷，师亦如之。既定，先诊寸口，初重指切骨，定毕便渐举指，令指不厚不薄，与皮毛相得，如三菽之重。于轻重之间，随人强弱肥瘦，以意消息进退举按之宜。称其浮沉诸类，应于四时五行，与人五脏相应。不尔者，以其轻重相薄，寻状论寒暑得失。

凡人禀形，气有中适，有躁静，各各不同。气脉潮动，亦各随其性韵。故一呼而脉再至，一吸而脉再至，呼吸定息之间复一至，合为五至，此为平和中适者也。春秋日夜正等，无余分时也。其余日则其呼而脉至多，吸而脉至少；或吸而脉至多，呼而脉至少。此则不同，如冬夏日夜长短之异也。凡气脉，呼吸法昼夜，变通效四时，然于呼吸定息应五至之限，无有亏僻。犹晷刻与四时有长短，而岁功日数无遗也。若人有羸有壮，其呼吸虽相压遏，而昼夜息度随其漏刻，是谓呼吸象昼夜，变通效四时。

夫诊脉，当以意先自消息，压取病人呼吸以自同，而后察其脉数，计于定息之限，五至者为平人。若有盈缩，寻状论病源之所宜也。

问曰：何谓三部脉？答曰：寸关尺也。凡人修短不同，其形各异，有尺寸分三关之法。从肘腕中横纹至掌鱼际后纹，却而十分之，而入取九分，是为尺；从鱼际后纹却还度取十分之一，则是寸；寸十分之而入取九分之中，则寸口也。此处其骨自高，故云阴得尺内一寸，阳得寸内九分。从寸口入却行六分为关分，从关分又入行六分为尺分。

又曰：从鱼际至高骨却行一寸，其中名曰寸口。从寸口至尺名曰尺泽，故曰尺寸。寸后尺前名曰关，阳出阴入，以关为界，如天地人为三界。寸主射上焦、头及皮毛，竟手上部；关主射中焦，腹及腰中部；尺主射下焦，小腹至足下部。此为三部法，象三才天地人，头腹足为三元也。夫十二经皆有动脉，独取寸口，以决五脏六腑死生吉凶之候者，何谓也？然：寸口者，脉之大会，手太阴之动脉也。人一呼脉行三寸，一吸脉行三寸，呼吸定息，脉行六寸。人一日一夜凡一万三千五百息，脉行五十度，周于其身；漏水下百刻，荣卫行阳二十五度，行阴亦二十五度，为一周。晬时也。故五十度而复会于手太阴。太阴者，寸口也，即五脏六腑之所终始。故法取于寸口，人有三百六十脉，法三百六十日也。

诊五脏脉轻重法第二

初持脉，如三菽之重，与皮毛相得者，肺部。金，秋三月，庚辛之气。

如六菽之重，与血脉相得者，心部。火，夏三月，丙丁之气。

如九菽之重，与肌肉相得者，脾部。土，王四季，季夏六月，戊己之气。

如十二菽之重，与筋平者，肝部。木，春三月，甲乙之气。

按之至骨，举之来疾者，肾部。水，冬三月，壬癸之气。

心肺俱浮，何以别之？然。浮而大散者，心也；象火浮散。浮而短涩者，肺也。法金吝涩。

肾肝俱沉，何以别之？然。牢而长者，肝也；如卉生苗吐颖。按之软，举指来实者，肾也。濡弱如水，举重胜船。

脾者中州，故其脉在中。是阴阳之脉也。《千金翼》云：迟缓而长者，脾也。

指下形状第三

浮脉，举之有余，按之不足。浮于指下。

沉脉，举之不足，按之有余。重按之乃得。

涩脉，细而迟，往来难且散，或一止复来。一曰浮而短，一曰短而止，或如散。

滑脉，往来前却，流利辗转替替然，与数相似。一曰浮中如有力，一曰漉漉如欲脱。

洪脉，极大在指下。一曰浮而大。

细脉，小大于微，常有但细耳。

微脉，极细而软，或欲绝，若有若无。一曰小也，一曰手下快，一曰薄，一曰按之如欲尽也。

弦脉，举之无有，按之如张弓弦状。一曰如张弓弦，按之不移；又曰浮紧乃为弦也。

紧脉，数如切绳状。一曰如转索之无常。

迟脉，呼吸三至，去来极迟。一曰举之不足，按之尽牢；一曰按之尽牢，举之无有。

数脉，去来促急。一曰一息六七至，一曰数者进之名。

缓脉，去来亦迟，小快于迟。一曰浮大而软，阴与阳同等。

弱脉，极软而沉细，按之欲绝指下。一曰按之乃得，举之即无。

动脉，见于关上，无头尾，大如豆，厥厥动摇。

伏脉，极重，指著骨乃得。一曰关上沉不出，名曰伏；一曰手下裁动；一曰按之不足，举之无有。

芤脉，浮大而软，按之中央空，两边实。一曰指下无，两旁有。

软脉，极软而浮细。一曰按之无有，举之有余；一曰细小如软。《千金翼》软作濡。

虚脉，迟大而软，按之不足，隐指豁豁然空。

实脉，大而长，微强，按之隐指愊愊然。一曰沉浮皆得。

促脉，来去数，时一止。

结脉，往来缓，时一止复来。脉结者生。

代脉，来数中止，不能自还，因而复动。脉代者死。

散脉，大而散，散者气实血虚，有表无里。

革脉，有似沉、伏、实，大而长，微弦。《千金翼》以革为牢。

弦与紧相类。浮与芤相类。一曰浮与洪相类。软与弱相类。微与涩相类。沉与伏相类。缓与迟相类。又曰软与迟相类。革与实相类。《翼》作牢与实相类。滑与数相类。

五脏脉所属第四

心部，在左手关前寸口。亦名人迎。

肝部，在左手关上。

肾部，在左手关后尺中。

肺部，在右手关前寸口。亦名气口。

脾部，在右手关上。

肾部，在右手关后尺中。

脉法赞云：

肝心出左，脾肺出右，
肾与命门，俱出尺部。
魂魄谷神，皆见寸口。
左主司官，右主司府。
左大顺男，右大顺女。
关前一分，人命之主。
左为人迎，右为气口，
神门决断，两在关后。
人无二脉，病死不愈，
诸经损减，各随其部。
三阴三阳，一云按察阴阳。谁先谁后。
阴病治官，官，藏，内也。
阳病治府。府，外也。
奇邪所舍，如何捕取？
审而知者，针入病愈。

问曰：

脉有三部，阴阳相乘，
荣卫气血，而行人躬。
呼吸出入，上下于中，
因息游布，津液流通。
随时动作，效象形容，
春弦秋浮，冬沉夏洪。
察色观脉，大小不同。
一时之间，变无经常。
尺寸参差，或短或长，
上下乖错，或存或亡。
病辄改易，进退低昂，
心迷意惑，动失纪纲，

愿为缕陈，令得分明。

师曰：

子之所问，道之根源，
脉有三部，尺寸及关。
荣卫流行，不失衡铨，
肾沉心洪，肺浮肝弦。
此自常经，不失铢分，
出入升降，漏刻周旋。
水下二刻，脉一周身，
旋复寸口，虚实见焉。
变化相乘，阴阳相干，
风则浮虚，寒则紧弦，
沉潜水畜，支饮急弦，
动弦为痛，数洪热烦，
设有不应，知变所缘。
三部不同，病各异端，
太过可怪，不及亦然；
邪不空见，终必有奸。
审察表里，三焦别分，
知邪所舍，消息诊看，
料度腑脏，独见若神。

分别病形状第五

脉数则在腑，迟则在脏。

脉长而弦，病在肝。《脉经》作出于肝。

脉小血少，病在心。扁鹊云：脉大而洪出于心。

脉下坚上虚，病在脾胃。

脉滑一作涩而微浮，病在肺。

脉大而坚，病在肾。扁鹊云小而紧。

脉滑者多血少气。

脉涩者少血多气。

脉大者血气俱多。又云：脉来大而坚者，血气俱实。

脉小者血气俱少。又云：脉来细而微者，血气俱虚。

沉细滑疾者热，迟紧为寒。《脉经》云：洪数滑疾为热，涩迟沉细为寒。

脉盛滑紧者，病在外，热；

脉小实而紧者，病在内，冷。

脉小弱而涩，谓之久病；

脉滑浮而疾者，谓之新病。

脉浮滑，其人外热，风走刺，有饮，难治。

脉沉而紧，上焦有热，下寒，得冷即便下。

脉沉而细，下焦有寒，小便数，时苦绞痛，下利重。

脉浮紧且滑直者，外热内冷，不得大小便。

脉洪大紧急，病速进在外，苦头发热，痈肿。

脉细小紧急，病速进在中，寒为疝瘕积聚，腹中刺痛。

脉沉重而直前绝者，病血在肠间。

脉沉重而中散者，因寒食成癥。

脉直前而中散绝者，病消渴。一云病浸淫疮。

脉沉重，前不至寸口，徘徊绝者，病在肌肉，遁尸。

脉左转而沉重者，气微，阳在胸中。

脉右转出不至寸口者，内有肉癥。

脉累累如贯珠不前至，有风寒在大肠，伏留不去。

脉累累如止不至，寸口软者，结热在小肠膜中，伏留不去。

脉直前左右弹者，病在血脉中，衃血也。

脉后而左右弹者，病在筋骨中也。

脉前大后小，即头痛目眩。

脉前小后大，即胸满短气。

上部有脉，下部无脉，其人当吐，不吐者死。

上部无脉，下部有脉，虽困无所苦。

夫脉者，血之府也。长则气治，短则气病，数则烦心，大则病进，上盛则气高，下盛则气胀，代则气衰，细《太素》作滑则气少，涩则心痛。浑浑革革，至如涌泉，病进而危。弊弊绰绰，其去如弦绝者死。短而急者病在上，长而缓者病在下；沉而弦急者病在内，浮而洪大者病在外；脉实者病在内，脉虚者病在外。在上为表，在下为里，浮为在表，沉为在里。滑为实为下，又为阳气衰。数为虚为热，浮为风为虚，动为痛为惊，沉为水为实，又为鬼疰。弱为虚为悸。迟则为寒，涩则少血，缓则为虚，洪则为气，一作热。紧则为寒，弦数为疟。疟脉自弦，弦数多热，弦迟多寒。微则为虚，代散则死。弦为痛痹，一作浮为风疰。偏弦为饮，双弦则胁下拘急而痛，其人濇濇恶寒。脉大，寒热在中。伏者霍乱。安卧脉盛，谓之脱血。凡亡汗，肺中寒，饮冷水，咳嗽下利，胃中虚冷，此等其脉并紧。

浮而大者，风。

浮大者，中风，头重鼻塞。

浮而缓，皮肤不仁，风寒入肌肉。

滑而浮散者，摊缓风。

滑为鬼疰。

涩而紧，痹病。

浮洪大长者，风眩癫疾。

大坚疾者，癫病。

弦而钩，胁下如刀刺，状如蜚尸，至困不死。

紧而急者，遁尸。

洪大者，伤寒热病。

浮洪大者，伤寒，秋吉，春成病。

浮而滑者，宿食。

浮滑而疾者，食不消，脾不磨。

短疾而滑，酒病。

浮而细滑，伤饮。

迟而涩，中寒，有癥结。

驶而紧，积聚，有击痛。

弦急，疝瘕，小腹痛，又为癖病。一作痹病。

迟而滑者胀。

盛而紧曰胀。

弦小者，寒澼。

沉而弦者，悬饮内痛。

弦数，有寒饮，冬夏难治。

紧而滑者，吐逆。

小弱而涩，胃反。

迟而缓者，有寒。

微而紧者，有寒。

沉而迟，腹脏有冷病。

微弱者，有寒少气。

实紧，胃中有寒，苦不能食，时时利者难治。一作时时呕，稽难治。

滑数，心下结热盛。

滑疾，胃中有热。

缓而滑曰热中。

沉而急，病伤暑，暴发虚热。

浮而绝者气。

辟大而滑，中有短气。

浮短者，其人肺伤，诸气微少，不过一年死，法当嗽也。

沉而数，中水，冬不治自愈。

短而数，心痛心烦。

弦而紧，胁痛，脏伤，有瘀血。一作有寒血。

沉而滑，为下重，亦为背膂痛。

脉来细而滑，按之能虚，因急持直者，僵仆，从高堕下，病在内。

微浮，秋吉，冬成病。

微数，虽甚不成病，不可劳。

浮滑疾紧者，以合百病，久易愈。

阳邪来，见浮洪。

阴邪来，见沉细。

水谷来，见坚实。

脉来乍大乍小，乍长乍短者，为祟。

脉来洪大袅袅者，祟。

脉来沉沉泽泽，四肢不仁而重，土祟。

脉与肌肉相得，久持之至者，可下之。

弦小紧者，可下之。

紧而数，寒热俱发，必下乃愈。

弦迟者，宜温药。

紧数者，可发其汗。

三关主对法第六

诸浮诸弦，诸沉诸紧，诸涩诸滑，若在寸口，膈以上病头部；若在关上，胃以下病腹部；若在尺中，肾以下病腰脚部。

平寸口脉主对法：

寸口脉滑而迟，不沉不浮，不长不短，为无病，左右同法。

寸口太过与不及：寸口之脉中手短者，曰头痛；中手长者，曰足胫痛；中手促上击者，曰肩背痛。

寸口脉沉而坚者，曰病在中。

寸口脉浮而盛者，曰病在外。

寸口脉沉而弱者，曰寒热及疝瘕，少腹痛。热一作气，又作中。

寸口脉沉而弱，发必堕落。

寸口脉沉而紧，苦心下有寒，时时痛，有积邪。

寸口脉沉而滑者，胸中有水气，面目肿，有微热，为风水。

寸口脉沉大而滑，沉即为血实，滑即为气实，血气相搏，入脏即死，入腑即愈。

寸口脉沉，胸中短气。

寸口脉沉而喘者，寒热。

寸口脉浮而滑，头中痛。

寸口脉浮大，按之反涩，尺中亦微而涩，故知有滞气宿食。

寸口脉弦而紧，弦即卫气不行，卫气不行即恶寒，水流走肠间。

寸口脉紧或浮，膈上有寒，肺下有水气。

脉紧上寸口者，中风，风头痛亦如之。《翼》云亦为伤寒头痛。

脉弦上寸口者，宿食；降者，头痛。

寸口脉弦大，妇人半生漏下；男子亡血失精。

寸口脉微而弱，微即恶寒，弱则发热，当发不发，骨节疼烦；当烦不烦，与极汗出。

寸口脉微而弱，气血俱虚，男子吐血，妇人下血，呕汁出。

寸口脉动而弱，动即为惊，弱即为悸。

寸口脉缓而迟，缓即为虚，迟即为寒，虚寒相搏，则欲温食，食冷即咽痛。

寸口脉迟而缓，迟则为寒，缓即为气，寒气相搏，则绞而痛。

寸口脉迟而涩，迟即为寒，涩为少血。

脉来过寸入鱼际者，遗尿；脉出鱼际，逆气喘息。

寸口脉但实者，心劳。

寸口脉瀫瀫如羹上肥，阳气微；连连如蜘蛛丝，阴气衰。

两手前部阳绝者，苦心下寒毒，喙中热。

寸口脉偏绝，则臂偏不遂，其人两手俱绝者，不可治。

寸口脉来暂大暂小者，阴络也，苦阴风痹，应时自发，身洗洗也。

寸口脉来暂小暂大者，阳络也，苦皮肤病，汗出恶寒，下部不仁。

寸口脉浮，中风发热头痛，宜服桂枝汤、葛根汤，针风池、风府，向火灸身，摩治风膏，覆令汗出。

寸口脉紧，苦头痛，是伤寒，宜服麻黄汤发汗，针眉冲、颞颥，摩伤寒膏。

寸口脉微，苦寒为衄，宜服五味子汤、麻黄茱萸膏，令汗出。

寸口脉数，即为吐，以有热在胃脘，熏胸中，宜服药吐之，及针胃脘，服除热汤。若伤寒七八日至十日，热在中，烦满渴者，宜服知母汤。

寸口脉洪大，胸胁满，宜服生姜汤、白薇丸，亦可紫菀汤下之，针上脘、期门、章门。

寸口脉缓，皮肤不仁，风寒在肌肉，宜服防风汤，以药薄熨之佳，灸诸治风穴。

寸口脉滑，阳实，胸中壅满，吐逆，宜服前胡汤，针太阳、巨阙泻之。

寸口脉弦，心下愊愊，微头痛，心下有水气。宜服甘遂丸，针期门泻之。

寸口脉弱，阳气虚弱，自汗出，宜服茯苓汤、内补散，将适饮食消息，勿极劳，针胃脘补之。

寸口脉涩，是胃气不足，宜服干地黄汤，自养，调和饮食，针胃脘一作三里补之。

寸口脉芤，吐血，微芤者衄血，空虚，去血故也，宜服竹皮汤、黄土汤，灸膻中。

寸口脉伏，胸中逆气，噎塞不通，是诸气上冲胸中，宜服前胡汤、大三建丸，针巨阙泻之。

寸口脉沉，胸中引胁痛，胸中有水气，宜服泽漆汤，针巨阙泻之。

寸口脉软弱，自汗出，是虚损病，宜服干地黄汤、薯蓣丸、内补散、牡蛎散，并粉，针太冲补之。

寸口脉迟，上焦有寒，心痛咽酸，吐酸水，宜服附子汤、生姜汤、茱萸丸，调和饮食以暖之。

寸口脉实，即生热，在脾肺，呕逆气塞；虚则生寒，在脾胃，食不消化。热即宜服竹叶汤、葛根汤；寒即茱萸丸、生姜汤。

寸口脉细，发热呕吐，宜服黄芩龙胆汤；吐不止，宜服橘皮桔梗汤，灸中府。

平关脉主对法：

关上脉浮而大，风在胃中，张口肩息，心下澹澹，食欲呕。

关上脉微浮，积热在胃中，呕吐蛔虫，心健忘。

关上脉滑而大小不均，必吐逆，是为病方欲来，不出一二日，复欲发动，其人欲多饮，饮即注利。如利止者，生；不止者，死。

关上脉紧而滑者，蛔动。

关上脉弦而长《翼》作大，有痛如刀刺之状，在脐左右上下。《脉经》云有积在脐左右上下。

关上脉涩而坚，大而实，按之不减有力，为中焦实，有伏结在脾，肺气塞，实热在胃中。

关上脉襜襜大而尺寸细者，其人必腹冷积，癥瘕结聚，欲热饮食。

关上脉时来时去，乍大乍小，乍疏乍数者，胃中寒热，羸劣，不欲饮食，如疟状。

关上脉浮，腹满不欲食，浮为虚满，宜服平胃丸、茯苓汤、生姜前胡汤，针胃脘，先泻后补之。

关上脉紧，心下苦满痛，脉紧为实，宜服茱萸当归汤，又加大黄二两佳。《脉经》云：又大黄汤两治之佳。针巨阙、下脘泻之。

关上脉微，胃中冷，心下拘急，宜服附子汤、生姜汤、附子丸，针巨阙补之。

关上脉数，胃中有客热，宜服知母汤，一作丸。除热汤，针巨阙、上脘泻之。

关上脉缓，不欲食，此脾胃气不足，宜服平胃丸、补脾汤。又针章门补之。

关上脉滑，胃中有热，滑为热实气满，故不欲食，食即吐逆，宜服朴硝麻黄汤、平胃丸，一作宜服紫菀汤、人参大平胃丸。针胃脘泻之。

关上脉弦，胃中有冷，心下厥逆，脉弦，胃气虚，宜服茱萸汤，温调饮食，针胃脘补之。

关上脉弱，胃气虚，胃中有客热，脉弱为虚热作病。且说云有热，不可大攻之，热去即寒起。正宜服竹叶汤，针胃脘补之。

关上脉细，虚，腹满。宜服生姜汤、茱萸蜀椒汤、白薇丸，针灸三脘。

关上脉涩，血气逆冷，脉涩为血虚，宜服干地黄汤、四补散，针足太冲上补之。

关上脉芤，大便去血，宜服生地黄并生竹皮汤，灸膈俞。若重下去血，针关元；甚者，服龙骨丸。关元一作巨阙。

关上脉伏，有水气溏泄，宜服水银丸，针关元，利小便，止溏泄，便止。

关上脉洪，胃中热，必烦满，宜服平胃丸，针胃脘，先泻后补之。

关上脉沉，心下有冷气，苦满吞酸，宜服白薇丸、茯苓丸、附子汤，针胃脘补之。

关上脉软，苦虚冷，脾气弱，重下病，宜服赤石脂汤、女萎丸，针关元补之。

关上脉迟，胃中寒，宜服桂枝丸、茱萸汤，针胃脘补之。

关上脉实，胃中痛，宜服栀子汤、茱萸乌头丸，针胃脘补之。

关上脉牢，脾胃气塞，盛热，即腹满响响，宜服紫菀丸、泻脾丸，针灸胃脘泻之。

平尺脉主对法：

尺脉浮者，客阳在下焦。

尺脉弱，下焦冷，无阳气，上热冲头面。

尺脉弱寸强，胃络脉伤。

尺脉偏滑疾，面赤如醉，外热则病。

尺脉细微，溏泄下冷利。《素问》云：尺寒脉细，谓之后泄。

尺脉虚小者，足胫寒，痿痹脚疼。

尺脉涩，下血，不利，多汗。《素问》云：尺涩脉滑，谓之多汗。

尺脉沉而滑者，寸白虫。

尺脉细而急者，筋挛痹不能行。

尺脉大者，热在脬中，小便赤痛。

尺脉粗，常热者，谓之热中，腰胯疼，小便赤热。

尺脉按之不绝，妇人血闭，与关相应和。滑者，男子气血实，妇人即为妊娠。

尺脉来而断绝者，男子小腹有滞气，妇人月水不利。

尺寸俱软弱，内愠热，手足逆冷，汗出。

尺寸俱沉，关上无有者，苦心下喘。

尺寸俱沉，关上若有，苦寒心下痛，阴中冷，脚痹。

尺寸俱微，少心力，不欲言，血气不足，其人脚弱短气。

尺寸俱数，手足头面有热；俱迟，有寒，手足头面有冷风。

尺脉浮，下热风，小便难，宜服瞿麦汤、滑石散，针横骨、关元泻之。

尺脉紧，脐下痛，宜服当归汤，灸天枢、针关元补之。

尺脉微，厥逆，小腹中拘急，有寒气，宜服小建中汤，针气海。

尺脉数，恶寒，脐下热痛，小便赤黄，宜服鸡子汤、白鱼散，针横骨泻之。

尺脉缓，脚弱下肿，一无此四字。小便难，有余沥，宜服滑石汤、瞿麦散，针横骨泻之。

尺脉滑，血气实，经脉不利，宜服朴硝煎、大黄汤下去经血，针关元泻之。

尺脉弦，小腹疼，小腹及脚中拘急，宜服建中汤、当归汤，针气海泻之。

尺脉弱，气少发热骨烦，宜服前胡汤、干地黄茯苓汤，针关元补之。

尺脉涩，足胫逆冷，小便赤，宜服附子四逆汤，针足太冲补之。

尺脉芤，下焦虚，小便去血，宜服竹皮生地黄汤，灸丹田、关元。

尺脉伏，小腹痛，癥疝，水谷不化，宜服大平胃丸、桔梗丸，针关元补之。

尺脉沉，腰背痛。宜服肾气丸，针京门补之。

尺脉软，脚不收风痹，一无此五字。小便难，宜服瞿麦汤、白鱼散，针关元泻之。

尺脉牢，腹满，阴中急，宜服葶苈子茱萸丸，针丹田、关元、中极。

尺脉迟，下焦有寒，宜服桂枝丸，针气海、关元泻之。

尺脉实，小腹痛，小便不禁，宜服当归汤加大黄一两，利大便，针关元补之。

五脏积聚第七

人病有积、有聚、有谷气。谷一作系。夫积者，脏病，终不移也；聚者，腑病，发作有时，辗转痛移，为可治也；谷气者，胁下牵痛，按之则愈，愈复发，为谷气。夫病已愈不得复发，今病复发即为谷气也。诸积大法，脉来而细软附骨者，为积也。寸口结，积在胸中；微出寸口，积在喉中。关上结，积在脐旁；微下关者，积在少腹；尺中结，积在气冲；上关上，积在心下；脉出在左，积在左；脉出在右，积在右；脉两出，积在中央：各以其部处之。

寸口沉而横者，胁下及腹中有横积痛，其脉弦。腹中急痛，腰背痛相引，腹中有寒，疝瘕。

脉弦紧而细微者，瘕也。夫寒痹、癥瘕，积聚之脉，状皆弦紧。若在心下，即寸弦紧；在胃脘，即关弦紧；在脐下，即尺弦紧。一曰关脉长弦，有积在脐左右上下。

又脉癥法：左手脉横，癥在左；右手脉横，癥在右；脉头大，在上；头小，在下。

又一法：横脉见左，积在右；见右，积在左；偏得洪实而滑，亦为积；弦紧，亦为积，为寒痹，为疝痛。内有积不见脉，难治；见一脉相应，为易治；诸不相应，为不合治也。左手脉大，右手脉小，上病在左胁，下病在左足；右手脉大，左手脉小，上病在右胁，下病在右足。脉弦而伏者，腹中有癥，不可转也，必死不治。脉来细而沉，时直者，身有痈肿，若腹中有伏梁；脉来沉而虚者，泄注也；脉来小沉实者，胃中有积聚，不可下，食即吐。

阴阳表里虚实第八

弦为少阳，缓为阳明，洪为太阳，三阳也。微为少阴，迟为厥阴，沉为太阴，三阴也。

脉有一阴一阳，一阴二阳，一阴三阳；有一阳一阴，一阳二阴，一阳三阴。如此言之，寸口有六脉，俱动耶？然：《经》言如此者，非有六脉俱动也，谓浮、沉、长、短、滑、涩也。凡脉浮滑长者，阳也；沉涩短者，阴也。所以言一阴一阳者，谓脉来沉而滑也；一阴二阳者，谓脉来沉滑而长也；一阴三阳者，谓脉来浮滑而长，时一沉也。所以言一阳一阴者，谓脉来浮而涩也；一阳二阴者，谓脉来长而沉涩也；一阳三阴者，谓脉来沉涩而短，时一浮也。各以其经所在，言病之逆顺也。

脉有阳盛阴虚，阴盛阳虚，何谓也？然：浮之损小，沉之实大，故曰阴盛阳虚；沉之损小，浮之实大，故曰阳盛阴虚。是谓阴阳虚实之意也。凡脉浮、大、数、动、长、滑，阳也；沉、涩、弱、弦、短、微，阴也。阳病见阴脉者，逆也，主死；阴病见阳脉者，顺也，主生。关前为阳，关后为阴。阳数即吐，阴微即下；阳弦则头痛，阴弦即腹痛，以依阴阳察病也。又尺脉为阴，阴脉常沉而迟；寸关为阳，阳脉但浮而速。有表无里，邪之所止得鬼病。何谓表里？寸尺为表，关为里。两头有脉，关中绝不至也。尺脉上不至关为阴绝，寸脉下不至关为阳绝。阴绝而阳微，死不治。呼为表，属腑；吸为里，属脏。阳微不能呼，阴微不能吸，呼吸不足，胸中短气。弱反在关，濡反在巅，微在其上，涩反在下。微即阳气不足，沾热汗出；涩即无血，厥而且寒。

诸腑脉为阳，主热；诸脏脉为阴，主寒。阳微则汗，阴浮自下。《脉经》作阴微。阳数口生疮，阴数加微，必恶寒而烦扰不得眠。阳芤吐血，《脉经》作阳数则吐血。阴芤下血。《脉经》作阴涩即下血。无阳即厥，无阴即呕。

寸口脉浮大而疾者，名曰阳中之阳。病苦烦满，身热，头痛，腹中热。

寸口脉沉细者，名曰阳中之阴。病苦悲伤不乐，恶闻人声，少气，时汗出，阴气不通，不通一作并。臂不能举。《巢源》作臂偏不举。

尺脉沉细者，名曰阴中之阴。病苦两胫酸疼，不能久立，阴气衰，小便余沥，阴下湿痒。

尺脉滑而浮大者，名曰阴中之阳。病苦小腹痛满，不能溺，溺即阴中痛，大便亦然。

尺脉牢而长，关上无有，此为阴干阳，其人苦两胫重，少腹引腰痛。

寸口壮大，尺中无有，此为阳干阴，其人苦腰背痛，阴中伤，足胫寒。

人有三虚三实者，何谓也？然：有脉之虚实，有病之虚实，有诊之虚实。脉之虚实者，脉来濡者为虚，牢者为实也。病之虚实者，出者为虚，入者为实；言者为虚，不言者为实；缓者为虚，急者为实也。诊之虚实者，痒者为虚，痛者为实；外痛内快，为外实内虚；内痛外快，为内实外虚。故曰虚实也。

问曰：何谓虚实？答曰：邪气盛则实，精气夺则虚。何谓重实？所谓重实者，大热病，气热脉满，是谓重实也。

脉盛、皮热、腹胀、前后不通、悗瞀，为五实。

脉细、皮寒、气少、泄痢注前后、饮食不入，为五虚。

何时得病第九

何以知人露卧得病？阳中有阴也。

何以知人夏月得病？诸阳入阴也。

何以知人春得病？无肝脉也。无心脉，夏得病。无肺脉，秋得病。无肾脉，冬得病。无脾脉，四季之月得病。

扁鹊华佗察声色要诀第十

病人五脏已夺，神明不守，声嘶者死。

病人循衣缝，谵言者，不可治。

病人阴阳俱绝，掣衣掇空，妄言者死。

病人妄语错乱及不能语者，不治。热病者可治。

病人阴阳俱绝，失音不能言者，三日半死。

病人两目眦有黄色起者，其病方愈。

病人面黄目青者不死，青如草滋死。

病人面黄目赤者不死，赤如衃血死。

病人面黄目白者不死，白如枯骨死。

病人面黄目黑者不死，黑如炲死。

病人面目俱等者不死。

病人面黑目青者不死。

病人面青目白者死。

病人面赤目青者六日死。

病人面黄目青者，九日必死，是谓乱经。饮酒当风，邪入胃经；胆气妄泄，目则为青；虽有天救，不可复生。

病人面赤目白者，十日死。忧恚思虑，心气内索，面色反好，急求棺椁。

病人面白目黑者死。此谓荣华已去，血脉空索。

病人面黑目白者，八日死。肾气内伤，病因留积。

病人面青目黄者，五日死。病人著床，心痛短气，脾竭内伤；百日复愈，能起彷徨；因坐于地，其立倚床；能治此者，可谓神良。

病人面无精光若土色，不受饮食者，四日死。

病人目无精光，及牙齿黑色者，不治。

病人耳目鼻口有黑色起，入于口者，必死。

病人耳目及颧颊赤者，死在五日中。

病人黑色出于额，上发际，下直鼻脊两颧上者，亦死在五日中。

病人及健人黑色若白色起，入目及鼻口者，死在三日中。

病人及健人面忽如马肝色，望之如青，近之如黑者死。

病人面黑，目直视，恶风者，死。

病人面黑唇青者，死。

病人面青唇黑者，死。

病人面黑，两胁下满，不能自转反者，死。

病人目回回直视，肩息者，一日死。

病人阴结阳绝，目精脱，恍惚者，死。

病人阴阳绝竭，目眶陷者，死。

病人眉系倾者，七日死。

病人口如鱼口，不能复闭，而气出多不返者，死。

病人口张者，三日死。

病人唇青，人中反者，三日死。

病人唇反，人中满者，死。

病人唇口忽干者，不治。

病人唇肿齿焦者，死。

病人齿忽变黑者，十三日死。

病人舌卷卵缩者必死。

病人汗出不流，舌卷黑者，死。

病人发直者，十五日死。

病人发如干麻，善怒者，死。

病人发与眉冲起者死。

病人爪甲青者死。

病人爪甲白者不治。

病人手足爪甲下肉黑者，八日死。

病人荣卫竭绝，面浮肿者，死。

病人卒肿，其面苍黑者，死。

病人手掌肿无纹者，死。

病人脐肿反出者，死。

病人阴囊茎俱肿者，死。

病人脉绝口张足肿者，五日死。

病人足趺肿，呕吐头重者死。

病人足趺上肿，两膝大如斗者，十日死。

病人卧，遗屎不觉者死。

病人尸臭者，不可治。

肝病皮白，肺之日庚辛死。

心病目黑，肾之日壬癸死。

脾病唇青，肝之日甲乙死。

肺病颊赤目肿，心之日丙丁死。

肾病面肿唇黄，脾之日戊己死。

青欲如苍璧之泽，不欲如蓝。

赤欲如帛裹朱，不欲如赭。

白欲如鹅羽，不欲如盐。

黑欲如重漆，不欲如炭。

黄欲如罗裹雄黄，不欲如黄土。

诊五脏六腑气绝证候第十一

病人肝绝，八日死。何以知之？面青，但欲伏眠，目视而不见人，汗一作泣出如水不止。一曰二日死。

病人胆绝，七日死。何以知之？眉为之倾。

病人筋绝，九日死。何以知之？手足爪甲青，呼骂不休。一曰八日死。

病人心绝，一日死。何以知之？肩息回视，立死。一曰目亭亭，二日死。

病人肠一云小肠绝，六日死。何以知之？发直如干麻，不得屈伸，白汗不止。

病人脾绝，十二日死。何以知之？口冷足肿，腹热胪胀，泄利不觉，出无时度。一曰五日死。

病人胃绝，五日死。何以知之？脊痛，腰中重，不可反复。一曰腓肠平，九日死。

病人肉绝，六日死。何以知之？耳干，舌皆肿，溺血，大便赤泄。一曰足肿，九日死。

病人肺绝，三日死。何以知之？口张，但气出而不还。一曰鼻口虚张短气。

病人大肠绝，不治。何以知之？泄利无度，利绝则死。

病人肾绝，四日死。何以知之？齿为暴枯，面为正黑，目中黄色，腰中欲折，白汗出如流水。一曰人中平，七日死。

病人骨绝，齿黄落，十日死。

诸浮脉无根者皆死。以上五脏六腑为根也。

诊四时相反脉第十二

春三月木王，肝脉治，当先至，心脉次之，肺脉次之，肾脉次之，此为王相顺脉也。到六月土王，脾脉当先至而反不至，反得肾脉，此为肾反脾也，七十日死。何谓肾反脾？夏火王，心脉当先至，肺脉次之，而反得肾脉，是谓肾反脾。期五月、六月，忌丙丁。脾反肝，三十日死。何谓脾反肝？春肝脉当先至而反不至，脾脉先至，是谓脾反肝。期正月、二月，忌甲乙。肾反肝，三岁死。何谓肾反肝？春肝脉当先至而反不至，肾脉先至，是谓肾反肝。期七月、八月，忌庚辛。肾反心，二岁死。何谓肾反心？夏心脉当先至而反不至，肾脉先至，是谓肾反心。期六月，忌戊己。此中不论肺金之气，疏略未谕指南，又推五行，亦颇颠倒，待求别录上。

凡疗病，察其形貌、神气、色泽，脉之盛衰，病之新故，乃可治之。形气相得，色泽以浮，脉从四时，此为易治。形气相失，色夭不泽，脉实坚甚，脉逆四时，此为难治。

逆四时者，春得肺脉，夏得肾脉，秋得心脉，冬得脾脉。其至皆悬、绝、涩者曰逆。春夏沉涩，秋冬浮大，病热脉静，泄痢脉大，脱血脉实，病在中脉坚实，病在外脉不实，名逆四时，皆难疗也。凡四时脉皆以胃气为本，虽有四时王相之脉，无胃气者难瘥也。何谓胃脉？来弱以滑者是也，命曰易治。

诊脉动止投数疏数死期年月第十三

脉一动一止，二日死。一经云一日死。

脉二动一止，三日死。

脉三动一止，四日死或五日死。

脉四动一止，六日死。

脉五动一止，七日死或五日死。

脉六动一止，八日死。

脉七动一止，九日死。

脉八动一止，十日死。

脉九动一止，九日死。又云：十一日死。一经云十三日死，若立春死。

脉十动一止，立春死。一经云立夏死。

脉十一动一止，立夏死。一经云夏至死；又云立秋死。

脉十二动、十三动一止，立秋死。一经云立冬死。

脉十四动、十五动一止，立冬死。一经云立夏死。

脉二十动一止，一岁死，若立秋死。

脉二十一动一止，二岁死。

脉二十五动一止，二岁死。一经云一岁死，又云立冬死。

脉三十动一止，二岁死，若三岁死。

脉三十五动一止，三岁死。

脉四十动一止，四岁死。

脉五十动一止，五岁死。不满五十动一止，五岁死。

五行气毕，阴阳数同；荣卫出入，经脉通流；昼夜百刻，五德相生。

脉来五十投而不止者，五脏皆受气，即无病也。

脉来四十投而一止者，一脏无气。却后四岁，春草生而死。

脉来三十投而一止者，二脏无气，却后三岁，麦熟而死。

脉来二十投而一止者，三脏无气。却后二岁，桑椹赤而死。

脉来十投而一止者，四脏无气，岁中死。得节不动，出清明死，远不出谷雨死矣。

脉来五动而一止者，五脏无气，却后五日而死。

脉一来而久住者，宿病在心，主中治。

脉二来而久住者，病在肝，枝中治。

脉三来而久住者，病在脾，下中治。

脉四来而久住者，病在肾，间中治。

脉五来而久住者，病在肺，枝中治。

五脏病，虚羸人得此者死。所以然者，药不得而治，针不得而及，盛人可治，气全故也。

扁鹊诊诸反逆死脉要诀第十四

扁鹊曰：夫相死脉之气，如群鸟之聚，一马之驭，系水交驰之状，如悬石之落。出筋之上，藏筋之下，坚关之里，不在荣卫，伺候交射，不可知也。

脉病人不病，脉来如屋漏、雀啄者死。屋漏者，其来既绝而止，时时复起，而不相连属也。雀啄者，脉来甚数而疾，绝止复顿来也。又经言：得病七八日，脉如屋漏、雀啄者死。脉弹人手如黍米也。脉来如弹石，去如解索者死。弹石者，辟辟急也。解索者，动数而随散乱，无复次绪也。

脉困，病人脉如虾之游，如鱼之翔者死。虾游者，苒苒而起，寻复退没，不知所在，久乃复起，起辄迟而没去速者是也。鱼翔者，似鱼不行，而但掉尾动头，身摇而久住者是也。

脉如悬薄卷索者死。脉如转豆者死。脉如偃刀者死。脉涌涌不去者死。

脉忽去忽来，暂止复来者死。脉中侈者死。脉分绝者死。上下分散也。

脉有表无里者死，经名曰结，去即死。何谓结？脉在指下如麻子动摇，属肾，名曰结，去死近也。

脉五来不复增减者，死，经名曰代。何谓代？脉五来一止也，脉七来是人一息，半时不复增减，亦名曰代，正死不疑。

经言：病或有死，或有不治自愈，或有连年月而不已。其死生存亡，可切脉而知之耶？然。可具知也。设病者若闭目不欲见人者，脉当得肝脉弦急而长，而反得肺脉浮短而涩者死。

病若开目而渴，心下牢者，脉当得紧实而数，反得沉滑而微者死。

病若吐血，复鼽衄者，脉当得沉细，而反得浮大牢者死。

病若谵言妄语，身当有热，脉当洪大，而反得手足四逆，脉反沉细微者死。

病若大腹而泄，脉当微细而涩，反得紧大而滑者死。此之谓也。

经言：形脉与病相反者死，奈何？然：病若头痛目痛，脉反短涩者死。

病若腹痛，脉反浮大而长者死。

病若腹满而喘，脉反滑利而沉者死。

病若四肢厥逆，脉反浮大而短者死。

病若耳聋，脉反浮大而涩者死。《千金翼》云：脉大者生，沉迟细者难治。

病若目𥇦𥇦，脉反大而缓者死。

左有病而右痛，右有病而左痛，下有病而上痛，上有病而下痛，此为逆，逆者死，不可治。

脉来沉之绝濡，浮之不止，推手者，半月死。一作半日。

脉来微细而绝者，人病当死。

人病脉不病者生，脉病人不病者死。

人病尸厥，呼之不应，脉绝者死。

脉当大反小者死。

肥人脉细小如丝欲绝者死。

羸人得躁脉者死。

人身涩而脉来往滑者死。

人身滑而脉来往涩者死。

人身小而脉来往大者死。

人身大而脉来往小者死。

人身短而脉来往长者死。

人身长而脉来往短者死。

尺脉上应寸口太迟者，半日死。《脉经》云：尺脉不应寸，时如驰，半日死。

诊五脏六腑十二经脉，皆有相反，有一反逆，即为死候也。

诊百病死生要诀第十五

凡诊脉，当视其人大小长短及性气缓急。脉之迟速、大小、长短，皆如其人形性者吉，反之者凶。

诊伤寒热盛，脉浮大者生，沉小者死。伤寒已得汗，脉沉小者生，浮大者死。

温病，三四日以下不得汗，脉大疾者生，脉细小难得者，死不治。

温病时行大热，其脉细小者死。《脉经》时行作穰穰。

温病下利，腹中痛甚者，死不治。

温病汗不出，出不至足者死。厥逆汗出，脉坚强急者生；虚缓者死。

热病二三日，身体热，腹满，头痛，食饮如故，脉直而疾者，八日死。四五日，头痛，腹痛而吐，脉来细强，十二日死。八九日，头不疼，身不痛，目不赤，色不变，而反利，脉来𧿹𧿹，按之不弹手，时大，心下坚，十七日死。

热病七八日，脉不软一作喘不散一作数者，当喑，喑后三日，温汗不出者死。

热病七八日，其脉微细，小便不利，加暴口燥，脉代，舌焦干黑者死。

热病未得汗，脉盛躁疾，得汗者生，不得汗者难瘥。

热病已得汗，脉静安者生，脉躁者难治。

热病脉躁盛而不得汗者，此阳之极也，十死不治。

热病已得汗，脉常躁盛，阴气之极也，亦死。《太素》作阳极。

热病已得汗，常大热不去者亦死。大，一作专。

热病已得汗，热未去，脉微躁者，慎不得刺治也。

热病发热甚者，其脉阴阳皆竭，慎勿刺。不汗出，必下利。

诊人被风，不仁，痿蹷，其脉虚者生，《巢源》云虚数者生。坚急疾者死。

诊癫病，虚则可治，实则死。

癫疾，脉实坚者生，脉沉细小者死。

癫疾，脉搏大滑者，久久自已。其脉沉小急实，不可治；小坚急，亦不可疗。

诊头痛目痛，久视无所见者死。久视，一作卒视。

诊人心腹积聚，其脉坚强急者生，虚弱者死。又实强者生，沉者死。其脉大，腹大胀，四肢逆冷，其人脉形长者死。腹胀满，便血，脉大时绝，极下血，脉小疾者死。

心腹痛，痛不得息，脉细小迟者生；坚大疾者死。

肠澼便血，身热则死，寒则生。

肠澼下白沫，脉沉则生，浮则死。

肠澼下脓血，脉悬绝则死，滑大则生。

肠澼之属，身热，脉不悬绝，滑大者生，悬涩者死。以脏期之。

肠澼下脓血，脉沉小流连者生；数疾且大，有热者死。

肠澼，筋挛，其脉小细安静者生；浮大紧者死。

洞泄，食不化，下脓血，脉微小者生，紧急者死。

泄注，脉缓，时小结者生；浮大数者死。

䘌蚀阴疰，其脉虚小者生；紧急者死。

咳嗽，脉沉紧者死；浮直者生；浮软者生；小沉伏匿者死。

咳嗽，羸瘦，脉形坚大者死。

咳脱形，发热，脉小坚急者死。肌瘦下脱形，热不去者死。

咳而呕，腹胀且泄，其脉弦急欲绝者死。

吐血衄血，脉滑小弱者生，实大者死。

汗出若衄，其脉小滑者生，大躁者死。

唾血，脉紧强者死，滑者生。

吐血而咳上气，其脉数，有热，不得卧者死。

伤寒家，咳而上气，其脉数散者死。谓其人形损故也。

上气，脉数者死，谓其形损故也。

上气，喘息低昂，其脉滑，手足温者生；脉涩，四肢寒者死。

上气，面浮肿，肩息，其脉大，不可治。加利必死。一作又甚。

上气，注液，其脉虚宁宁伏匿者生，坚强者死。

寒气上攻，脉实而顺滑者生，实而逆涩则死。《太素》云：寒气暴上，脉满实，何如？曰：实而滑则生，实而逆则死。其形尽满，何如？曰：举形尽满者，脉急大坚，尺满而不应，如是者，顺则生，逆则死。何谓顺则生，逆则死？曰：所谓顺者，手足温也；所谓逆者，手足寒也。

消渴，其脉数大者生，细小浮短者死。

痟痹，脉实大，病久可治。脉悬小坚急，病久不可治。

消渴，脉沉小者生，实坚大者死。

水病，脉洪大者可治，微细者不可治。

水病胀闭，其脉浮大软者生，沉细虚小者死。

水病，腹大如鼓，脉实者生，虚者死。

卒中恶，吐血数升，脉沉数细者死，浮大疾快者生。

卒中恶，腹大，四肢满，脉大而缓者生，紧而浮者死。紧细而微者亦生。

病疮，腰脊强急，瘈疭者，皆不可治。

寒热，瘈疭，其脉代绝者死。

金疮，血出太多，其脉虚细者生，数实大者死。

金疮出血，脉沉小者生，浮大者死。

斫疮出血一二石，脉来大，二十日死。

斫刺俱有，病多，少血出不自止断者，脉止。脉来大者，七日死。

从高顿仆，内有血，腹胀满，其脉坚强者生，小弱者死。

人为百药所中伤，脉微细者死，洪大而速者生。《脉经》速作迟。

人病甚而脉不调者，难瘥。

人病甚而脉洪，易瘥。

人阴阳俱结者，见其上齿如熟小豆，其脉躁者死。结，一作竭。

人内外俱虚，身体冷而汗出，微呕而烦扰，手足厥逆，体不得安静者死。

脉实满，手足寒，头热，春秋生，冬夏死。

老人脉微，阳羸阴强者生，脉焱大加息者死。

阴弱阳强，脉至而代，奇月而死。

尺脉涩而坚，为血实气虚也。其发病腹痛逆满，气上行，此为妇人胞中绝伤，有恶血，久成结瘕。得病以冬时，黍穄赤而死。

尺脉细而微者，血气俱不足，细而来有力者，是谷气不充，病得节辄动，枣叶生而死。此病秋时得之。

左手寸口脉偏动，乍大乍小不齐，从寸口至关，关至尺，三部之位，处处动摇，各异不同，其人病仲夏，得之此脉，桃花落而死。花，一作叶

右手寸口脉偏沉伏，乍小乍大，朝来浮大，暮夜沉伏，浮大即太过，上出鱼际，沉伏即下不至关中，往来无常，时时复来者，榆叶枯落而死。叶，一作荚。

右手尺部脉三十动一止，有顷更还；二十动一止，乍动乍疏，不与息数相应。其人虽食谷犹不愈，蘩草生而死。

左手尺部脉四十动而一止，止而复来，来逆如循直木，如循张弓弦絙絙然，如两人共引一索，至立春而死。《脉经》作至立冬死。

诊三部脉虚实决死生第十六

凡三部脉，大都欲等，只如小人、细人、妇人脉小软。小儿四五岁者，脉呼吸八至，细数吉。《千金翼》云：人大而脉细，人细而脉大，人乐而脉实，人苦而脉虚，性急而脉缓，性缓而脉躁，人壮而脉细，人羸而脉大，此皆为逆，逆则难治。反此为顺，顺则易治。凡妇人脉，常欲濡弱于丈夫，小儿四五岁者，脉自快疾，呼吸八至也。

三部脉或至或不至，冷气在胃中，故令脉不通。三部脉虚，其人长病得之死；虚而涩，长病亦死；虚而滑亦死；虚而缓亦死；虚而弦急，癫病亦死。

三部脉实而大，长病得之死。实而滑，长病得之生，卒病得之死，实而缓亦生，实而紧亦生。实而紧急，癫病可治之。

三部脉强，非称其人，病便死。

三部脉羸，非其人，得之死。

三部脉粗，长病得之死，卒病得之生。

三部脉细而软，长病得之生，细而数亦生，微而紧亦生。

三部脉微而伏，长病得之死。

三部脉软，长病得之不治自愈，治之死。卒病得之生。

三部脉浮而结，长病得之死。浮而滑，长病亦死。

三部脉浮而数，长病风得之生，卒病得之死。

三部脉芤，长病得之生。

三部脉弦而数，长病得之生，卒病得之死。

三部脉革，长病得之死，卒病得之生。

三部脉坚而数，如银钗股，蛊毒病必死。数而软，蛊毒病得之生。

三部脉瀓瀓如羹上肥，长病得之死，卒病得之生。

三部脉连连如蜘蛛丝，长病得之死，卒病得之生。

三部脉如霹雳，长病得之死。

三部脉如角弓，长病得之死。

三部脉累累如贯珠，长病得之死。

三部脉如水淹然流，长病不治自愈，治之反死。

三部脉如屋漏，长病十四日死。《脉经》云：十日死。

三部脉如雀啄，长病七日死。

三部脉如釜中汤沸，朝得暮死，夜半得日中死，日中得夜半死。

三部脉急切，腹间病，又婉转腹痛，针上下瘥。

备急千金要方卷第二十九　针灸上

朝奉郎守太常少卿充秘阁校理判登闻检院上护军赐绯鱼袋臣林亿等校正

明堂三人图第一

仰人十四门　伏人十门　侧人六门

夫病源所起，本于脏腑，脏腑之脉，并出手足，循环腹背，无所不至，往来出没，难以测量。将欲指取其穴，非图莫可；备预之要，非灸不精。故《经》曰：汤药攻其内，针灸攻其外，则病无所逃矣。方知针灸之功，过半于汤药矣。然去圣久远，学徒蒙昧，孔穴出入，莫测经源，济弱扶危，临事多惑。余慨其不逮，聊因暇隙，鸠集今古名医明堂，以述针灸经一篇，用补私阙。庶依图知穴，按经识分，则孔穴亲疏，居然可见矣。旧明堂图年代久远，传写错误，不足指南，今一依甄权等新撰为定云耳。若依明堂正经，人是七尺六寸四分之身，今半之为图，人身长三尺八寸二分，其孔穴相去亦皆半之，以五分为寸，其尺用夏家古尺，司马六尺为步，即江淮吴越所用八寸小尺是也。其十二经脉，五色作之，奇经八脉以绿色为之，三人孔穴共六百五十穴，图之于后，亦睹之便令了耳。仰人二百八十二穴，背人一百九十四穴，侧人一百七十四穴，穴名共三百四十九，单穴四十八名，双穴三百一名。

仰人明堂图

十四门　一百五十七穴　内三十二穴单一百二十五穴双

仰人头面三十六穴远近法第一

头部中行：

上星，在颅上，直鼻中央，入发际一寸陷容豆。

囟会，以上星后一寸陷者中。

前顶，在囟会后一寸半骨陷中。

百会，在前顶后一寸半，顶中心。

头第二行：

五处，在头上，去上星旁一寸半。

承光，在五处后一寸，不灸。一本言一寸半。

通天，在承光后一寸半。

头第三行：

临泣，在目上眦，直上入发际五分陷者中。

目窗，在临泣后一寸。

正营，在目窗后一寸。

正面部中行：

神庭，在发际直鼻，不刺。

素髎，在鼻柱端。

水沟，在鼻柱下人中。

兑端，在唇上端。

龈交，在唇内齿上龈缝。

承浆，在颐前下唇之下。

廉泉，在颔下结喉上舌本。

面部第二行：

曲差，侠神庭旁一寸半，在发际。
攒竹，在眉头陷中。
睛明，在目内眦外。
巨髎，侠鼻旁八分，直瞳子。
迎香，在禾髎上一寸，鼻孔旁。
禾髎，直鼻孔下，侠水沟旁五分。

面部第三行：

阳白，在眉上一寸，直瞳子。
承泣，在目下七分，直瞳子，不灸。
四白，在目下一寸。
地仓，侠口旁四分。
大迎，在曲颔前一寸二分，骨陷中动脉。

面部第四行：

本神，侠曲差旁一寸半，在发际。一云直耳上入发际四分。
丝竹空，在眉后陷中，不灸。
瞳子髎，在目外，去眦五分。一名太阳，一名前关。

面部第五行：

头维，在额角发际，本神旁一寸半，不灸。
颧髎，在面鼽骨下下廉陷中。
上关，在耳前上廉起骨，开口取之。一名客主人。
下关，在客主人下，耳前动脉下空下廉，合口有孔，张口则闭。
颊车，在耳下曲颊端陷者中。

胸部中央直下七穴远近法第二

天突，在颈结喉下五寸宛宛中。

璇玑，在天突下一寸陷中，仰头取之。

华盖，在璇玑下一寸陷中，仰而取之。

紫宫，在华盖下一寸六分陷中，仰而取之。

玉堂，在紫宫下一寸六分陷中。

膻中，在玉堂下一寸六分，横直两乳间。

中庭，在膻中下一寸六分陷中。

胸部第二行六穴远近法第三

俞府，在巨骨下，去璇玑旁各二寸陷者中，仰而取之。

或中，在俞府下一寸六分陷中，仰卧取之。

神藏，在彧中下一寸六分陷中，仰而取之。

灵墟，在神藏下一寸六分陷中，仰卧取之。墟或作墙。

神封，在灵墟下一寸六分。

步廊，在神封下一寸六分陷中，仰而取之。

胸部第三行六穴远近法第四

气户，在巨骨下，侠俞府两旁各二寸陷中，仰而取之。

库房，在气户下一寸六分陷中，仰而取之。

屋翳，在库房下一寸六分陷中，仰而取之。

膺窗，在屋翳下一寸六分。

乳中，禁不灸刺。

乳根，在乳下一寸六分陷中，仰而取之。

胸部第四行六穴远近法第五

云门，在巨骨下，挟气户两旁各二寸陷中，动脉应手，举臂取之。

中府，在云门下一寸，一云一寸六分。乳上三肋间动脉应手陷中。

周荣，在中府下一寸六分陷中，仰而取之。

胸乡，在周荣下一寸六分陷中，仰而取之。

天溪，在胸乡下一寸六分陷中，仰而取之。

食窦，在天溪下一寸六分，举臂取之。

腹中第一行十四穴远近法第六

鸠尾，在臆前蔽骨下五分，不灸刺。

巨阙，在鸠尾下一寸。

上脘，在巨阙下一寸，去蔽骨三寸。

中脘，在上脘下一寸。

建里，在中脘下一寸。

下脘，在建里下一寸。

水分，在下脘下一寸，脐上一寸。

脐中，禁不刺。

阴交，在脐下一寸。

气海，在脐下一寸半。

石门，在脐下二寸，女子不灸。

关元，在脐下三寸。

中极，在脐下四寸。

曲骨，在横骨之上，中极下一寸，毛际陷中。

腹第二行十一穴远近法第七

幽门，在巨阙旁半寸陷中。心脏卷云：侠巨阙两边，相去各一寸。

通谷，在幽门下一寸。

阴都，在通谷下一寸。

石关，在阴都下一寸。一名石阙。

商曲，在石阙下一寸。一名高曲。

肓俞，在商曲下一寸，直脐旁各五分。

中注，在肓俞下五分。

四满，在中注下一寸。肺脏卷云：侠丹田。

气穴，在四满下一寸。妇人方上卷云：在关元左边二寸是，右二寸名子户。

大赫，在气穴下一寸。肾脏卷云：在屈骨端三寸。

横骨，在大赫下一寸。肾脏卷云：名屈骨，在阴上横骨中央，宛曲如却月中央是。

腹第三行十二穴远近法第八

不容，在幽门旁各一寸五分，去任脉二寸，直四肋端相去四寸。

承满，在不容下一寸。

梁门，在承满下一寸。

关门，在梁门下一寸，太乙上。

太乙，在关门下一寸。

滑肉门，在太乙下一寸。

天枢，一名长溪，去肓俞一寸半，直脐旁二寸。脾脏卷云：名长谷，侠脐相去五寸，一名循际。

外陵，在天枢下半寸，大巨上。

大巨，在脐下一寸，两旁各二寸，长溪下二寸。

水道，在大巨下三寸。

归来，在水道下二寸。《外台》作三寸。

气冲，在归来下一寸，鼠鼷上一寸。《素问·刺热论》注云：在腹脐下横骨两端，鼠鼷上一寸，动脉应手。

腹第四行七穴远近法第九

期门，在第二肋端，不容旁各一寸半，上直两乳。

日月，在期门下五分。

腹哀，在日月下一寸半。

大横，在腹哀下二寸，直脐旁。《甲乙》云一寸。

腹结，在大横下一寸三分。

府舍，在腹结下三寸。

冲门，上去大横五寸，在府舍下横骨两端约中。

手太阴肺经十穴第十

少商，在手大指端内侧，去爪甲角如韭叶。

鱼际，在手大指本节后内侧散脉中。

大泉，在手掌后陷者中。此即太渊也，避唐祖名，当时改之，今存此名不改正，恐后人将为别是一穴也。

经渠，在寸口陷者中，不灸。

列缺，在腕上一寸半，手太阴络，别走阳明。

孔最，在腕上七寸，手太阴郄也。

尺泽，在肘中约上动脉。

侠白，在天府下，去肘五寸动脉。

天府，在腋下三寸，不灸。

臑会，在臂前廉，去肩头三寸。《甲乙》此穴在肩部，《外台》属大肠，《铜人经》属三焦。

手厥阴心主经八穴第十一

中冲，在手中指端，去爪甲如韭叶陷者中。

劳宫，在掌中央动脉。

大陵，在掌后两骨间。

内关，在掌后去腕二寸，《外台》作五寸。手心主络，别走少阳。

间使，在掌后三寸，两筋间。

郄门，在掌后去腕五寸，《外台》云去内关五寸。手厥阴郄也。

曲泽，在肘内廉下陷者中，屈肘得之。

天泉，在腋下二寸，举腋取之。

手少阴心经八穴第十二

少冲，在手小指内廉之端，去爪甲如韭叶。

少府，在手小指大节后陷者中，直劳宫。大节又作本节。

神门，在掌后锐骨端陷者中。

阴郄，在掌后动脉中，去腕半寸，手少阴郄也。

通里，在腕后一寸，手少阴络，别走太阳。

灵道，在掌后一寸半。

少海，在肘内廉，节后陷中。

极泉，在腋下筋间动脉，入骨。

足太阴脾经十一穴第十三

隐白，在足大趾端内侧，去爪甲如韭叶。

大都，在足大趾内，本节后陷中。肝脏卷云：在足大趾本节内侧白肉际。

太白，在足大趾内侧，核骨下陷中。

公孙，在足大趾本节后一寸，足太阴络，别走阳明。

商丘，在足内踝下，微前陷中。

三阴交，在内踝上八寸，骨下陷中。

漏谷，在内踝上六寸，骨下陷中，太阴络。《铜人经》云：亦名太阴络。

地机，一名脾舍，在膝下五寸，足太阴郄也。

阴陵泉，在膝下内侧辅骨下陷者中，伸足得之。

血海，在膝膑上内廉白肉际二寸半。一作三寸。

箕门，在鱼腹上筋间，动应手，阴市内。

足阳明胃经十五穴第十四

厉兑，在足大趾次趾之端，去爪甲角如韭叶。

内庭，在足大趾次趾外间。

陷谷，在足大趾次趾外间本节后，去内庭二寸。

冲阳，在足跗上五寸骨间，去陷谷三寸。一云二寸。

解溪，在冲阳后一寸半。

丰隆，在外踝上八寸，足阳明络，别走太阴。

下廉，一名下巨虚，在上廉下三寸。

条口，在下廉上一寸。

巨虚上廉，在三里下三寸。

三里，在膝下三寸胻骨外。

犊鼻，在膝膑下骭上，侠解大筋中。

阴市，一名阴鼎，在膝上三寸，伏兔下。第二十卷云：在膝上，当伏兔下行二寸，临膝取之。

伏兔，在膝上六寸，不灸。

髀关，在膝上伏兔后，交分中。

梁丘，在膝上二寸两筋间或云三寸，足阳明郄也。

伏人明堂图

十门　一百五穴　内十六穴单　八十九穴双

伏人头上第一行五穴远近法第一

后顶，在百会后一寸半。

强间，在后顶后一寸半。

脑户，在枕骨上，强间后一寸半，不灸。

风府，在项后入发际一寸，大筋内宛宛中，不灸。

喑门，在项后发际宛宛中，不灸。

头上第二行三穴远近法第二

络却，在通天后一寸半。

玉枕，在络却后七分半，侠脑户旁一寸三分，起肉枕骨上，入发际三寸。

天柱，侠项后发际大筋外廉陷者中。

头上第三行三穴远近法第三

承灵，在正营后一寸半。

脑空，在承灵后一寸半，侠玉枕旁枕骨下陷中，一名颞颥。

风池，在颞颥后发际陷中。

伏人耳后六穴远近法第四

颅息，在耳后青脉间。

瘈脉，在耳本鸡足青脉，不灸。

完骨，在耳后，入发际四分。

窍阴，在完骨上，枕骨下。

浮白，在耳后，入发际一寸。

翳风，在耳后陷中，按之引耳中。

脊中第一行十一穴远近法第五

大椎，在第一椎上陷中。

陶道，在大椎下节间。

身柱，在第三椎下节间。

神道，在第五椎下节间。

至阳，在第七椎下节间。

筋缩，在第九椎下节间。

脊中，在第十一椎下节间，不灸。

悬枢，在第十三椎下节间。

命门，在第十四椎下节间。

腰俞，在第二十一椎下节间。

长强，在脊骶端。

脊中第二行二十一穴远近法第六

大杼，在项后第一椎下两旁各一寸半陷中。

风门，一名热府，在第二椎下两旁各一寸半。

肺俞，在第三椎下两旁各一寸半。肺脏卷云：对乳引绳度之。

心俞，在第五椎下两旁各一寸半。

膈俞，在第七椎下两旁各一寸半。

肝俞，在第九椎下两旁各一寸半。第八卷云：第九椎节脊中。

胆俞，在第十椎下两旁各一寸半。

脾俞，在第十一椎下两旁各一寸半。第八卷云：脾俞无定所，随四季月应病即灸藏输，是脾穴。

胃俞，在第十二椎下两旁各一寸半。

三焦俞，在第十三椎下两旁各一寸半。

肾俞，在第十四椎下两旁各一寸半。

大肠俞，在第十六椎下两旁各一寸半。

小肠俞，在第十八椎下两旁各一寸半。

膀胱俞，在第十九椎下两旁各一寸半。

中膂俞，在第二十椎下两旁各一寸半。

白环俞，在第二十一椎下两旁各一寸半。

上髎，在第一空，腰髁下一寸，侠脊两旁。

次髎，在第二空侠脊陷中。

中髎，在第三空侠脊陷中。

下髎，在第四空侠脊陷中。

会阳，在阴尾骨两旁。

脊中第三行十三穴远近法第七

附分，在第二椎下，附项内廉两旁各三寸。

魄户，在第三椎下两旁各三寸。

神堂，在第五椎下两旁各三寸。

譩譆，在肩膊内廉，侠第六椎下两旁各三寸。

膈关，在第七椎下两旁各三寸。

魂门，在第九椎下两旁各三寸。《外台》云十椎下。

阳纲，在第十椎下两旁各三寸。《外台》云十一椎。

意舍，在第十一椎下两旁各三寸。《外台》云九椎下。

胃仓，在第十二椎下两旁各三寸。

肓门，在第十三椎下两旁各三寸。

志室，在第十四椎下两旁各三寸。

胞肓，在第十九椎下两旁各三寸。

秩边，在第二十一椎下两旁各三寸。

手少阳三焦经十七穴第八

关冲，在手小指次指之端，去爪甲角如韭叶。

液门，在小指次指间陷者中。

中渚，在小指次指本节后间陷中。

阳池，在手表腕上陷者中。

外关，在腕后二寸陷中，手少阳络，别走心主。

支沟，在腕后三寸，两骨间陷中。

会宗，在腕后三寸空中，手少阳郄也。

三阳络，在臂上大交脉，支沟上一寸，不刺。

四渎，在肘前五寸外廉陷中。

天井，在肘后，外大骨后一寸，两筋间陷者中，屈肘得之。

清冷泉，在肘上三寸，伸肘举臂取之。泉亦是渊字。

消泺，在肩下臂外开腋斜肘分下行。

天宗，在秉风后，大骨下陷中。《外台》属小肠经。

臑俞，侠肩髎后大骨下胛上廉陷下。

肩外俞，在肩胛上廉，去脊三寸陷者中。

肩中俞，在肩胛内廉，去脊二寸陷者中。

曲垣，在肩中央，曲胛陷者中，按之应手痛。

手太阳小肠经九穴第九

少泽，在手小指端外侧，去爪甲一分陷中。

前谷，在手小指外侧，本节前陷中。

后溪，在小指外侧，本节后陷中。

腕骨，在手外侧腕前，起骨下陷中。

阳谷，在手外侧腕中，锐骨之下陷中。

养老，在手踝骨上一空，在后一寸陷者中，手太阳郄也。

支正，在腕后五寸，手太阳络，别走少阴。

小海，在肘内大骨外，去肘端五分。

肩贞，在肩曲胛下两骨解间，肩髃后陷者中。《外台》在三焦经。

足太阳膀胱经十七穴第十

至阴，在足小趾外侧，去爪甲角如韭叶。

通谷，在足小趾外侧，本节前陷中。

束骨，在足小趾外侧，本节后陷中。

京骨，在足外侧大骨下，赤白肉际陷中。

申脉，阳跷所生，在外踝下陷中，容爪甲。

金门，在足外踝下陷中，一名关梁，足太阴郄也。

仆参，一名安耶，在足跟骨下陷中。

昆仑，在足外踝后，跟骨上陷中。

承山，一名鱼腹，一名伤山，一名肉柱，在锐腨肠下分肉间陷者中。

飞扬，一名厥阳，在外踝上七寸，足太阳络，别走少阳。

承筋，一名腨肠，一名直肠，在胫后，从脚跟上七寸，腨中央陷中，不刺。

合阳，在膝约中央下三寸。

委中，在腘中央约纹中动脉。

委阳，在足太阳之前，少阳之后，出于腘中外廉两筋间，扶承下六寸。

浮郄，在委阳上一寸，展足得之。

殷门，在肉郄下六寸，

扶承，一名肉郄，一名阴关，一名皮部，在尻臀下股阴下纹中。一云尻臀下横纹中。

侧人明堂图

六门　八十七穴双

侧人耳颈二十穴远近法第一

颔厌，在曲周颞颥上廉。

悬颅，在曲周颞颥中。

悬厘，在曲周颞颥下廉。

天冲，在耳上如前三寸。

率谷，在耳上入发际一寸半。

曲鬓，在耳上发际曲隅陷中。

角孙，在耳廓中间，开口有空。

和髎，在耳前兑发下动脉。

耳门，在耳前起肉当耳缺。

听会，在耳前陷中，张口得之。

听宫，在耳中珠子，大如赤小豆。

天容，在耳下曲颊后。

天牖，在颈筋缺盆上，天容后，天柱前，完骨下，发际上一寸。

缺盆，在肩上横骨陷中。

扶突，在气舍后一寸半。

天窗，在曲颊下，扶突后，动应手陷中。

天鼎，在颈缺盆，直扶突，曲颊下一寸，人迎后。

人迎，在颈大脉应手，侠结喉旁，以候五脏气，不灸。

水突，在颈大筋前，直人迎下，气舍上。一本云：水突在曲颊下一寸近后。

气舍，在颈，直人迎，侠天突陷中。

侧胁十穴远近法第二

章门，一名长平，在大横纹外，直脐季肋端。

京门，在监骨腰中季肋，本挟脊。

带脉，在季肋下一寸八分。

五枢，在带脉下三寸。一云在水道下一寸半。

维道，在章门下五寸三分。

居髎，在长平下八寸三分，监骨上。

泉腋，在腋下三寸宛宛中，举臂得之。中风卷山云：腋门在腋下攒毛中。一名泉腋，即渊腋是也。

大包，在泉腋下三寸。

辄筋，在腋下三寸，复前行一寸著胁。

天池，在乳后一寸，腋下，著肋，直腋撅肋间。

侧人手阳明大肠经二十穴远近法第三

商阳，在手大指次指内侧，去爪甲角如韭叶。

二间，在手大指次指本节前，内侧陷者中。

三间，在手大指次指本节后，内侧陷者中。

合谷，在手大指次指歧骨间。

阳溪，在腕中上侧，两筋间陷中。

偏历，在腕后三寸，手阳明络，别走太阴。

温溜，在腕后，小士五寸，大士六寸一作小上、大上，手阳明郄也。

下廉，在辅骨下，去上廉一寸。

上廉，在三里下一寸。

三里，在曲池下二寸。按之肉起，兑肉之端。

曲池，在肘后转屈肘曲骨之中。

肘髎，在肘大骨外廉陷中。

五里，在肘上行向里大脉中，不刺。

臂臑，在肘上七寸，䐃肉端。

肩髎。在肩端臑上，斜举臂取之。

秉风，侠天髎外，肩上髃后，举臂有空。

肩井，在肩上陷解中，缺盆上，大骨前。

天髎，在肩缺盆中上，毖骨之际陷者中。

肩髃，在肩端两骨间。脉极篇云：在肩外头近后，以手按之，有解宛宛中，《外台》名扁骨。

巨骨，在肩端上行两叉骨间陷中。

足少阳胆经十五穴远近法第四

窍阴，在足小趾次趾之端，去爪甲如韭叶。

侠溪，在足小趾次趾歧间本节前。

地五会，在足小趾次趾本节后，不灸。

临泣，在足小趾本节后间陷者中，去侠溪一寸半。

丘墟，在足外踝如前陷者中，去临泣三寸。

跗阳，在外踝上三寸，太阳前，少阳后筋骨间。

悬钟，一名绝骨，在外踝上三寸动者中，足三阳络。

阳辅，在外踝上，辅骨前绝骨端，如前三分许，去丘墟七寸。

光明，在足外踝上五寸，足少阳络，别走厥阴。

外丘，在外踝上七寸，足少阳郄也，少阳所生。

阳交，一名别阳，一名足髎，阳维郄。在外踝上七寸，斜属三阳分肉间。一本云踝上三寸。

阳陵泉，在膝下一寸外廉陷中。

关阳，在阳陵泉上三寸，犊鼻外。一本云关陵。

中渎，在髀骨外，膝上五寸分肉间。

环跳，在髀枢中。

足厥阴肝经十一穴第五

大敦，在足大趾端，去爪甲如韭叶，及三毛中。

行间，在足大趾间动应手陷中。

太冲，在足大趾本节后二寸，或一寸半陷中。

中封，在足内踝前一寸，仰足取之，伸足乃得。

蠡沟，在足内踝上五寸，足厥阴络，别走少阳。

中郄，在内踝上七寸胻骨中，与少阴相值，一名中都。

膝关，在犊鼻下三寸陷者中，足厥阴郄也。《甲乙》、《铜人经》云二寸，《甲乙》又以中郄为厥阴郄。

曲泉，在膝辅骨下大筋上、小筋下陷中，屈膝乃得。

阴包，在膝上四寸股内廉两筋间。

五里，在阴廉下二寸。

阴廉，在羊矢下，去气冲二寸动脉。

足少阴肾经十一穴第六

涌泉，一名地冲，在足心陷中，屈足卷指宛宛中。肝脏卷云：在脚心大趾下大筋。

然谷，一名龙泉，在足内踝前，起大骨下陷者中。妇人方上卷云：在内踝前直下一寸。

太溪，在足内踝后跟骨上动脉陷者中。

大钟，在足跟后冲中，足少阴络，别走太阳。

水泉，在太溪下一寸，内踝下，足少阴郄也。

照海，阴跷脉所生，在足内踝下。

复溜，一名昌阳，一名伏白，在足内踝上二寸陷中。

交信，在内踝上二寸，少阴前，太阴后廉筋骨间。

筑宾，在内踝上踹分中。

阴谷，在膝内辅骨之后，大筋之下，小筋之上，按之应手，屈膝而得之。

会阴，一名屏翳，在大便前小便后两阴间。

以上三人图共三百四十九穴。

三阴三阳流注第二

手三阴三阳穴流注法第二上

凡孔穴，所出为井，所流为荥，所注为输，所过为源，所行为经，所入为合。

灸刺大法：

春取荥，夏取输，季夏取经，秋取合，冬取井。

肺出少商为井，手太阴脉也，流于鱼际为荥，注于太渊为输，过于列缺为源，行于经渠为经，入于尺泽为合。

心出于中冲为井，心包络脉也，流于劳宫为荥，注于大陵为输，过于内关为源，行于间使为经，入于曲泽为合。

心出于少冲为井，手少阴脉也，流于少府为荥，注于神门为输，过于通里为源，行于灵道为经，入于少海为合。

大肠出于商阳为井，手阳明脉也，流于二间为荥，注于三间为输，过于合谷为源，行于阳溪为经，入于曲池为合。

三焦出于关冲为井，手少阳脉也，流于液门为荥，注于中渚为输，过于阳池为源，行于支沟为经，入于天井为合。

小肠出于少泽为井，手太阳脉也，流于前谷为荥，注于后溪为输，过于腕骨为源，行于阳谷为经，入于小海为合。

足三阴三阳穴流注法第二下

胃出于厉兑为井，足阳明脉也，流于内庭为荥，注于陷谷为输，过于冲阳为源，行于解溪为经，入于三里为合。

胆出于窍阴为井，足少阳脉也，流于侠溪为荥，注于临泣为输，过于丘墟为源，行于阳辅为经，入于阳陵泉为合。

膀胱出于至阴为井，足太阳脉也，流于通谷为荥，注于束骨为输，过于京骨为源，行于昆仑为经，入于委中为合。

脾出于隐白为井，足太阴脉也，流于大都为荥，注于太白为输，过于公孙为源，行于商丘为经，入于阴陵泉为合。

肝出于大敦为井，足厥阴脉也，流于行间为荥，注于太冲为输，过于中封为源，行于中郄为经，入于曲泉为合。

肾出于涌泉为井，足少阴脉也，流于然谷为荥，注于太溪为输，过于水泉为源，行为复溜为经。入于阴谷为合。

针灸禁忌法第三

针禁忌法

大寒无刺《素问》云：天寒无刺，天温无疑。月生无泻，月满无补，月郭空无治。

新内无刺，已刺无内。

大怒无刺，已刺无怒。

大劳无刺，已刺无劳。

大醉无刺，已刺无醉。

大饱无刺，已刺无饱。

大饥无刺，已刺无饥。

大渴无刺，已刺无渴。

乘车来者，卧而休之如食顷，乃刺之。

步行来者，坐而休之如行十里顷，乃刺之。

大惊大恐，必定其气乃刺之。

刺中心，一日死，其动为噫。

刺中肺，三日死，其动为咳。

刺中肝，五日死，其动为语。

刺中脾，十五日死，其动为吞。

刺中肾，三日死，其动为嚏。刺中五脏死日变动，出《素问·刺禁篇》。又《诊要经终篇》云：中心者环死，中脾者五日死，中肾者七日死，中肺者五日死。又《四时刺逆从篇》云：中心一日死，其动为噫；中肝五日死，其动为语；中肺三日死，其动为咳；中肾六日死，其动为嚏欠，中脾十日死，其动为吞。王冰注云：此三论皆岐伯之言，而不同者，传之误也。

刺中胆，一日半死，其动为呕。

刺中膈，为伤中，不过一岁必死。

刺趺上中大脉，血出不止死。

刺阴股中大脉，出血不止死。

刺面中流脉，不幸为盲。

刺客主人，内陷中脉，为内漏，为聋。

刺头中脑户，入脑立死。

刺膝膑出液为跛。

刺舌下中脉太过，血出不止为喑。

刺臂太阴脉，出血多立死。

刺足下布络中脉，血不出为肿。

刺足少阴脉，重虚出血，为舌难以言。

刺郄中大脉，令人仆，脱色。

刺膺中陷中肺，为喘逆仰息。

刺气冲中脉，血不出为肿鼠鼷。

刺肘中内陷，气归之，为不屈伸。

刺脊间中髓为伛。

刺阴股下三寸内陷，令人遗溺。

刺乳上中乳房，为肿根蚀。

刺腋下胁间内陷，令人咳。

刺缺盆中内陷，气泄，令人喘咳逆。

刺小腹中膀胱，溺出，令人小腹满。

刺手鱼腹内陷为肿。

刺腨肠内陷为肿。

刺目眶上陷骨中脉，为漏，为盲。

刺关节中液出，不得屈伸。

神庭，禁不可刺。上关，刺不可深。缺盆，刺不可深。颅息，刺不可多出血。脐中，禁不可刺。左角，刺不可久留。云门，刺不可深。经云：云门刺不可深，今则都忌不刺，学者宜详悉之。五里，禁不可刺。伏兔，禁不可刺。按《甲乙》足阳明经：伏兔刺入五分，则不当禁。三阳络，禁不可刺。复溜，刺无多见血。承筋，禁不可刺。然谷，刺无多见血。乳中，禁不可刺。鸠尾，禁不可刺。

灸禁忌法

头维，禁不可灸。承光，禁不可灸。脑户，禁不可灸。风府，禁不可灸。喑门，禁不可灸。阴市，禁不可灸。下关，耳中有干適仾，无灸。耳门，耳中有脓及适仾，无灸，人迎，禁不可灸。阳关，禁不可灸。丝竹空，灸之不幸，使人目小及盲。承泣，禁不可灸。脊中，禁不可灸。乳中，禁不可灸。瘈脉，禁不可灸。石门，女子禁不可灸。白环腧，禁不可灸。气冲，灸之不幸，不得息。渊腋，灸之不幸，生脓蚀。天府，禁不可灸。经渠，禁不可灸。伏兔，禁不可灸。地五会，禁不可灸。鸠尾，禁不可灸。

五脏六腑变化旁通诀第四

凡五脏六腑，变化无穷，散在诸经，其事隐没，难得俱知。今纂集相附，以为旁通，令学者少留意推寻，造次可见矣。

五脏：肾水一，心火二，肝木三，肺金四，脾土五

六腑：膀胱，小肠，胆，大肠，胃，三焦。

五脏经：足少阴，手少阴，足厥阴，手太阴，足太阴。

六腑经：足太阳，手太阳，足少阳，手阳明，足阳明，手少阳。

五脏脉：沉濡，洪盛，弦长，浮短，缓大。

五脏斤两：一斤二两又云一斤一两，十二两三毛七孔，四斤四两左三叶右四叶，三斤三两六叶两耳，二斤三两。

六腑斤两：九两二铢，二斤十四两，三两三铢，二斤十二两，二斤十四两。

六腑丈尺：纵广七寸又云九寸，长二丈四尺广二寸四分，三寸三分，一丈二尺，广六寸，大一尺五寸。

六腑所受：九升二合又云九升九合，二斗四升，一合《难经》作三合，一斗二升，三斗五升。

五脏官：后宫列女，帝王，上将军又为郎官，大尚书又为上将军，谏议大夫。

六腑官：水曹掾，监仓吏，将军，决曹吏，监仓掾，内啬吏。

五脏俞：十四椎，五椎，九椎，三椎，十一椎。

六腑俞：十九椎，十八椎，十椎，十六椎，十二椎，十三椎。

五脏募：京门，巨阙，期门，中府，章门。

六腑募：中极，关元，日月，天枢，中脘，石门。

五脏脉出：涌泉，中冲此心包络经，心经出少冲，大敦，少商，隐白。

流《甲乙》作留：然谷，劳宫心经流少府，行间，鱼际，大都。

注：太溪，大陵心经注神门，太冲，太渊，太白。

过：水泉，内关心经过通里，中封，列缺，公孙。

行：复溜，间使心经行灵道，中郄，经渠，商丘。

入：阴谷，曲泽心经入少海，曲泉，尺泽，阴陵泉。

六腑脉出：至阴，少泽，窍阴，商阳，厉兑，关冲此三焦经出入。

流：通谷，前谷，侠溪，二间，内庭，液门。

注：束骨，后溪，临泣，三间，陷谷，中渚。

过：京骨，腕骨，丘墟，合谷，冲阳，阳池。

行：昆仑，阳谷，阳辅，阳溪，解溪，支沟。

入：委中，小海，阳陵泉，曲池，三里，天井。

五窍：耳二阴，舌口，目，鼻，唇。

五养：骨精，血脉，筋，皮毛气，肉。

五液：唾，汗，泪，涕，涎。

五声：呻噫，言，呼，哭，歌。

六气，呬，吹、呼，呵，嘘，唏。

五神：志精，神性又作脉神，血魂，气魄，意智又作营意。

五有余病：胀满，笑不止，怒，喘喝仰息，泾溲不利。

五不足病：厥逆，忧一作悲，恐，息利少气，四肢不用。

六情：恶哀，怵虑一作惠好，好喜一作直喜，威怒，乐愚，贪狼，廉贞，阴贼，宽大，公正，奸邪。

八性：欲忌，友爱，慈惠悲，气正，公私怨。

五常：智谋，礼哲，仁肃，义乂，信圣。

五事：听聪，视明，貌恭，言从，思睿。

五咎：急，豫，狂，僭，蒙。

五音：吟咏，肆呼，讽，唱，歌。

五声：羽四十八丝，徵五十四丝，角六十四丝，商七十二丝，宫八十一丝。

五色：黑，赤，青，白，黄。

五味：咸，苦，酸，辛，甘。

五臭：腐，焦，膻臊，腥，香。

五宜子来扶母：酸，甘，苦，咸，辛。

五恶味之恶：甘，咸，辛，苦，酸。

五恶气之恶：燥，热，风，寒，湿。

五数：一六，二七，三八，四九，五十。

五行：水，火，木，金，土。

五时：冬，夏，春，秋，季夏。

五形《外台》云：外应五行之形，内法五脏之象：曲，锐，直，方，圆。

五畜：豕《外台》云豕鼠，羊《外台》云蛇马，鸡《外台》云虎兔，犬《外台》云猴鸡，牛《外台）云龙羊犬牛。

五谷：大豆，麦，麻，稻黄黍，稷。

五果：栗，杏，李，桃，枣。

五菜：藿，薤，韭，葱，葵。

论曰：假令人肾、心、肝、肺、脾为脏，则膀胱、小肠、胆、大肠、胃为腑。足少阴为肾经，足太阳为膀胱经。下至五脏、五果、五菜皆尔，触类长之，他皆仿此。《外台》续添二十三条，本非《千金》之旧，今更不附入。

用针略例第五

夫用针刺者，先明其孔穴，补虚泻实，送坚付濡，以急随缓，荣卫常行，勿失其理。夫为针者不离乎心，口如衔索，目欲内视，消息气血，不得妄行。针入一分，知天地之气；针入二分，知呼吸出入，上下水火之气；针入三分，知四时五行，五脏六腑逆顺之气。针皮毛腠理者，勿伤肌肉；针肌肉者，勿伤筋脉；针筋脉者，勿伤骨髓；针骨髓者，勿伤诸络。

东方甲乙木，主人肝、胆、筋膜、魂。

南方丙丁火，主人心、小肠、血脉、神。

西方庚辛金，主人肺、大肠、皮毛、魄。

北方壬癸水，主人肾、膀胱、骨髓、精志。

中央戊己土，主人脾、胃、肌肉、意智。

针伤筋膜者，令人愕视失魂。伤血脉者，令人烦乱失神。伤皮毛者，令人上气失魄。伤骨髓者，令人呻吟失志。伤肌肉者，令人四肢不收失智。此为五乱，因针所生。若更失度者，有死之忧也。所谓针能杀生人，不能起死人，谓愚人妄针必死，不能起生人也。

又须审候，与死人同状者，不可为医；与亡国同政者，不可为谋。虽圣智神人，不能活死人、存亡国也。故曰：危邦不入，乱邦不居。凡愚人贪利，不晓于治乱存亡，危身灭族，彼此俱丧，亡国破家，亦医之道也。

凡用针之法，以补泻为先。呼吸应江汉，补泻校升斗，经纬有法则，阴阳不相干。震为阳气始，火生于寅。兑为阴气终，戌为土墓。坎为太玄华，冬至之日夜半一阳爻生。离为太阳精。为中女之象。欲补从卯南，补不足，地户至巽为地虚。欲泻从酉北。天门在干。针入因日明，向寅至午。针出随月光。从申向午，午为日月光之位。如此思五行，气以调荣卫，用以将息之，是曰随身宝。

凡用锋针针者，除疾速也。先补五呼，刺入五分留十呼，刺入一寸留二十呼，随师而将息之。刺急者，深纳而久留之；刺缓者，浅纳而疾发针；刺大者，微出其血；刺滑者，疾发针，浅纳而久留之；刺涩者，必得其脉，随其逆顺久留之，疾出之，压其穴勿出其血。诸小弱者，勿用大针。然气不足宜调以百药。余三针者，正中破痈坚瘤结息肉也，亦治人疾也。火针亦用锋针，以油火烧之，务在猛热，不热即于人有损也。隔日一报，三报之后，当脓水大出为佳。

巨阙、太仓、上下脘，此之一行有六穴，忌火针也。大瘕块当停针转动须臾为佳。

每针常须看脉，脉好乃下针，脉恶勿乱下针也。下针一宿发热恶寒，此为中病，勿怪之。

灸例第六

凡孔穴在身，皆是脏腑荣卫血脉流通，表里往来各有所主，临时救难，必在审详。人有老少，体有长短，肤有肥瘦，皆须精思商量，准而折之，无得一概，致有差失。其尺寸之法，依古者八寸为尺，仍取病者男左女右手中指上第一节为一寸。亦有长短不定者，即取手大拇指第一节横度为一寸。以意消息，巧拙在人。其言一夫者，以四指为一夫，又以肌肉纹理节解缝会宛陷之中，及以手按之，病者快然。如此仔细安详用心者，乃能得之耳。

凡经云横三间寸者，则是三灸两间，一寸有三灸，灸有三分。三壮之处即为一寸。黄帝曰：灸不三分，是谓徒冤。炷务大也，小弱，炷乃小作之，以意商量。

凡点灸法，皆须平直，四体无使倾侧，灸时孔穴不正，无益于事，徒破好肉耳。若坐点，则坐灸之；卧点，则卧灸之；立点，则立灸之，反此亦不得其穴矣。

凡言壮数者，若丁壮遇病，病根深笃者，可倍多于方数。其人老小羸弱者，可复减半。依扁鹊灸法，有至五百壮、千壮，皆临时消息之。《明堂》《本经》多云针入六分，灸三壮，更无余论。曹氏灸法有百壮者，有五十壮者，《小品》诸方亦皆有此。仍须准病轻重以行之，不可胶柱守株。

凡新生儿七日以上，周年以还，不过七壮，炷如雀屎大。

凡灸，当先阳后阴，言从头向左而渐下，次后从头向右而渐下，先上后下，皆以日正午以后，乃可下火灸之，时谓阴气未至，灸无不著。午前平旦谷气虚，令人癫眩，不可针灸也，慎之。其大法如此，卒急者不可用此例。

灸之生熟法：腰以上为上部，腰以下为下部；外为阳部荣，内为阴部卫，故脏腑周流，名曰经络。是故丈夫四十以上气在腰，老妪四十以上气在乳。是以丈夫先衰于下，妇人先衰于上，灸之生熟，亦宜撙而节之，法当随病迁变。大法：外气务生，内气务熟，其余随宜耳。头者，身之元首，人神之所注，气血精明，三百六十五络皆上归于头。头者，诸阳之会也，故头病必宜审之。灸其穴不得乱，灸过多伤神，或使阳精玄熟，令阴魄再卒，是以灸头正得满百。脊背者，是体之横梁，五脏之所系著，太阳之会合，阴阳动发，冷热成疾，灸太过熟，大害人也。臂脚手足者，人之枝干，其神系于五脏六腑，随血脉出，能远近采物，临深履薄，养于诸经。其地狭浅，故灸宜少，灸过多即内神不得入，精神闭塞。否滞不仁，即臂不举。故四肢之灸，不宜太熟也。然腹脏之内，为性贪于五味无厌成疾，风寒结痼，水谷不消，宜当熟之。然大杼、脊中、肾俞、膀胱八髎，可至二百壮。心主、手足太阴，可至六七十壮。三里、太溪、太冲、阴阳二陵泉、上下二廉，可至百壮。腹上、下管、中管、太仓、关元，可至百壮。若病重者，皆当三报之，乃愈病耳。若治诸沉结寒冷病，莫若灸之，宜熟。若治诸阴阳风者，身热脉大者，以锋针刺之，间日一报之。若治诸邪风鬼注，痛处少气，以毫针去之，随病轻重用之。表针内药，随时用之，消息将之，与天同心，百年永安，终无横病。此要略说之，非贤勿传，秘之。凡微数之脉，慎不可灸。伤血脉，焦筋骨。凡汗以后勿灸，此为大逆。脉浮热甚勿灸。

头、面、目、咽，灸之最欲生少；手臂四肢，灸之欲须小熟，亦不宜多；胸背腹灸之尤宜大熟；其腰脊欲须少生。大体皆须以意商量，临时迁改，应机千变万化，难以一准耳。其温病随所著而灸之，可百壮余，少至九十壮。大杼、胃脘可五十壮。手心主、手足太阳，可五十壮。三里、曲池、太冲，可百壮，皆三报之，乃可愈耳。风劳沉重，九部尽病，及毒气为疾者，不过五十壮，亦宜三报之。若攻脏腑成心腹疹者，亦宜百壮。若卒暴百病，鬼魅所著者，灸头面四肢宜多，灸腹背宜少，其多不过五十，其少不减三五七九壮。凡阴阳濡风口喎僻者，不过三十壮，三日一报，报如前。微者三报，重者九报，此风气濡微细入，故宜缓火温气，推排渐抽以除耳。若卒暴催迫，则流行细入成痼疾，不可愈也。故宜缓火。凡诸虚疾，水谷沉结流离者，当灸腹背，宜多而不可过百壮。大凡人有卒暴得风，或中时气，凡百所苦，皆须急灸疗，慎勿忍之停滞也。若王相者可得无他，不尔，渐久后皆难愈。深宜知此一条。凡人吴蜀地游官，体上常须三两处灸之，勿令疮暂瘥，则瘴疠、温疟、毒气不能著人也。故吴蜀多行灸法。有阿是之法，言人有病痛，即令捏其上，若里当其处，不问孔穴，即得便快成痛处，即云阿是。灸刺皆验，故曰阿是穴也。

太医针灸宜忌第七

论曰：欲行针灸，先知行年宜忌，及人神所在，不与禁忌相应即可，今具如左。

木命人行年在木，则不宜针及服青药。火命人行年在火，则不宜汗及服赤药。土命人行年在土，则不宜吐及服黄药。金命人行年在金，则不宜灸及服白药。水命人行年在水，则不宜下及服黑药。凡医者不知此法，下手即困；若遇年命厄会深者，下手即死。

推天医血忌等月忌及日忌旁通法

月旁通：正、二、三、四、五、六、七、八、九、十、十一、十二。

天医：卯、寅、丑、子、亥、戌、酉、申、未、午、巳、辰。呼师治病吉。

血忌：丑、未、寅、申、卯、酉、辰、戌、巳、亥、午、子。忌针灸。

月厌：戌、酉、申、未、午、巳、辰、卯、寅、丑、子、亥。忌针灸。

四激：戌、戌、戌、丑、丑、丑、辰、辰、辰、未、未、未。忌针灸。

月杀：戌、巳、午、未、寅、卯、辰、亥、子、丑、申、酉。不可举，百事凶。《千金翼》、《外台》云：丑戌未辰丑戌未辰丑戌未辰。

月刑：巳、子、辰、申、午、丑、寅、酉、未、亥、卯、戌。不疗病。

六害：巳、辰、卯、寅、丑、子、亥、戌、酉、申、未、午。不疗病。

右天医上呼师避病吉，若刑害上凶。

推行年医法

年至：子、丑、寅、卯、辰、巳、午、未、申、酉、戌、亥。

天医：卯、戌、子、未、酉、亥、辰、寅、巳、午、丑、申。

求岁天医法

常以传送加太岁太一下为天医。

求月天医法

阳月以大吉，阴月以小吉，加月建功曹，下为鬼道传送，下为天医。

推避病法

以小吉加月建登明下为天医，可于此避病。

推治病法

以月将加时，天医加病人年，治之瘥。

唤师法

未、卯、巳、亥、酉，鬼所在，唤师凶。

推行年人神法

脐、心、肘、咽、口、头、脊、膝、足。

一、二、三、四、五、六、七、八、九。

十、十一、十二、十三、十四、十五、十六、十七、十八。

十九、二十、二十一、二十二、二十三、二十四、二十五、二十六、二十七。

二十八、二十九、三十、三十一、三十二、三十三、三十四、三十五、三十六。

三十七、三十八、三十九、四十、四十一、四十二、四十三、四十四、四十五。

四十六、四十七、四十八、四十九、五十、五十一、五十二、五十三、五十四。

五十五、五十六、五十七、五十八、五十九、六十、六十一、六十二、六十三。

六十四、六十五、六十六、六十七、六十八、六十九、七十、七十一、七十二。

七十三、七十四、七十五、七十六、七十七、七十八、七十九、八十、八十一。

八十二、八十三、八十四、八十五、八十六、八十七、八十八、八十九、九十。

右九部行神，岁移一部，周而复始，不可针灸。

推十二部人神所在法

心辰、喉卯、头寅、眉丑《千金翼》作肩、背子、腰亥、腹戌、项酉、足申、膝未、阴午、股巳。

一、二、三、四、五、六、七、八、九、十、十一、十二。

十三、十四、十五、十六、十七、十八、十九、二十、二十一、二十二、二十三、二十四。

二十五、二十六、二十七、二十八、二十九、三十、三十一、三十二、三十三、三十四、三十五、三十六。

三十七、三十八、三十九、四十、四十一、四十二、四十三、四十四、四十五、四十六、四十七、四十八。

四十九、五十、五十一、五十二、五十三、五十四、五十五、五十六、五十七、五十八、五十九、六十。

六十一、六十二、六十三、六十四、六十五、六十六、六十七、六十八、六十九、七十、七十一、七十二。

七十三、七十四、七十五、七十六、七十七、七十八、七十九、八十、八十一、八十二、八十三、八十四。

八十五、八十六、八十七、八十八、八十九、九十、九十一、九十二、九十三、九十四、九十五、九十六。

右十二部入神所在，并不可针灸损伤，慎之。

日辰忌

一日足大趾，二日外踝，三日股内，四日腰，五日口舌咽悬雍，六日足小趾《外台》云手小指，七日内踝，八日足腕，九日尻，十日背腰，十一日鼻柱《千金翼》云及眉，十二日发际，十三日牙齿，十四日胃脘，十五日遍身，十六日胸乳，十七日气冲《千金翼》云及胁，十八日腹内，十九日足跗，二十日膝下，二十一日手小指，二十二日伏兔，二十三日肝俞，二十四日手阳明、两胁，二十五日足阳明，二十六日手足，二十七日膝，二十八日阴，二十九日膝胫颞颥，三十日关元下至足心《外台》云足跗上。

右件人神所在，上件日并不宜灸。

十干十二支人神忌日

甲日头，乙日项，丙日肩臂，丁日胸胁，戊日腹，己日背，庚日肺，辛日脚，壬日肾，癸日足。

又云甲乙日忌寅时头，丙丁日忌辰时耳，戊己日忌午时发，庚辛日忌申时阙文，壬癸日忌酉时足。

子日目，丑日耳，寅日口《外台》云胸面，卯日鼻《外台》云在脾，辰日腰，巳日手《外台》云头口，午日心，未日足《外台》云两足心，申日头《外台》云在肩，酉日背《外台》云胫，戌日项《外台》云咽喉，亥日顶《外台》云臂胫。

建日申时头《外台》云足，除日酉时膝《外台》云眼，满日戌时腹，平日亥时腰背，定日子时心，执日丑时手，破日寅时口，危日卯时鼻，成日辰时唇，收日巳时足《外台》云头，开日午时耳，闭日未时目。

右件时不得犯其处，杀人。

十二时忌

子时踝，丑时头，寅时目，卯时面耳《外台》云在项，辰时项口《外台》云在面，巳时肩《外台》云在乳，午时胸胁，未时腹，申时心，酉时背胛《外台》云在膝，戌时腰阴，亥时股。

又立春、春分脾，立夏、夏至肺，立秋秋分肝，立冬冬至心，四季十八日肾。以上并不得医治，凶。

凡五脏主时不得治及忌针灸其经络，凶。

又正月丑，二月戌，三月未，四月辰，五月丑，六月戌，七月未，八月辰，九月丑，十月戌，十一月未，十二月辰。

又春左胁，秋右胁，夏在脐，冬在腰，皆凶。

又每月六日、十五日、十八日、二十二日、二十四日小尽日疗病，令人长病。

戊午、甲午，此二日大忌刺出血，服药针灸皆凶。《千金翼》云不出月凶。

甲辰、庚寅、乙卯、丙辰、辛巳，此日针灸凶。

壬辰、甲辰、己巳、丙午、丁未，此日男忌针灸。

甲寅、乙卯、乙酉、乙巳、丁巳，此日女人特忌针灸。

甲子、壬子、甲午、丙辰、丁巳、辛卯、癸卯、乙亥，此日忌针灸。《外台》云：甲子日天子会，壬子日百王会，甲午日太子会，丁巳日三公会，丙辰日诸候会，辛卯日大夫会，癸卯日大人会，乙亥日以上都会。

又男避除，女避破，男忌戊，女忌巳。

凡五辰、五酉、五未、及八节先后各一日，皆凶。

论曰：此等法并在诸部，不可寻究，故集之一处，造次易知，所以省披讨也。

备急千金要方卷第三十　针灸下

朝奉郎守太常少卿充秘阁校理判登闻检院上护军赐绯鱼袋臣林亿等校正

孔穴主对法

论曰：凡云孔穴主对者，穴名在上，病状在下，或一病有数十穴，或数病共一穴，皆临时斟酌作法用之。其有须针者，即针刺以补泻之，不宜针者，直尔灸之。然灸之大法，但其孔穴与针无忌，即下白针若温针讫，乃灸之，此为良医。其脚气一病，最宜针之，若针而不灸，灸而不针，皆非良医也。针灸不药，药不针灸，尤非良医也，但恨下里间知针者鲜耳。所以学者深须解用针，燔针、白针皆须妙解，知针知药，固是良医。

头面第一

头病

神庭、水沟，主寒热头痛，喘渴，目不可视。

头维、大陵，主头痛如破，目痛如脱。《甲乙》云：喘逆烦满，呕吐流汗，难言。

昆仑、解溪、曲泉、飞扬、前谷、少泽、通里，主头眩痛。

窍阴、强间，主头痛如锥刺，不可以动。

脑户、通天、脑空，主头重痛。

消泺，主寒热痹，头痛。

攒竹、承光、肾俞、丝竹空、瘈脉、和髎，主风头痛。

神庭，主风头眩，善呕烦满。

上星，主风头眩颜清。

囟会，主风头眩，头痛颜清。

上星，主风头引颔痛。

天牖、风门、昆仑、关元、关冲，主风眩头痛。

瘈脉，主风头耳后痛。

合谷、五处，主风头热。

前顶、后顶、颔厌，主风眩偏头痛。

玉枕，主头半寒痛。《甲乙》云：头眩目痛，头半寒。

天柱、陶道、大杼一作本神、孔最、后溪，主头痛。

目窗、中渚、完骨、命门、丰隆、太白、外丘、通谷、京骨、临泣、小海、承筋、阳陵泉，主头痛，寒热汗出不恶寒。

项病

少泽、前谷、后溪、阳谷、完骨、昆仑、小海、攒竹，主项强急，痛不可以顾。

消泺、本神、通天、强间、风府、暗门、天柱、风池、龈交、天冲、陶道、外丘、通谷、玉枕，主项如拔，不可左右顾。

天容、前谷、角孙、腕骨、支正，主颈肿项痛不可顾。

天容，主颈项痛，不能言。

飞阳、涌泉、颔厌、后顶，主颈项疼，历节汗出。

角孙，主颈颔柱满。

面病

攒竹、龈交、玉枕，主面赤，颊中痛。

巨髎，主面恶风寒，颊肿痛。

上星、囟会、前顶、脑户、风池，主面赤肿。

天突、天窗，主面皮热。

肾俞、内关，主面赤热。

行间，主面苍黑。

太冲，主面尘黑。

天窗，主颊肿痛。

中渚，主颞颥痛，颔颅热痛，面赤。

悬厘，主面皮赤痛。

目病

大敦，主目不欲视，太息。

大都，主目眩。

承浆、前顶、天柱、脑空、目窗，主目眩瞑。

天柱、陶道、昆仑，主目眩，又目不明，目如脱。

肾俞、内关、心俞、复溜、太渊、腕骨、中渚、攒竹、精明、百会、委中、昆仑、天柱、本神、大杼、颔厌、通谷、曲泉、后顶、丝竹空、胃俞，主目䀮䀮不明，恶风寒。

阳白，主目瞳子痛痒，远视䀮䀮，昏夜无所见。

液门、前谷、后溪、腕骨、神庭、百会、天柱、风池、天牖、心俞，主目泣出。

至阴，主目翳。

丘墟，主视不精了，目翳，瞳子不见。

后溪，主眦烂有翳。

前谷、京骨，主目中白翳。

京骨，主目反白，白翳从内眦始。

精明、龈交、承泣、四白、风池、巨髎、瞳子髎、上星、肝俞，主目泪出，多眵𥌒，内眦赤痛痒，生白肤翳。

天牖，主目不明，耳不聪。

照海、主目痛，视如见星。

肝俞，主热病瘥后，食五辛多患眼暗如雀目.

阳白、上星、本神、大都、曲泉、侠溪、三间、前谷、攒竹、玉枕、主目系急，目上插。

丝竹空、前顶，主目上插，增风寒。

承泣，主目瞤动，与项口相引。《甲乙》云：目不明，泪出，目眩瞢，瞳子痒，远视䀮䀮，昏夜无见，目瞤动，与项口参相引，㖞僻，口不能言。

申脉，主目反上视，若赤痛从内眦始。

三间、前谷，主目急痛。

太冲，主下眦痛。

阳谷、太冲、昆仑，主目急痛赤肿。

曲泉，主目赤肿痛。

束骨，主眦烂赤。

阳溪、阳谷，主目痛赤。

商阳、巨髎、上关、承光、瞳子髎、络却，主青盲无所见。

颧髎、内关，主目赤黄。

液门，主目涩暴变。

期门，主目青而呕。

二间，主目眦伤。

风池、脑户、玉枕、风府、上星，主目痛不能视，先取譩譆，后取天牖、风池。

太渊。主目中白睛青。

侠溪，主外眦赤痛逆寒，泣出目痒。

鼻病

神庭、攒竹、迎香、风门、合谷、至阴、通谷，主鼻鼽，清涕出。

曲差、上星、迎香、素髎、水沟、龈交、通天、禾髎、风府，主鼻窒喘息不利，鼻㖞僻多涕，鼽衄有疮。

水沟、天牖，主鼻不收涕，不知香臭。《甲乙》云鼻鼽不得息及衄不止。

龈交，主鼻中息肉不利。鼻头额頞中痛，鼻中有蚀疮。

承灵、风池、风门、譩譆、后溪，主鼻衄窒喘息不通。

脑空、窍阴，主鼻管疽发为疠鼻。

风门、五处，主时时嚏不已。

肝俞，主鼻中酸。

中脘、三间、偏历、厉兑、承筋、京骨、昆仑、承山、飞扬、隐白，主头热鼻鼽衄。

中脘，主鼻问焦臭。

复溜，主涎出，鼻孔中痛。

京骨、申脉，主鼻中衄血不止，淋泺。

厉兑、京骨、前谷，主鼻不利，涕黄。

天柱，主不知香臭。

耳病

上关、下关、四白、百会、颅息、翳风、耳门、颔厌、天窗、阳溪、关冲、液门、中渚，主耳痛鸣聋。

天容、听会、听宫、中渚，主聋嘈嘈若蝉鸣。

天牖、四渎，主暴聋。

少商，主耳前痛。

曲池，主耳痛。

外关、会宗，主耳浑浑淳淳，聋无所闻。

前谷、后溪，主耳鸣，仍取偏历、大陵。

腕骨、阳谷、肩贞、窍阴、侠溪，主颔痛引耳，嘈嘈耳鸣无所闻。

商阳，主耳中风聋鸣，刺入一分，留一呼，灸三壮，左取右，右取左，如食顷。

口病

承泣、四白、巨髎、禾髎、上关、大迎、颧骨、强间、风池、迎香、水沟，主口㖞僻不能言。

颊车、颧髎，主口僻痛，恶风寒不可以嚼。

外关、内庭、三里、太渊、《甲乙》云：口僻刺太渊引而下之。商丘，主僻噤。

水沟、龈交，主口不能禁水浆，㖞僻。

龈交、上关，大迎、翳风，主口噤不开引鼻中。

合谷、水沟，主唇吻不收，喑不能言，口噤不开。

商丘，主口噤不开。

曲鬓，主口噤。

地仓、大迎，主口缓不收，不能言。

下关、大迎、翳风，主口失欠，下牙齿痛。

胆俞、商阳、小肠俞，主口舌干，食饮不下。

劳宫、少泽、三间、太冲，主口热、口干、口中烂。

兑端、目窗、正营、耳门，主唇吻强，上齿龋痛。

太溪、少泽，主咽中干，口中热，唾如胶。

曲泽、章门，主口干。

阳陵泉，主口苦，嗌仲介介然。

光明、临泣，主喜啮颊。

京骨、阳谷，主自啮唇一作颊。

解溪，主口痛啮舌。

劳宫，主大人小儿口中肿，腥臭。

舌病

廉泉、然谷、《甲乙》作通谷。阴谷，主舌下肿难言，舌疭涎出。

风府，主舌缓，喑不能言，舌急语难。

扶突、大钟、窍阴，主舌本出血。

鱼际，主舌上黄，身热。

尺泽，主舌干胁痛。

关冲，主舌卷口干，心烦闷。

支沟、天窗、扶突、曲鬓、灵道，主暴喑不能言。

中冲，主舌本痛。

天突，主侠舌缝脉青。

复溜，主舌卷不能言。

齿病

厉兑、三间、冲阳、偏历、小海、合谷、内庭、复溜，主龋齿。

大迎、颧髎、听会、曲池，主齿痛恶寒。

浮白，主牙齿痛不能言。

阳谷、正营，主上牙齿痛。

阳谷、液门、商阳、二间、四渎，主下牙齿痛。

角孙、颊车，主牙齿不能嚼。

下关、大迎、翳风、完骨，主牙齿龋痛。

曲鬓、冲阳，主齿龋。

喉咽病

风府、天窗、劳宫，主喉嗌痛。

扶突、天突、天溪，主喉鸣暴忤气哽。

少商、太冲、经渠，主喉中鸣。

鱼际，主喉中焦干。

水突，主喉咽肿。

液门、四渎，主呼吸短气，咽中如息肉状。

间使，主嗌中如扼。《甲乙》作行间。

少冲，主酸咽。

少府、蠡沟，主嗌中有气如息肉状。

中渚、支沟、内庭，主嗌痛。

复溜、照海、太冲、中封，主嗌干。

前谷、照海、中封，主咽偏肿，不可以咽。

涌泉、大钟，主咽中痛，不可内食。

然谷、太溪，主嗌内肿，气走咽喉而不能言。

风池，主喉咽偻引项挛不收。

喉痹

完骨、天牖、前谷，主喉痹、颈项肿不可俯仰，颊肿引耳后。

中府、阳交，主喉痹、胸满塞、寒热。

天容、缺盆、大杼、膈俞、云门、尺泽、二间、厉兑、涌泉、然谷，主喉痹、哽咽、寒热。

天鼎、气舍、膈俞，主喉痹哽噎，咽肿不得消，食饮不下。

天突，主喉痹咽干急。

璇玑、鸠尾，主喉痹咽肿，水浆不下。

三间、阳溪，主喉痹咽如哽。

大陵、偏历，主喉痹嗌干。

神门、合谷、风池，主喉痹。

三里、温溜、曲池、中渚、丰隆，主喉痹不能言。

关冲、窍阴、少泽，主喉痹，舌卷口干。

凡喉痹，胁中暴逆，先取冲脉，后取三里、云门，各泻之。又刺手小指端，出血立已。

心腹第二

胸胁

通谷、章门、曲泉、膈俞、期门、食窦、陷谷、石门，主胸胁支满。

本神、颅息，主胸胁相引，不得倾侧。

大杼、心俞，主胸中郁郁。

肝俞、脾俞、志室，主两胁急痛。

肾俞，主两胁引痛。

神堂，主胸腹满。

三间，主胸满肠鸣。

期门、缺盆，主胸中热，息贲，胁下气上。

阳溪、天容，主胸满不得息。

曲池、人迎、神道、章门、中府、临泣、天池、璇玑、府俞，主胸中满。

支沟，主胁腋急痛。

腕骨、阳谷，主胁痛不得息。

丰隆、丘墟，主胸痛如刺。

窍阴，主胁痛咳逆。

临泣，主季胁下支痛，胸痹不得息。

阳辅，主胸胁痛。

阳交，主胸满肿。

环跳、至阴，主胸胁痛无常处，腰胁相引急痛。

太白，主胸胁胀切痛。《甲乙》云：肠鸣切痛。

然谷，主胸中寒，咳唾有血。

大钟，主胸喘息胀。

胆俞、章门，主胁痛不得卧，胸满，呕无所出。

大包，主胸胁中痛。

华盖、紫宫、中庭、神藏、灵墟、胃俞、侠溪、步廊、商阳、上廉、三里、气户、周荣、上脘、劳宫、涌泉、阳陵泉，主胸胁柱满。

膻中、天井，主胸心痛。

膺窗，主胸胁痈肿。

乳根，主胸下满痛。

云门，主胸中暴逆。

云门、中府、隐白，期门、肺俞、魂门、大陵，主胸中痛。

鸠尾，主胸满咳逆。

巨阙、间使，主胸中澹澹。

太渊，主胸满叫呼，胸膺痛。

中脘、承满，主胁下坚痛。

梁门，主胸下积气。

关元、期门、少商，主胁下胀。

经渠、丘墟，主胸背急，胸中彭彭。

尺泽、少泽，主短气、胁痛、心烦。

间使，主胸痹背相引。

鱼际，主痹走胸背，不得息。

少冲，主胸痛口热。

凡胸满短气不得汗，皆针补手太阴以出汗。

心病

支沟、太溪、然谷，主心痛如锥刺，甚者手足寒至节，不息者死。

大都、太白，主暴泄、心痛、腹胀，心痛尤甚。

临泣，主胸痹心痛，不得反侧。《甲乙》云：不得息，痛无常处。

行间，主心痛，色苍苍然如死灰状，终日不得太息。

通谷、巨阙、太仓、心俞、膻中、神府，主心痛。

通里，主卒痛烦心，心中懊侬，数欠频伸，心下悸，悲恐。

期门、长强、天突、侠白、中冲，主心痛短气。

尺泽，主心痛彭彭然，心烦闷乱，少气不足以息。

肾俞、复溜、大陵、云门，主心痛如悬。

章门，主心痛而呕。

太渊，主心痛肺胀，胃气上逆。

建里，主心痛上抢心，不欲食。

鸠尾，主心寒胀满，不得食，息贲，唾血，厥心痛善哕，心疝太息。

上脘，主心痛，有三虫，多涎，不得反侧。

中脘，主心痛难以俯仰。《甲乙》云：身寒心疝，冲冒死不知人。

不容、期门，主心切痛，喜噫酸。

灵道，主心痛悲恐，相引瘈疭。

肓门，主心下大坚。

间使，主心悬如饥。

然谷，主心如悬，少气不足以息。

郄门、曲泽、大陵，主心痛。

少冲，主心痛而寒。

商丘，主心下有寒痛，又主脾虚，令人病不乐，好太息。

凡卒心痛汗出，刺大敦，出血立已。

凡心实者，则心中暴痛，虚则心烦，惕然不能动。失智，内关主之。

腹病

复溜、中封、肾俞、承筋、阴包、承山、大敦，主小腹痛。

气海，主少腹疝气游行五脏，腹中切痛。

石门、商丘，主少腹坚痛，下引阴中。

关元、委中、照海、太溪，主少腹热而偏痛。

膈俞、阴谷，主腹胀，胃脘暴痛，及腹积聚，肌肉痛。

高曲，主腹中积聚，时切痛。一名商曲。

四满，主腹僻切痛。

天枢，主腹中尽痛。

外陵，主腹中尽疼。

昆仑，主腹痛喘暴满。

气冲，主身热腹痛。

腹结，主绕脐痛抢心。

冲门，主寒气满腹中积，痛疼淫泺。

间使，主寒中少气。

隐白，主腹中寒，冷气胀喘。

复溜，主腹厥痛。

鸠尾，主腹皮痛，瘙痒。

水分、石门，主少腹中拘急痛。

巨阙、上脘、石门、阴跷，主腹中满，暴痛汗出。

中极，主腹中热痛。

行间，主腹痛而热，上柱心，心下满。

太溪，主腹中相引痛。

涌泉，主风入腹中，少腹痛。

丰隆，主胸痛如刺，腹若刀切痛。

胀满病

中极，主少腹积聚坚如石，小腹满。

通谷，主结积留饮癖囊，胸满，饮食不消。

膀胱俞，主坚结积聚。

胃脘、三焦俞，主少腹积聚，坚大如盘，胃胀，食饮不消。

上脘，主心下坚，积聚冷胀。

三里、章门、京门、厉兑、内庭、阴谷、络却、昆仑、商丘、阴陵泉、曲泉、阴谷，主腹胀满不得息。

隐白，主腹胀逆息。

尺泽，主腹胀喘振栗。

解溪，主腹大下重。

大钟，主腹满便难。

肝俞、胞肓，主少腹满。

水道，主少腹胀满，痛引阴中。

日月、大横，主少腹热，欲走太息。

委中，主少腹坚肿。

关元，主寒气入腹。

悬枢，主腹中积上下行。

悬钟，主腹满。

脾俞、大肠俞，主腹中气胀引脊痛，食饮多而身羸瘦，名曰食晦。先取脾俞，后取季肋。

阴市，主腹中满，痿厥少气。

丘墟，主大疝腹坚。

京门，主寒热䐜胀。

高曲，主腹中积聚。

肓俞，主大腹寒疝。《甲乙》云：大腹寒中。

天枢，主腹胀肠鸣，气上冲胸。

气冲，主腹中大热不安，腹有大气，暴腹胀满，癃，淫泺。

太冲，主羸瘦恐惧，气不足，腹中悒悒。

期门，主腹大坚，不得息，胀痹满，少腹尤大。

太阴郄，主腹满积聚。

冲门，主寒气腹满，腹中积聚疼痛。

巨阙、上脘，主腹胀、五脏胀、心腹满。

中脘，主腹胀不通，疰，大便坚，忧思损伤气积聚，腹中甚痛作脓肿，往来上下。

阴交，主五脏游气。

中极，主寒中腹胀。

太溪，主腹中胀肿。

三里、行间、曲泉，主腹䐜满。

陷谷，主腹大满，喜噫。

冲阳，主腹大不嗜食。

解溪，主厥气上柱，腹大。

隐白，主腹满喜呕。

五里，主心下胀满而痛，上气。

太白、公孙，主腹胀，食不化，鼓胀，腹中气大满。

商丘，主腹中满，向向然不便，心下有寒痛。

漏谷，主肠鸣、强欠、心悲、气逆，腹䐜满急。

阴陵泉，主腹中胀，不嗜食，胁下满，腹中盛水，胀逆不得卧。

蠡沟，主数噫恐悸，气不足，腹中悒悒。

凡腹中热，喜渴涎出，是蛔也。以手聚而按之，坚持勿令得移，以大针刺中脘，久持之中不动，乃出针。

凡腹满痛不得息，正仰卧，屈一膝，伸一脚，并气冲针入三寸，气至泻之。

阴都，主心满、气逆、肠鸣。

陷谷、温溜、漏谷、复溜、阳纲，主肠鸣而痛。

上廉，主肠鸣相追逐。

胃俞，主腹满而鸣。

章门，主肠鸣盈盈然。

膺窗，主肠鸣泄注。

太白、公孙，主肠鸣。

脐中，主肠中常鸣，上冲于心。

阴交，主肠鸣濯濯如有水声。

大小便病

丰隆，主大小便涩难。

长强、小肠俞，主大小便难，淋癃。

水道，主三焦约，大小便不通。

营卫四穴，主大小便不利。

秩边、胞肓，主癃闭下重，大小便难。

会阴，主阴中诸病，前后相引痛，不得大小便。

大肠俞、八髎，主大小便利。

阳纲，主大便不节，小便赤黄，肠鸣泄注。

承扶，主尻中肿，大便直出，阴胞有寒，小便不利。

屈骨端，主小便不利。大便泄数，并灸天枢。

劳宫，主大便血不止，尿赤。

太溪，主尿黄，大便难。

大钟，主大便难。

中髎、石门、承山、太冲、中脘、大钟、太溪、承筋，主大便难。

昆仑，主不得大便。

肓俞，主大便干，腹中切痛。

石关，主大便闭，寒气结，心坚满。

中注、浮郄，主少腹热，大便坚。

上廉、下廉，主小便难，黄。

肾俞，主小便难，赤浊，骨寒热。

会阴，主小便难，窍中热。

横骨、大巨、期门，主小腹满，小便难，阴下纵。

大敦、箕门、委中、委阳，主阴跳遗溺，小便难。

少府、三里，主小便不利，癃。

中极、蠡沟、漏谷、承扶、至阴，主小便不利，失精。

阴陵泉，主心下满，寒中，小便不利。

关元，主胞闭塞，小便不通，劳热石淋。

京门、照海，主尿黄，水道不通。

京门，主溢饮，水道不通，溺黄。

胞肓、秩边，主癃闭下重，不得小便。

阴交、石门、委阳，主小腹坚痛引阴中，不得小便。

关元，主石淋，脐下三十六疾，不得小便，并灸足太阳。

列缺，主小便热痛。

大陵，主目赤，小便如血。

承浆，主小便赤黄，或时不禁。

完骨、小肠俞、白环俞、膀胱俞，主小便赤黄。

中脘，主小肠有热尿黄。

前谷、委中，主尿赤难。

阴谷，主尿难，阴痿不用。

中封、行间，主振寒溲白，尿难、痛。

关元，主伤中尿血。

凡尿青、黄、赤、白、黑，青取井，黄取输，赤取荥，白取经，黑取合。

复溜，主淋。

关元、涌泉，主胞转气淋，又主小便数。

阴陵泉、关元，主寒热不节、肾病，不可以俯仰，气癃尿黄。

气冲，主腹中满，热淋，闭不得尿。

曲泉，主癃闭阴痿。

交信，主气淋。

然谷，主癃疝。

行间，主癃闭，茎中痛。

复溜，主血淋。

悬钟，主五淋。

太冲，主淋不得尿，阴上痛。

大敦、气门，主五淋不得尿。

曲骨，主小腹胀，血癃，小便难。

通里，主遗溺。

关门、中府、神门，主遗尿。《甲乙》：中府作委中。

阴陵泉、阳陵泉，主失禁遗尿不自知。

泄痢病

京门、然谷、阴陵泉，主洞泄不化。

交信，主泄痢赤白，漏血。

复溜，主肠澼便脓血，泄痢后重，腹痛如痓状。

脾俞，主泄痢不食，食不生肌肤。

小肠俞，主泄痢脓血五色，重下肿痛。

丹田，主泄痢不禁，小腹绞痛。

关元、太溪，主泄痢不止。

京门、昆仑，主洞泄体痛。

天枢，主冬月重感于寒则泄，当脐痛，肠胃间游气切痛。

腹哀，主便脓血，寒中，食不化，腹中痛。

尺泽，主呕泄上下出，两胁下痛。

束骨，主肠澼泄。

太白，主腹胀，食不化，喜呕，泄有脓血。

地机，主溏瘕，腹中痛，脏痹。

阴陵泉、隐白，主胸中热，暴泄。

太冲、曲泉，主溏泄，痢泄下血。

长强，主头重洞泄。

肾俞、章门，主寒中，洞泄不化。

会阳，主腹中有寒，泄注，肠澼便血。

三焦俞、小肠俞、下髎、意舍、章门，主肠鸣胪胀欲泄注。

中髎，主腹胀飧泄。

大肠俞，主肠鸣腹䐜肿，暴泄。

消渴

承浆、意舍、关冲、然谷，主消渴嗜饮。

劳宫，主苦渴食不下。

意舍，主消渴身热，面目黄。

曲池，主寒热渴。

隐白，主饮渴。

行间、太冲，主嗌干善渴。

商丘，主烦中渴。

水肿

公孙，主头面肿。

水沟，主水肿，人中满。

胃仓，主水肿胪胀，食饮不下，恶寒。

章门，主身瞤，石水身肿。

屋翳，主身肿皮痛，不可近衣。

中府、间使、合谷，主面腹肿。

阴交、石门，主水胀，水气行皮中，小腹皮敦敦然，小便黄，气满。

关元，主小腹满，石水。

四满、然谷，主大腹石水。

关门，主身肿身重。

天枢、丰隆、厉兑、陷谷、冲阳，主面浮肿。

气冲，主大气石水。

天府，主身胀逆息，不得卧，风汗身肿，喘息多唾。

解溪，主风水面胕肿，颜黑。

丰隆，主四肢肿，身湿。

上廉，主风水膝肿。

三里，主水腹胀皮肿。

陷谷、列缺，主面目痈肿。

大敦，主大腹肿胀，脐腹邑邑。

临泣，主腋下肿，胸中满。

天牖，主乳肿，缺盆中肿。

丘墟、阳跷，主腋下肿，寒热，颈肿。

昆仑，主腰尻肿，腨跟肿。

复溜、丰隆，主风逆，四肢肿。

曲泉，主腹肿。

阴谷，主寒热腹偏肿。

列缺，主汗出，四肢肿。

完骨、巨髎，主头面气胕肿。

阳陵泉，主头面肿。

凡头目痈肿，留饮，胸胁支满，刺陷谷出血立已。

不能食病

丰隆，主不能食。

石门，主不欲食，谷入不化。

天枢、厉兑、内庭，主食不化，不嗜食，侠脐急。

维道，主三焦有水气，不能食。

中封，主身黄有微热，不嗜食。

然谷、内庭、脾俞，主不嗜食。

胃俞、肾俞，主胃中寒胀，食多身羸瘦。

胃俞，主呕吐筋挛，食不下，不能食。

大肠俞、周荣，主食不下，喜饮。

阳纲、期门、少商、劳宫，主饮食不下。

章门，主食饮不化，入腹还出，热中，不嗜食，苦吞，而闻食臭伤饱，身黄酸疼羸瘦。

中庭、中府，主膈寒，食不下，呕吐还出。

食窦，主膈中雷鸣，察察隐隐常有水声。

巨阙，主膈中不利。

上脘、中脘，主寒中伤饱，食饮不化。

中极，主饥不能食。

凡食饮不化，入腹还出，先取下脘，后取三里泻之。

凡不嗜食，刺然谷多见血，使人立饥。

呕吐病

商丘，主脾虚，令人病寒不乐，好太息，多寒热，喜呕。

俞府、灵墟、神藏、巨阙，主呕吐胸满。

率谷，主烦满呕吐。

天容，主咳逆呕沫。

胃俞、肾俞，主呕吐。

中庭、中府，主呕逆吐，食下还出。

曲泽，主逆气呕涎。

石门，主呕吐。

维道，主呕逆不止。

阳陵泉，主呕宿汁，心下譩譆。

少商、劳宫，主呕吐。

绝骨，主病热欲呕。

商丘、幽门、通谷，主喜呕。

大钟、太溪，主烦心满，呕。

魂门、阳关，主呕吐不住，多涎。

隐白，主膈中呕吐，不欲食。

巨阙、胸堂，主吐食。

膈俞，主吐食。又灸章门、胃脘。

大敦，主哕噫。又灸石关。

内庭，主喜频伸数欠，恶闻人音。

吐血病

上脘、不容、大陵，主呕血。

胸堂、脾俞、手心主、间使、胃脘、天枢、肝俞、鱼际、劳宫、肩俞、太溪，主唾血吐血。

郄门，主衄血呕血。

太渊、神门，主唾血振寒，呕血上气。

手少阴郄，主吐血。

委中、隐白，主衄血剧不止。

行间，主短气呕血，胸背痛。

太冲，主面唇色白，时时呕血，女子漏血。

涌泉，主衄不止。

然谷，主咳唾有血。

凡内损唾血不足，外无膏泽，地五会主之。刺入三分，特忌灸。凡唾血，泻鱼际，补尺泽。

咳逆上气

天容、廉泉、魄户、气舍、譩譆、扶突，主咳逆上气，喘息呕沫齿噤。《甲乙》云：阳气大逆，上满于胸中，虚肩息，大气逆上，喘喝，坐伏不得息，取之天容；上气胸痛，取之廉泉；咳逆上气，魄户及气舍、譩譆主之；咽喉鸣喝喘息，扶突主之；唾沫，天容主之。

头维，主喘逆烦满，呕沫流汗。

缺盆、心俞、肝俞、巨阙、鸠尾，主咳唾血。

期门，右手屈臂中横纹外骨上，主咳逆上气。

缺盆、膻中、巨阙，主咳嗽。

然谷、天泉、陷谷、胸堂、章门、曲泉、天突、云门、肺俞、临泣、肩井、风门、行间，主咳逆。

维道，主咳逆不止。

天府，主上气，喘不得息。

扶突，主咳逆上气，咽中鸣喘。

魄户、中府，主肺寒热，呼吸不得卧，咳逆上气，呕沫喘气相追逐。

肺俞、肾俞，主喘咳少气百病。

彧中、石门，主咳逆上气，涎出多唾。

大包，主大气不得息。

天池，主上气喉鸣。

天突、华盖，主咳逆上气喘暴。

紫宫、玉堂、太溪，主咳逆上气，心烦。

膻中、华盖，主短气不得息，不能言。

俞府、神藏，主咳逆上气，喘不得息。

彧中、云门，主咳逆上气，诞出多唾，呼吸喘悸，坐不安席。

步廊、安都，主膈上不通，呼吸少气喘息。

气户、云门、天府、神门，主喘逆上气，呼吸肩息，不知食味。

库房、中府、周荣、尺泽，主咳逆上气，呼吸多唾浊沫脓血。

中府，主肺系急，咳辄胸痛。

经渠、行间，主喜咳。

鸠尾，主噫喘，胸满咳呕。

期门，主喘逆、卧不安席，咳，胁下积聚。

经渠，主咳逆上气，喘，掌中热。

侠白，主咳，干呕烦满。

大陵，主咳逆寒热发。

少海，主气逆呼吸噫哕呕。

少商、大陵，主咳逆，喘。

太渊，主咳逆胸满，喘不得息。

劳宫，主气逆，噫不止。

三里，主咳嗽多唾。

支沟，主咳，面赤而热。

肩俞，主上气。

前谷，主咳而胸满。

咳喘，曲泽出血立已。又主卒咳逆，逆气。

咳唾，噫善咳，气无所出，先取三里，后取太白、章门。

奔豚

章门、石门、阴交，主奔豚上气。《甲乙》云：奔豚腹肿，章门主之。奔豚气上，腹膜痛，茎肿先引腰，后引少腹，腰髋少腹坚痛，下引阴中，不得小便，两丸骞，石门主之。奔豚气上，腹膜坚，痛引阴中，不得小便，两丸骞，阴交主之。

关元，主奔豚，寒气入小腹。

中极，主奔豚上抢心，甚则不得息。

天枢，主奔豚胀疝。《甲乙》云：气疝烦呕，面肿，奔豚。

归来，主奔豚，卵上入，引茎痛。

期门，主奔豚上下。

然谷，主胸中寒，脉代，时不至寸口，少腹胀，上抢心。

四肢第三

手病

液门，主手臂痛。

巨阙，主手清。

肩贞，主手髓小不举。

阴交，主手脚拘挛。

少商，主手不仁。

列缺，主手臂身热。

大陵，主手挛不伸。

内关，主手中风热。

大陵，主手掣。

间使，主手痛。

曲泽，主手青，逆气。

中冲、劳宫、少冲、太渊、经渠、列缺，主手掌热，肘中痛。

神门、少海，主手臂挛。

曲池，主手不举。

养老，主手不得上下。

内庭，主四厥，手足闷。

腕骨、中渚，主五指掣，不可屈伸。

尺泽，主掣痛，手不可伸。

前腋，主臂里挛急，手不上举。

曲池，主手不可举重，腕急，肘中痛，难屈伸。

阳溪，主臂腕外侧痛不举。

心俞、肝俞，主筋急，手相引。

臂肘病

尺泽、关冲、外关、窍阴，主臂不及头。

前谷、后溪、阳溪，主臂重痛肘挛。

臑会、支沟、曲池、腕骨、肘髎，主肘节痹，臂酸重，腋急痛，肘难屈伸。

腕骨、前谷、曲池、阳谷，主臂腕急，腕外侧痛脱如拔。

天井、外关、曲池，主臂痿不仁。

太渊、经渠，主臂内廉痛。

巨骨、前谷，主臂不举。

肩髎、天宗、阳谷，主臂痛。

关冲，主肘疼，不能自带衣。

鱼际、灵道，主肘挛柱满。

大陵，主肘挛腋肿。

间使，主肘内廉痛。

曲池、关冲、三里、中渚、阳谷、尺泽，主肘痛时寒。

地五会、阳辅、申脉、委阳、天池、临泣，主腋下肿。

中膂俞、谚譆，主腋挛。

肩背病

气舍，主肩肿不得顾。

天井，主肩痛痿痹不仁，肩不可屈伸，肩肉麻木。

曲池、天髎，主肩重痛不举。

肩贞、关冲、肩髃，主肩中热，头不可以顾。

巨骨，主肩中痛，不能动摇。

支沟、关冲，主肩臂酸重。

清冷渊、阳谷，主肩不举，不得带衣。

天宗，主肩重臂痛。

肩外俞，主肩胛痛而寒至肘。

曲垣，主肩胛周痹。

后溪，主肩臑痛。

腕骨，主肩臂疼。

养老、天柱，主肩痛欲折。

涌泉，主肩背颈项痛。

天牖、缺盆、神道、大杼、天突、水道、巨骨，主肩背痛。

膈俞、谚譆、京门、尺泽，主肩背寒痉，肩胛内廉痛。

前腋，主肩腋前痛与胸相引。

列缺，主肩背寒栗，少气不足以息，寒厥，交两手而瞀。

凡实则肩背热，背汗出，四肢暴肿；虚则肩寒栗，气不足以息。

腰脊病

神道、谷中、腰俞、长强、大杼、膈关、水分、脾俞、小肠俞、膀胱俞，主腰脊急强。

腰俞、长强、膀胱俞、气冲、上髎、下髎、居髎，主腰痛。

小肠俞、中膂俞、白环俞，主腰脊疝痛。

次髎，主腰下至足不仁。

次髎、胞肓、承筋，主腰脊痛，恶寒。

志室、京门，主腰痛脊急。

三里、阴市、阳辅、蠡沟，主腰痛不可以顾。

束骨、飞扬、承筋，主腰痛如折。

申脉、太冲、阳跷，主腰痛不能举。

昆仑，主脊强，背尻骨重。

合阳，主腰脊痛引腹。

委中，主腰痛，侠脊至头几几然，凡腰脚重痛，于此刺出血，久痼宿疹亦皆立已。

委阳、殷门《甲乙》云腰痛得俯不得仰、太白、阴陵泉、行间，主腰痛不可俯仰。

扶承，主腰脊尻臀股阴寒痛。

涌泉，主腰脊相引如解。《甲乙》云：腰痛大便难。

大钟，主腰脊痛。

阴谷，主脊内廉痛。

阳辅，主腰痛如锤，居中肿痛，不可以咳，咳则筋缩急，诸节痛，上下无常，寒热。

附分，主背痛引头。

膈关、秩边、京骨，主背恶寒痛脊强，难以俯仰。

京门《甲乙》云腰痛不可以久立、石关，主脊痓反折。

脚病

昆仑，主脚如结，踝如别。

京骨、承山、承筋、商丘，主脚挛。

行间，主厥足下热。

然谷，主足不能安，胫酸不能久立。

中都，主足下热，胫寒不能久立，湿痹不能行。

阴陵泉，主足痹痛。

承山、承筋，主脚胫酸，脚急跟痛，脚筋急痛兢兢。

复溜，主脚后廉急，不可前却，足跗上痛。

京骨、然谷、肾俞，主足寒。

仆参，主足跟中踝后痛。

太溪，主手足寒至节。

太溪、次髎、膀胱俞，主足清不仁。

地仓、太渊，主足痿躃不能行。

光明，主痿躃，坐不能起。

浮白，主足缓不收。

天柱、行间，主足不任身。

冲阳、三里、仆参、飞扬、复溜、完骨，主足痿失履不收。

条口、三里、承山、承筋，主足下热，不能久立。

风府、腰俞，主足不仁。

丘墟，主腕不收，坐不得起，髀枢脚痛。

阳辅、阳交、阳陵泉，主髀枢膝骨痹不仁。

环跳、束骨、交信、阴交、阴舍，主髀枢中痛，不可举。

临泣、三阴交，主髀中痛不得行，足外皮痛。

申脉、隐白、行间，主胫中寒热。

太冲、涌泉，主胫酸。

跗阳，主腨外廉骨痛。

飞扬，主腨中痛。

复溜，主胫寒不能自温。

至阴，主风寒从足小趾起脉痹上下。

至阳，主胫疼四肢重，少气难言。

厉兑、条口、三阴交，主胫寒不得卧。

内庭、环跳，主胫痛不可屈伸。

阳间、环跳、承筋，主胫痹不仁。

涌泉、然谷，主五趾尽痛，足不践地。

凡髀枢中痛不可举，以毫针寒而留之，以月生死为息数，立已。

膝病

风市，主两膝挛痛，引胁拘急，亸躄，或青或焦，或枯或黧，如腐木。

曲泉，主膝不可屈伸。

中封，主少气身重湿，膝肿，内踝前痛。

太冲，主膝、内踝前痛。

解溪、条口、丘墟、太白，主膝股肿，胻酸转筋。

合阳，主膝股重。

上廉，主风水膝肿。

犊鼻，主膝中痛不仁。

梁丘、曲泉、阳关，主筋挛，膝不得曲伸，不可以行。

阴市，主膝上伏兔中寒。

髀关，主膝寒不仁，痿痹不得屈伸。

侠溪、阳关，主膝外廉痛。

光明，主膝痛胫热不能行，手足偏小。

犊鼻，主膝不仁，难跪。

膝关，主膝内廉痛，引膑不可屈伸，连腹引喉咽痛。

凡犊鼻肿，可灸不可刺，若其上坚勿攻，攻之即死。

四肢病

章门，主四肢懈惰喜怒。

曲泉、付阳、天池、大巨、支沟、小海、绝骨、前谷，主四肢不举。

五里、三阳络、天井、厉兑、三间，主嗜卧，四肢不欲动摇。

列缺，主四肢厥，喜笑。

复溜、丰隆、大都，主风逆四肢肿。

照海，主四肢淫泺。

风痹第四

风病

率谷，主醉酒风热发，两目眩痛。《甲乙》云：不能饮食，烦满呕吐。

完骨，主风头耳后痛，烦心。《甲乙》云：及足不收，失履，口喎僻，头项摇瘈痛，牙车急。

天柱，主风眩。

天府、曲池、列缺、百会，主恶风邪气，泣出喜忘。

阳谷，主风眩惊，手卷泄风汗出，腰项急。《甲乙》手卷作手腕痛。

阴跷，主风暴不知人，偏枯不能行。

绝骨，主风劳身重。

解溪，主风从头至足，面目赤。

临泣，主大风目痛。《甲乙》云：目外眦痛。

侠溪，主胸中寒如风状，头眩，两颊痛。

昆仑，主狂易大风。

付阳，主痿厥，风头重痛。

涌泉，主风入腹中。

照海，主大风，默默不知所痛，视如见星。

内关，主手中风热。

间使，主头身风热。

商阳，主耳中风生。

关冲，主面黑渴风。

天井，主大风，默默不知所痛，悲伤不乐。

后溪，主风身寒。

液门，主风寒热。

上关，主瘈疭沫出寒热，痓引骨痛。

巨阙、照海，主瘈疭引脐腹，短气。

中膂俞、长强、肾俞，主寒热痓反折。

脾俞、膀胱俞，主热痓引骨痛。

肝俞，主筋寒热痓，筋急手相引。

天井、神道、心俞，主悲愁恍惚，悲伤不乐。

命门，主瘈疭里急，腰腹相引。

鱼际，主痓，上气，失喑不能言。

通里，主不能言。

湿痹

曲池、列缺，主身湿摇，时时寒。

风市，主缓纵痿痹，腨肠疼冷不仁。

中渎，主寒气在分肉间，痛苦痹不仁。

阳关，主膝外廉痛，不可屈伸，胫痹不仁。

悬钟，主湿痹流肿，髀筋急瘈，胫痛。

丰隆，主身湿。

阳陵泉，主髀痹引膝股外廉痛不仁，筋急。

绝骨，主髀枢痛，膝胫骨摇，酸痹不仁，筋缩，诸节酸折。

曲泉，主卒痹病引膑下节。

漏谷，主久湿痹，不能行。

商丘，主骨痹烦满。

中封，主瘈疭，身体不仁，少气，身湿重。

临泣，主身痹，洗淅振寒。

凡身体不仁，先取京骨，后取中封、绝骨，皆泻之。

癫疾

偏历、神庭、攒竹、本神、听宫、上星、百会、听会、筑宾、阳溪、后顶、强间、脑户、络却、玉枕，主癫疾，呕。

攒竹、小海、后顶、强间，主痫发瘈疭，狂走不得卧，心中烦。

兑端、龈交、承浆、大迎、丝竹空、囟会、天柱、商丘，主癫疾呕沫，寒热痓互引。

承浆、大迎，主寒热悽厥，鼓颔癫痓口噤。

上关，主瘈疭沫出，寒热痓。

丝竹空、通谷，主风痫癫疾，涎沫，狂烦满。

脑户、听会、风府、听宫、翳风，主骨痠眩狂，瘈疭口噤，喉鸣沫出，喑不能言。

金门、仆参，主癫疾马痫。

解溪、阳跷，主癫疾。

昆仑，主痫瘈口闭不得开。

商丘，主痫瘈。

臑会、申脉，主癫疾腠气。

尺泽、然谷，主癫疾，手臂不得上头。

列缺，主热痫惊而有所见。

飞扬、太乙、滑肉门，主癫疾狂吐舌。

长强，主癫疾发如狂，面皮敦敦者不治。

偏历，主癫疾，多言耳鸣口僻。

温溜、仆参，主癫疾，吐舌鼓颔，狂言见鬼。

曲池、少泽，主瘈疭癫疾。

筋缩、曲骨、阴谷、行间，主惊痫，狂走癫疾。

间使，主善悲惊狂，面赤目黄，喑不能言。

阳溪、天井，主惊瘈。

天井、小海，主癫疾羊痫，吐舌羊鸣，戾颈。

悬厘、束骨，主癫疾互引，善惊羊鸣。

天冲，主头痛癫疾互引，数惊悸。

身柱，主癫疾瘈疭，怒欲杀人，身热狂走，谵言见鬼。

风池、听会、复溜，主寒热癫仆。

完骨，主癫疾僵仆狂疟。

通谷，主心中愦愦数欠，癫，心下悸，咽中澹澹恐。

天柱，主卒暴痫眩。

五处、身柱、委中、委阳、昆仑，主脊强反折，瘈疭癫疾头痛。

脑空、束骨，主癫疾大瘦头痛。

风府、昆仑、束骨，主狂易，多言不休。

风府、肺俞、主狂走，欲自杀。

络却、听会、身柱，主狂走瘈疭，恍惚不乐。

天柱、临泣，主狂易多言不休，目上反。

支正、鱼际、合谷、少海、曲池、腕骨，主狂言惊恐。

温溜、液门、京骨，主狂仆。

神门、阳谷，主笑若狂。

阳溪、阳谷，主吐舌，戾颈妄言。

巨阙、筑宾，主狂易妄言怒骂。

冲阳、丰隆，主狂妄行，登高而歌，弃衣而走。

下廉、丘墟，主狂言非常。

劳宫、大陵，主风热善怒，心中悲喜，思慕歔欷，喜笑不止。

曲泽、大陵，主心下澹澹喜惊。《甲乙》作内关。

阴交、气海、大巨，主惊不得卧。

大巨，主善惊。

阴跷，主卧惊，视如见鬼。

大钟、郄门，主惊恐畏人，神气不足。

然谷、阳陵泉，主心中怵惕恐，如人将捕之。

解溪，主瘈疭而惊。

少冲，主太息烦满，少气悲惊。

少府，主数噫恐悸，气不足。

行间，主心痛数惊，心悲不乐。

厉兑，主多卧好惊。

液门，主喜惊妄言面赤。

神门，主数噫恐悸不足。

巨阙，主惊悸少气。

三间、合谷、厉兑，主吐舌，戾颈喜惊。

通里，主心下悸。

手少阴、阴郄，主气惊心痛。

后溪，主泣出而惊。

腕骨，主烦满惊。

卒尸厥

隐白、大敦，主卒尸厥不知人，脉动如故。

中极、仆参，主恍惚尸厥烦痛。

金门，主尸厥暴死。

内庭，主四厥手足闷者，久持之，厥热脑痛，腹胀皮痛者，使人久持之。

邪客于手足少阴、太阴、足阳明之络，此五络者，皆会于耳中，上络左角。五络俱竭，令人身脉动如故，其形无所知，其状若尸，刺足大趾内侧爪甲上，去端如韭叶，后刺足心，后取足中趾爪甲上各一痏，后取手大指之内去爪甲如韭叶，后刺手心主、少阴锐骨之端各一痏，立已。不已，以筒吹其两耳中，立已。不已，拔其左角发方寸燔治，饮以淳酒一杯，不能饮者，灌之，立已。

卒中恶

百会、玉枕，主卒起僵仆，恶见风寒。

通天、络却，主暂起僵仆。

大杼，主僵仆，不能久立，烦满里急，身不安席。

飞尸遁注

天府，主卒中恶风邪气，飞尸恶注，鬼语遁尸。

丰隆，主厥逆，足卒青痛如刺，腹若刀切之状，大便难，烦心狂见鬼好笑，卒面四肢肿。

旁廷，在腋下四肋间，高下正与乳相当，乳后二寸陷中，俗名注市，举腋取之，刺入五分，灸五十壮。主卒中恶，飞尸遁注，胸胁满。

九曲中府，在旁廷注市下三寸，刺入五分，灸三十壮。主恶风邪气遁尸，内有瘀血。

热病第五

热病

鱼际、阳谷，主热病，振栗鼓颔，腹满阴痿，色不变。

经渠、阳池、合谷、支沟、前谷、内庭、后溪、腕骨、阳谷、厉兑、冲阳、解溪，主热病汗不出。

孔最，主臂厥热痛，汗不出，皆灸刺之，此穴可以出汗。

列缺、曲池，主热病烦心，心闷，先手臂身热，瘈疭，唇口聚，鼻张，目下汗出如珠。《甲乙》云：两项下三寸坚，胁下疼痛。

中冲、劳宫、大陵、间使、关冲、少冲、阳溪、天髎，主热病烦心，心闷而汗不出，掌中热，心痛，身热如火，浸淫烦满，舌本痛。

劳宫，主热病，三日以往不得汗，怵惕。《甲乙》云：主热病烦满而欲呕哕，三日以往不得汗，怵惕、胸胁不可反侧，咳满溺赤，小便血，衄不止，呕吐血，气逆噫不止，嗌中痛，食不下，善渴，口中烂，掌中热，欲呕。

间使，主热病烦心喜哕，胸中澹澹，喜动而热。

曲泽，主伤寒温病，身热烦心口干。《甲乙》云：心澹澹然善惊，身热烦心，口干手清，逆气呕唾，肘瘈善摇，头颜清，汗出不过眉，伤寒、温病曲泽主之。

通里，主热病先不乐数日。

液门、中渚、通里，主热病先不乐，头痛面热无汗。

三间，主气热身热喘。《甲乙》云：寒热口干，身热喘息，眼目急痛，善惊。

温溜，主伤寒，寒热头痛，哕衄，肩不举。

曲池，主伤寒余热不尽。

上脘、曲差、上星、陶道、天柱、上髎、悬厘、风池、命门、膀胱俞，主烦满汗不出。

飞扬，主下部寒热，汗不出，体重。

五处、攒竹、正营、上脘、缺盆、中府，主汗出寒热。

承浆，主汗出衄血不止。

巨阙，主烦心喜呕。《甲乙》云：心腹胀，噫，烦热善呕，膈中不通。

百会，主汗出而呕，痓。

商丘，主寒热好呕。

悬颅，主热病头痛身热。

玉枕、大杼、肝俞、心俞、膈俞、陶道，主汗不出，悽厥恶寒。

悬厘、鸠尾，主热病，偏头痛，引目外眦。

少泽，主振寒，小指不用，头痛。

大椎，主伤寒热盛，烦呕。

膈俞、中府，主寒热，皮、肉、骨痛，少气不得卧，支满。

列缺，主寒热，掌中热。

神道、关元，主身热头痛，进退往来。

曲泉，主身热头痛，汗不出。

膈俞，主嗜卧怠惰，不欲动摇，身当湿，不能食。

三焦俞，主头痛，食不下。

鱼际，主头痛不甚，汗出。

肾俞，主头身热赤，振栗，腰中四肢淫泺，欲呕。

天井，主振寒颈项痛。

肩井、关冲，主寒热悽索，气上不得卧。

尺泽，主气隔喜呕，鼓颔不得汗，烦心身痛。

肩贞，主寒热项历适。《甲乙》云：耳鸣无闻，引缺盆肩中热痛麻，小不举。

委中，主热病，挟脊痛。

大都，主热病汗出且厥，足清。《外台）云：汗不出，厥手足清。

太白，主热病，先头重颜痛，烦闷，心身热，热争则腰痛不可以俯仰。又热病满闷不得卧，身重骨痛不相知。

支正、少海，主热病，先腰胫酸，喜渴，数饮食，身热项痛而强，振寒，寒热。《甲乙》云：主振寒、寒热，颈项肿，实则肘挛，头眩痛；虚则生疣，小者痂疥。

冲阳，主振寒而欠。

后溪，主身热恶寒。

复溜，主寒热无所安，汗出不止，风逆，四肢肿。

光明，主腹足清，寒热汗不出。

凡热病烦心，足寒清多汗，先取然谷，后取太溪，大趾间动脉，皆先补之。

热病，先腰胫酸，喜渴数饮，身清，清则项痛而寒且酸，足热不欲言，头痛颠颠然。先取涌泉及太阳井、荥，热中少气厥寒，灸之热去，灸涌泉三壮。烦心不嗜食，灸涌泉热去。四逆喘气偏风，身汗出而清，皆取侠溪。

凡热病，刺陷谷，足先寒，寒上至膝乃出针。身痹洗淅振寒，季胁支满痛。

凡温病，身热五日以上汗不出，刺太渊，留针一时取针。若未满五日者，禁不可刺。

凡好太息，不嗜食，多寒热汗出，病至则喜呕，呕已乃衰，即取公孙及井、输。实则肠中切痛，厥头面肿起，烦心，狂，多饮，不嗜卧；虚则鼓胀，腹中气大满，热痛不嗜食，霍乱，公孙主之。

黄疸

然谷，主黄疸，一足寒一足热，喜渴。《甲乙》云：舌纵烦满。

章门，主伤饱身黄。

中封、五里，主身黄，时有微热。《甲乙》云：不嗜食，膝内廉、内踝前痛，少气，身体重。

太冲，主黄疸，热中喜渴。

脊中，主黄疸，腹满不能食。

脾腧，主黄疸，喜欠，不下食，胁下满，欲吐，身重不欲动。

中脘、大陵，主目黄振寒。

劳宫，主黄疸目黄。

太溪，主黄疸。《甲乙》云：消瘅善喘，气走喉咽而不能言，手足清，大便难，嗌中肿痛，唾血，口中热，唾如胶。

脾俞、胃脘，主黄疸。

霍乱

巨阙、关冲、支沟、公孙、阴陵泉，主霍乱。

期门，主霍乱泄注。

太阴、大都、金门、仆参，主厥逆霍乱。

鱼际，主胃逆霍乱。

太白，主霍乱逆气。

三里，主霍乱遗矢失气。

解溪，主膝重脚转筋湿痹。

太渊，主眼青转筋，乍寒乍热，缺盆中相引痛。

金门、仆参、承山、承筋，主转筋霍乱。

承筋，主瘈疭脚酸。《甲乙》云霍乱胫不仁。

丘墟，主脚急肿痛，战掉不能久立，附筋足挛。

窍阴，主四肢转筋。

委中、委阳，主筋急身热。

凡霍乱头痛胸满，呼吸喘鸣，穷窘不得息，人迎主之。

凡霍乱泄出不自知，先取太溪，后取太仓之原。

疟病

列缺、后溪、少泽、前谷，主疟寒热。

阳谷，主疟，胁痛不得息。

飞扬，主狂疟头眩痛，痓反折。

大钟，主多寒少热。

太溪，主热多寒少。《甲乙》云：疟闷呕甚，热多寒少，欲闭户而处，寒厥足热。

商丘，主寒疟，腹中痛。

中封，主色苍苍然，太息振寒。

丘墟，主疟振寒。《甲乙》云：腋下肿。

昆仑，主疟多汗。《甲乙》云：腰痛不能俯仰，目如脱，项如拔。

冲阳，主疟先寒洗淅，甚久而热，热去汗出。

临泣，主疟日西发。

侠溪，主疟，足痛。

然谷，主温疟汗出。

天府，主疟病。

少海，主疟，背振寒。《甲乙》云：项痛引肘腋，腰痛引少腹中，四肢不举。

天枢，主疟振寒，热盛狂言。

少商，主振栗鼓颔。

商丘、神庭、上星、百会、完骨、风池、神道、液门、前谷、光明、至阴、大杼，主痎疟热。

阴都、少海、商阳、三间，中渚，主身热疟病。

太渊、太溪、经渠，主疟咳逆，心闷不得卧，寒热。

列缺，主疟甚热。

阳溪，主疟甚苦寒，咳呕沫。

大陵、腕骨、阳谷、少冲，主乍寒乍热疟。

合谷、阳池、侠溪、京骨，主疟寒热。

譩譆、支正、小海，主风疟。

偏历，主风疟汗不出。

温溜，主疟，面赤肿。

三里、陷谷、侠溪、飞扬，主痎疟少气。

天井，主疟食时发，心痛，悲伤不乐。

少泽、复溜、昆仑，主疟寒汗不出。

厉兑、内庭，主疟不嗜食，恶寒。

冲阳、束骨，主疟从脚胻起。

瘿瘤第六

瘿瘤

天府、臑会、气舍，主瘤瘿气咽肿。《甲乙》天府作天窗。

脑户、通天、消泺、天突，主颈有大气。

通天，主瘿，灸五十壮。

胸堂，羊屎灸一百壮。

痔瘘

飞扬，主痔，篡伤痛。

支沟、章门，主马刀肿瘘。

绝骨，主瘘，马刀，腋肿。

商丘、复溜，主痔血泄后重。

大迎、五里、臂臑，主寒热颈瘰疬。

天突、章门、天池、支沟，主漏。

天突、天窗，主漏，颈痛。

劳宫，主热痔。

会阴，主痔，与阴相通者死。

侠溪、阳辅、太冲，主腋下肿，马刀瘘。

承筋、承扶、委中、阳谷，主痔痛，腋下肿。

商丘，主痔，骨蚀，喜魇梦。

窍阴，主痈疽，头痛如锥刺，不可以动，动则烦心。

大陵、支沟、阳谷，后溪，主痂疥。

癞疝

曲泉，主癞疝，阴跳痛引脐中，不尿、阴痿。

中都，主癞疝崩中。

合阳、中郄，主癞疝崩中，腹上下痛，肠澼，阴暴败痛。

照海，主四肢淫泺，身闷阴暴起疝。

太溪，主胞中有大疝瘕积聚，与阴相引。

商丘，主阴股内痛，气痈，狐疝走上下，引小腹痛，不可以俯仰。

关元，主癞疝。

肩井，傍肩解与臂相接处，主偏癞。

巨阙，主狐疝。

太冲，主狐疝呕厥。

中脘，主冲疝冒死不知人。

脐中、石门、天枢、气海，主少腹疝气，游行五脏，疝绕脐冲胸不得息。《甲乙》云：脐疝绕脐痛冲胸，不得息，灸脐中。脐疝绕脐痛，石门主之。脐疝绕脐痛时止，天枢主之。

石门，主腹满疝积。

关元，主暴疝痛。

大敦，主卒疝暴痛，阴跳上入腹，寒疝，阴挺出偏大肿，脐腹中邑邑不乐，小便难而痛，灸刺之立已。左取右，右取左。《甲乙》云：照海主之。

四满，主脐下疝积。《甲乙》云：胞中有血。

天枢，主气疝呕。

大巨，主㿗疝偏枯。

交信，主气癃，㿗疝阴急，股枢腨内廉痛。

中封，主㿗疝，癃，暴痛，痿厥，身体不仁。

气冲，主㿗，阴肿痛，阴痿，茎中痛，两丸骞痛，不可仰卧。

曲泉，主㿗疝阴跳，痛引茎中，不得尿。

太阴郄、冲门，主疝瘕阴疝。

少府，主阴痛。即时挺长寒热，阴暴痛遗尿；偏虚则暴痒气逆，卒疝，小便不利。

阴市，主寒疝下至腹腠，膝腰痛如清水，小一作大腹诸疝，按之下至膝上伏兔中，寒疝痛，腹胀满，痿少气。

太冲、中封、地机，主㿗疝，精不足。

中极，主失精。

鱼际，主阴湿，腹中余疾。

五枢，主阴疝，两丸上下，少腹痛。

阴交、石门，主两丸骞。

太冲，主两丸骞缩，腹坚，不得卧。《甲乙》云：环脐痛，阴骞两丸缩，腹坚痛，不得卧。

大赫、然谷，主精溢，阴上缩。

会阴，主阴头寒。

曲泉，主阴痿。

阴谷，主阴痿不用，小腹急引阴内廉痛。

行间，主茎中痛。

杂病第七

论一首

膏肓俞，无所不治，主羸瘦虚损，梦中失精，上气咳逆，狂惑忘误。取穴法：令人正坐，曲脊伸两手，以臂著膝前，令正直，手大指与膝头齐，以物支肘，勿令臂得动摇，从胛骨上角摸索至胛骨下头，其间当有四肋三间，灸中间，依胛骨之里肋间空，去胛骨容侧指许，摩膂肉之表肋间空处，按之自觉牵引胸户中，灸两胛中各一处，至六百壮，多至千壮。当觉气下砻砻然如流水状。亦当有所下出，若无停痰宿疾，则无所下也。若病人已困不能正坐，当令侧卧，挽上臂令前，求取穴灸之也。求穴大较以右手从右肩上住，指头表所不及者是也，左手亦然，乃以前法灸之。若不能久正坐，当伸两臂者，亦可伏衣襆上伸两臂，令人挽两胛骨使相离，不尔，胛骨覆穴不可得也。所伏衣襆，当令大小常定，不尔，则失其穴也。此灸讫后，令人阳气康盛，当消息以自补养。取身体平复，其穴近第五椎相准望山取之。

论曰：昔秦缓不救晋侯之疾，以其在膏之上，肓之下，针药所不及，即此穴是也。时人拙不能求得此穴，所以宿疴难遣。若能用心方便求得，灸之无疾不愈矣。

三里，主腹中寒，胀满，肠鸣腹痛，胸腹中瘀血，小腹胀，皮肿，阴气不足，小腹坚，热病汗不出，喜呕，口苦壮热，身反折，口噤鼓颔，腰痛不可以顾，顾而有所见，喜悲，上下求之。口僻乳肿，喉痹不能言，胃气不足，久泄利，食不化，胁下柱满，不能久立，膝痿寒热中，消谷苦饥，腹热身烦狂言，乳痈，喜噫，恶闻食臭，狂歌妄笑，恐怒大骂，霍乱遗尿，失气阳厥，悽悽恶寒头眩，小便不利，喜哕。凡此等疾皆灸刺之，多至五百壮，少至二、三百壮。

涌泉，主喜喘喉痹，身热痛，脊胁相引，忽忽喜忘。阴痹腹胀，腰痛，大便难，肩背颈项痛，时眩。男子如蛊，女子如阻，身体腰脊如解。不欲食，喘逆，足下清至膝，咽中痛，不可纳食，喑不能言。小便不利，小腹痛，风入肠中，癫疾，侠脊痛急，胸胁柱满，痛衄不止。五疝，指端尽痛，足不践地，凡此诸疾皆主之。

妇人病第八

少腹坚痛，月水不通，刺带脉入六分，灸五壮，在季肋端一寸八分。端，一作下。

漏下，若血闭不通，逆气胀，刺血海入五分，灸五壮。在膝膑上内廉白肉际二寸半。

漏血，少腹胀满如阻，体寒热，腹遍肿，刺阴谷入四分，灸三壮。在膝内辅骨后大筋之下，小筋之上，屈膝乃得之《甲乙》云：漏血，小便黄，阴谷主之。

女子疝瘕，按之如以汤沃两股中，少腹肿，阴挺出痛，经水来下，阴中肿或痒，漉青汁如葵羹，血闭无子，不嗜食，刺曲泉。在膝内辅骨下大筋上、小筋下陷中，屈膝乃得之，刺入六分，灸三壮。

疝瘕，按之如以汤沃股内至膝，飧泄，阴中痛，少腹痛，坚急重下湿，不嗜食，刺阴陵泉入二分，灸三壮。在膝下内侧辅骨下陷中，伸足乃得之。

经逆，四肢淫泺，阴暴跳，疝，小腹偏痛，刺阴跷入三分，灸三壮。在内踝下容爪甲。即照海穴也。

少腹大，字难，嗌干嗜饮，侠脐疝，刺中封入四分，灸三壮。在内踝前一寸半，伸足取之。

女子不字，阴暴出，经漏，刺然谷入三分，灸三壮。在足内踝前起大骨下陷中。

字难，若胞衣不出，泄，风从头至足，刺昆仑入五分，灸三壮。在足外踝后跟骨上。

月事不利，见赤白而有身反败，阴寒，刺行间入六分，灸三壮。在足大趾间动应手。

月闭溺赤，脊强互引反折，汗不出，刺腰俞入二寸，留七呼，灸三壮。在第二十一椎节下间。

绝子，疟寒热，阴挺出不禁，白沥，痓脊反折，刺上髎入二寸，留七呼，灸三壮。在第一空，腰髁下一寸侠脊。

赤白沥，心下积胀，腰痛不可俯仰，刺次髎入三寸，留七呼，灸三壮。在第二空，侠脊陷中。

赤淫时白，气癃，月事少，刺中髎入二寸，留七呼，灸三壮。在第三空，侠脊陷中。

下苍汁不禁，赤沥，阴中痒痛，引少腹控胁，不可以俯仰，刺腰尻交者，两胂上，以月生死为痏数，发针立已。一云下髎。

肠鸣泄注，刺下髎入二寸，留七呼，灸三壮，在第四空，侠脊陷中。

赤白里急，瘈疭，刺五枢入一寸，灸五壮，在带脉下三寸。

拘挛，腹满，疝，月水不下，乳余疾，绝子阴痒，奔豚上䐜，腹坚痛，下引阴中，不得小便，刺阴交入八分，灸五壮，在脐下一寸。

腹满疝积，乳余疾，绝子阴痒，奔豚上䐜，少腹坚痛，下引阴中，不得小便，刺石门入五分。在脐下二寸，忌灸，绝孕。

绝子，衃血在内不下，胞转不得尿，小腹满，石水痛，刺关元入二寸，灸七壮。在脐下三寸。又主引胁下胀，头痛，身背热，奔豚，寒，小便数，泄不止。

子门不端，小腹苦寒，阴痒及痛，奔豚抢心，饥不能食，腹胀，经闭不通，小便不利，乳余疾，绝子，内不足，刺中极入二寸，留十呼，灸三壮，在脐下四寸。

赤白沃，阴中干痛，恶合阴阳，少腹䐜坚，小便闭，刺屈骨入一寸半，灸三壮，在中极下一寸。

月水不通，奔泄气，上下引腰脊痛，刺气穴入一寸，灸五壮。在四满下一寸。

胞中痛，恶血，月水不以时休止，腹胀肠鸣，气上冲胸，刺天枢入五分，灸三壮，去肓腧一寸半。

少腹胀满，痛引阴中，月水至则腰背痛，胞中瘕，子门寒，大小便不通，刺水道入二寸半，灸五壮。在大巨下三寸。

月水不利，或暴闭塞，腹胀满癃，淫泺身热，乳难，子上抢心，若胞不出，众气尽乱，腹中绞痛，不得反息，正仰卧，屈一膝，伸一膝，并气冲，针上入三寸，气至泻之。在归来下一寸，动脉应手。

产余疾，食饮不下，奔豚上下，伤食腹满，刺期门入四分，灸五壮。在第二肋端。

乳痈惊痹，胫重，足跗不收，跟痛，刺下廉入三分，灸三壮。在上廉下三寸。

月水不利，见血而有身则败，乳肿，刺临泣入二分，灸三壮。在足小趾次趾间，去侠溪一寸半。

女子疝及小腹肿，溏泄，癃，遗尿，阴痛，面尘黑，目下眦痛，漏血，刺太冲入三分，灸三壮。在足大趾本节后二寸中动脉。

女子疝，赤白淫下，时多时少，暴腹痛，刺蠡沟入三分，灸三壮。在内踝上五寸。

女子无子，咳而短气，刺涌泉入三分，灸三壮。在足心陷者中。

乳难，子上冲心，阴疝，刺冲门入七分，灸五壮。在府舍下，上去大横五寸。

女子不下月水，痹惊善悲不乐，如堕坠，汗不出，刺照海入四分，灸二壮。在内踝下四分。又主女子淋，阴挺出，四肢淫泺。

血不通，刺会阴入二寸，留七呼，灸三壮。在大便前，小便后。

子脏中有恶血，内逆满痛，刺石关入一寸，灸五壮。在阴都下一寸。

肓门，主乳余疾。

侠溪，主少腹坚痛，月水不通。

神封、膺窗，主乳痈寒热，短气，卧不安。

三里，主乳痈有热。

乳根，主膺肿乳痈，悽索寒热，痛不可按。

天溪、侠溪，主乳肿痈溃。

太渊，主妒乳，膺胸痛。

四满，主子脏中有恶血，内逆满痛，疝。

中极，主拘挛腹疝，月水不下，乳余疾，绝子阴痒。

四满，主胞中有血。

大赫，主女子赤沃。

气冲，主无子，小腹痛。

支沟，主女人脊急目赤。

阴廉，主绝产若未曾产。

筑宾，主大疝绝子。

涌泉、阴谷，主男子如蛊，女子如阻，身体腰脊如解，不欲食。

水原、照海，主不字，阴暴出，淋漏，月水不来而多闷，心下痛。

照海，主阴挺下血，阴中肿或痒，漉清汁若葵汁。

小儿病

本神、前顶、囟会、天柱，主小儿惊痫。

临泣，主小儿惊痫反视。

颅息，主小儿痫，喘不得息。

悬钟，主小儿腹满不能食饮。

瘈脉、长强，主小儿惊痫瘈疭，多吐泄注，惊恐失精，视瞻不明，眵瞒。

然谷，主小儿脐风，口不开，善惊。

谚语，主小儿食晦头痛。

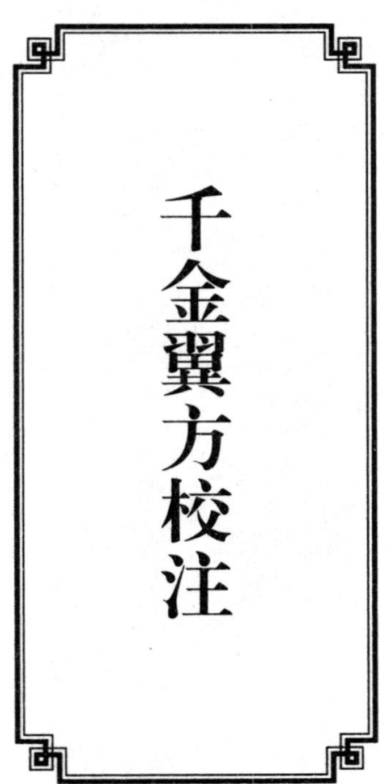
千金翼方校注

校正千金翼方表

臣闻医方之学，其来远矣。上古神农播谷尝药，以养其生。黄帝岐伯君臣问对，垂于不刊，为万世法。中古有长桑、扁鹊，汉有阳庆、仓公、张机、华佗，晋宋如王叔和、葛稚川、皇甫谧、范汪、胡洽、深师、陶景之流，凡数十家，皆师祖农黄，著为经方。迨及唐世，孙思邈出，诚一代之良医也，其行事见诸史传，撰《千金方》三十卷。辨论精博，囊括众家，高出于前辈。犹虑或有所遗，又撰《千金翼方》以辅之。一家之书，可谓大备矣。其书之传于今，讹舛尤甚，虽洪儒硕学，不能辨之。仁宗皇帝诏儒臣校正医书，臣等今校定《千金翼方》，谓乎物之繁，必先得其要，故首之以药录纂要；凡治病者宜别药之性味，故次之以本草；人之生育，由母无疾，故次之以妇人；疾病之急，无急于伤寒，故次之以伤寒；然后养其少小，故次之以小儿；人身既立，必知所以自养，故次之以养性；养性者，莫善于养气，故次之以辟谷；气之盈乃可安间，故次之以退居；退居者当事补养，故次之以补益；若补养失宜则风疾乃作，故次之以中风；风者百病之长，邪气缘而毕至，故次之以杂病；又次之以万病；愈诸疾者必资乎大药，故次之以飞炼；乳石性坚，久服生热，故次之以疮痈；众多之疾，源乎脉证，故次之以色脉。色脉既明，乃通腧穴，故次之以针灸；而禁经终焉。总三十卷，目录一卷。臣以为晋有人欲刊正《周易》及诸药方，与祖讷论。祖云：辨释经典，纵有异同，不足以伤风教。至于汤药，小小不达，则后人受弊不少。是医方不可以轻议也。臣等不敢肆臆见，妄加涂窜，取自神农以来书行于世者而质之，有所未至以俟来者。书成缮写，将预圣览。恭惟皇帝陛下天纵深仁，孝述前烈，刊行方论，拯治生类，俾天下家藏其书，人知其学，皆得为忠孝。亦皇风之高致焉。

太子右赞善大夫臣高保衡、尚书都官员外郎臣孙奇、太常少卿充秘阁校理臣林亿等谨上

千金翼方序

唐逸士孙思邈撰

原夫神医秘术，至赜参于道枢；宝饵凝灵，宏功浃于真畛。知关籥玄牝，驻历之效已深；辔策天机，全生之德为大。稽炎农于纪篆，资太一而反营魂；镜轩后于遗编，事岐伯而宣药力。故能尝味之绩，郁腾天壤；诊体之教，播在神寰。医道由是滥觞，时义肇基于此。亦有志其大者，高密问紫文之术；先其远者，伯阳流玉册之经；拟斯寿于乾坤，岂伊难老；俦厥龄于龟鹤，讵可蠲痾？兹乃大道之真，以持身抑斯之谓也。若其业济含灵，命悬兹乎，则有越人彻视于腑脏，秦和洞达于膏肓，仲景候色而验眉，元化刳肠而湔胃，斯皆方轨迭迹，思韫入神之妙；极变探幽，精超绝代之巧。晋宋方技既其无继，齐梁医术曾何足云？若夫医道之为言，寔惟意也。固以神存心手之际，意析毫芒之里。当其情之所得，口不能言；数之所在，言不能谕。然则三部九候，乃经络之枢机。气少神馀，亦针刺之钧轴。况乎良医则贵察声色，神工则深究萌芽。心考锱铢，安假悬衡之验？敏同机骇，曾无挂发之淹。非天下之至精，其孰能与于此？是故先王镂之于玉板，往圣藏之以金匮，岂不以营叠至道、括囊真赜者欤？余幼智蔑闻，老成无已。才非公干，夙婴沉疾；德异士安，早缠尪瘵。所以志学之岁，驰百金而徇经方。耄及之年，竟三馀而勤药饵。酌华公之录帙，异术同窥；采葛生之《玉函》，奇方毕综。每以为生者两仪之大德，人者五行之秀气。气化则人育，伊人禀气而存；德合则生成，是生曰德而立。既知生不再于我，人处物为灵，可幸蕴灵心阙颐我性源者。由检押神秘，幽求今古，撰方一部，号曰《千金》，可以济物摄生，可以穷微尽性。犹恐岱山临目，必昧秋毫之端；雷霆在耳，或遗玉石之响。所以更撰《方翼》三十卷，共成一家之学。譬輗軏之相济，运转无涯；等羽翼之交飞，抟摇不测。矧夫易道深矣，孔宣系《十翼》之辞；玄文奥矣，陆绩增《玄翼》

之说。或沿斯义，述此方名矣。贻厥子孙，永为家训。虽未能譬言中庶，比润上池，亦足以慕远测深，稽门叩键者哉。倘经目于君子，庶知余之所志焉。

千金翼方卷第一　药录纂要

采药时节第一

论曰：夫药采取不知时节，不以阴干曝干，虽有药名，终无药实，故不依时采取，与朽木不殊，虚费人功，卒无裨益，其法虽具大经，学者寻览，造次难得，是以甄别，即日可知耳。

萎蕤立春后采，阴干。

菊花正月采根，三月采叶，五月采茎，九月采花，十一月采实，皆阴干。

白英春采叶，夏采茎，秋采花，冬采根。

络石正月采。

飞廉正月采根，七八月采花，阴。

藁本正月二月采，曝三十日成。

通草正月采，阴。

女菀正月二月采，阴。

乌头、乌喙正月二月采，春采为乌头，冬采为附子，八月上旬采根，阴。

蒴藋春夏采叶，秋冬采茎根。

柏叶四时各依方面采，阴。

枸杞春夏采叶，秋采茎实，冬采根，阴。

茗春采。

桃枭正月采。

天门冬二月三月七月八月采，曝。

麦门冬二月三月八月十月采，阴。

术二月三月八月九月采，曝。

黄精二月采，阴。

干地黄二月八月采，阴。

薯蓣二月八月采，曝。

甘草二月八月采，曝干，十日成。

人参二月四月八月上旬采，曝干，无令见风。

牛膝二月八月十月采，阴。

细辛二月八月采，阴。

独活二月八月采，曝。

升麻二月八月采，日干。

柴胡二月八月采，曝。

龙胆二月八月十一月十二月采，阴。

巴戟天二月八月采，阴。

白蒿二月采。

防风二月十月采，曝。

黄连二月八月采。

沙参二月八月采，曝。

王不留行二月八月采。

黄耆二月十月采，阴。

杜若二月八月采，曝。

茜根二月三月采，曝。

当归二月八月采，阴。

秦艽二月八月采，曝。

芍药二月八月采，曝。

前胡二月八月采，曝。

知母二月八月采，曝。

栝楼二月八月采根，曝三十日成。

石龙芮五月五日采子，二月八月采皮，阴。

石韦二月采，阴。

狗脊二月八月采，曝。

萆薢二月八月采，曝。

菝葜二月八月采，曝。

白芷二月八月采，曝。

紫菀二月三月采，阴。

百合二月八月采，曝。

牡丹二月八月采，阴。

防己二月八月采，阴。

地榆二月八月采，曝。

莎草根二月八月采。

大黄二月八月采，火干。

桔梗二月八月采，曝。

甘遂二月采，阴。

赭魁二月采。

天雄二月采，阴。

贯众一月八月采，阴。

虎掌二月八月采，阴。

白蔹二月八月采，曝。

羊桃一月采，阴。

狼毒二月八月采，阴。

鬼臼二月八月采。

茯苓茯神二月八月采，阴。

桂二月八月十月采，阴。

杜仲二月五月六月九月采。

商陆二月八月采，日干。

丁香二月八月采。

榆皮二月采皮，曝干，八月采实。

猪苓二月八月采，阴。

秦皮二月八月采，阴。

石楠二月四月采叶，八月采实，阴。

蓝叶二月三月采，曝，本草无。

赤箭三月四月八月采，曝。

防葵三月三日采，曝。

萝藦三月四月采，曝。

徐长卿三月采。

黄芩三月三日采，阴。

大青三月四月采，阴。

玄参三月四月采。曝。

苦参三月八月十月采，曝。

杜衡三月三日采，曝。

紫草三月采，阴。

白薇三月三日采，阴。

紫参三月采，火干。

泽兰三月三日采，阴。

王瓜三月采，阴。

垣衣三月三日采，阴。

艾叶三月三日采，曝。

水萍三月采，曝。

芫花三月三日采，阴。

泽漆三月三日七月七日采，阴。

藜芦三月采，阴。

羊踯躅三月采，阴。

茵芋三月三日采，阴。

射干三月三日采，阴。

青葙子三月采茎叶，阴，五月六月采子。

紫葛三月八月采，日干。

白附子三月采。

桑上寄生三月三日采，阴。

厚朴二月九月十月采，阴。

芜荑三月采，阴。

黄环三月采，阴。

乌芋三月三日采，曝。

桃花三月三日采，阴。

苦菜三月三日采，阴。

远志四月采，阴。

菥蓂子四月五月采，曝。

景天四月四日七月七日采，阴。

蒲黄四月采。

兰草四月五月采。

蘼芜四月五月采，曝。

白头翁四月采。

夏枯草四月采。

溲疏四月采。

鼠尾草四月采叶，七月采花，阴。

菖蒲五月十二月采，阴。

卷柏五月七月采，阴。

泽泻五月六月八月采，阴。叶：五月采，实：九月采。

车前子五月五日采，阴。

茺蔚子五月采。

石龙刍五月七日采，曝。

丹参五月采，曝。

天名精五月采。

肉苁蓉五月五日采，阴。

蛇床子五月采，阴。

茵陈蒿五月及立秋采，阴。

旋花五月采，阴。

葛根五月采，曝。

酸浆五月采，阴。

蠡实五月采，阴。

大小蓟五月采。

茳草五月采实。

旋复花五月采，日干。

鸢尾五月采。

半夏五月八月采，曝。

莨菪子五月采。

蜀漆五月采，阴。

蔄茹五月采，阴。

篇蓄五月采，阴。

生漆夏至后采。

蕤核五月六月采，日干。

松萝五月采，阴。

五加皮五月七月采茎，十月采根。阴。

莽草五月采，阴。

郁李根五月六月采。

栾华五月采。

覆盆子五月采。

梅实五月采，火干。

杏核仁五月采。

蘩蒌五月五日采。

葫五月五日采。

蒜五月五日采。

青蘘五月采，本草无。

紫芝六月八月采。

茅根六月采。

荛花六月采，阴。

昨叶何草夏采，日干。

松脂六月采。

五木耳六月采，曝干。

石斛七月八月采，阴。

蒺藜子七月八月采，曝。

续断七月八月采，阴。

薇衔七月采。

麻黄立秋采，阴。

瞿麦立秋采，阴。

海藻七月七日采，曝。

陆英立秋采。

菌桂立秋采。

槐实七月七日十月巳日采。

桃核仁七月采，阴。

瓜蒂七月七日采，阴。

水苏七月采。

麻蕡七月七日采。

腐婢七月采，阴。

蓍实八月九月采，日干。

薏苡仁八月采实，根无时。

地肤子八月十月采，阴。

漏芦八月采，阴。

营实八月九月采，阴。

五味子八月采，阴。

败酱八月采。

恒山八月采，阴。

牙子八月采，曝。

蛇含八月采，阴。

藋菌八月采，阴。

连翘八月采，阴。

屋游八月九月采。

女青八月采，阴。

牡荆实八月九月采，阴。

酸枣八月采，阴。

楮实八月九月采，日干。

秦椒八月九月采。

卫矛八月采，阴。

巴豆八月采，阴。

蜀椒八月采，阴。

雷丸八月采，曝。

大枣八月采，曝。

藕实八月采。

鸡头实八月采。

白瓜子八月采。

菟丝子九月采，曝

莨草九月十月采。

干姜九月采。

松实九月采，阴。

辛夷九月采，曝。

枳实九月十月采，阴。

山茱萸九月十月采，阴。

吴茱萸九月九日采，阴。

栀子九月采，曝。

皂荚九月十月采，阴。

栗九月采。

荏九月采，阴。

麻子九月采。

大豆九月采。

菴蕳子十月采。

决明子十月十日采，阴干百日。

云实十月采，曝。

贝母十月采，曝。

女贞立冬采。

橘柚十月采。

款冬花十一月采，阴。

棘刺冬至后一百二十日采。

苋实十一月采。

忍冬十二月采，阴。

大戟十二月采，阴。

木兰十二月采，阴。

冬葵子十二月采。

白鲜四月五月采，阴。

葶苈立夏后采，阴。

论曰：凡药皆须采之有时日，阴干曝干，则有气力。若不依时采之，则与凡草不别，徒弃功用，终无益也。学者当要及时采掇，以供所用耳。

药名第二

论曰：有天竺大医耆婆云：天下物类皆是灵药，万物之中，无一物而非药者，斯乃大医也。故神农本草，举其大纲，未尽其理，亦犹咎繇创律，但述五刑，岂卒其事？且令后学者因事典法，触类长之无穷竭，则神农之意从可知矣。所以述录药名品，欲令学徒知无物之非药耳。

玉泉 玉屑 丹砂 空青 绿青 曾青 白青 扁青 石胆 云母 朴硝 硝石 芒硝 滑石 石钟乳 紫石英 矾石马齿矾、绛矾、黄矾、青矾 白石英 五石脂 太一余粮 紫禹余粮 石中黄子 禹余粮 黄禹余粮 金屑 银屑 水银汞粉附 雄黄 雌黄 殷孽 孔公孽 石脑 石硫黄 熏黄 阳起石 凝水石 石膏 磁石 玄石 理石 长石 肤青 石黛 铁落 铁 生铁 钢铁 铁精 铁浆 食盐 光明盐 绿盐 蜜陀僧 桃花石 珊瑚 石花 乳床 青琅玕 礜石 特生礜石 握雪礜石 方解石 苍石 土殷孽 代赭 卤咸 大盐 戎盐 青盐 赤盐 白垩 铅丹 锡粉 锡铜镜鼻 铜弩牙 金牙 石灰 冬灰炭 锻灶灰 伏龙肝 东壁土 半天河 地浆 硇砂 姜石 赤铜屑 铜矿石 铜青 白瓷瓦屑 乌古瓦 石燕 梁上尘 不灰木 青芝 赤芝 黄芝 白芝 黑芝 紫芝 赤箭 天门冬 麦门冬 术 女萎萎蕤 黄精 干地黄

菖蒲 远志小草 泽泻叶、实附 薯蓣 菊花 甘草 人参 石斛 牛膝 卷柏 细辛 独活 升麻 柴胡 防葵 蓍实 菴蕳子 薏苡仁 车前子叶附 菥蓂子 茺蔚子 木香 龙胆 菟丝子 巴戟天 白英 白蒿 肉苁蓉 地肤子 忍冬 蒺藜子 防风叶附 石龙刍 络石 千岁蘽 黄连 沙参 丹参 蓝实 景天 天名精 王不留行 蒲黄 兰草 决明子 芎䓖 香蒲蒲根附 蘼芜 续断 云实 黄耆 徐长卿 杜若 蛇床子 茵陈蒿 漏芦 茜根 飞廉 营实 蔷薇根 薇衔 五味子 旋花 白菟藿 鬼督邮 白花藤 当归 秦艽 黄芩 芍药 藁本实附 干姜生姜附 麻黄根、子附 葛根汁、叶、花附 前胡 知母 大青 贝母 栝楼实、茎、叶附 玄参 苦参 石龙芮 石韦 狗脊 萆薢 菝葜 通草 瞿麦 败酱 白芷 杜衡 紫草 紫菀 白藓皮 白薇 葈耳 茅根 百合 酸浆 王参 女萎 淫羊藿 蠡实花叶附 款冬花 牡丹 防己 女菀 泽兰 地榆 王孙 爵床 白前 百部根 王瓜 荠苨 高良姜 马先蒿 蜀羊泉 积雪草 恶实 莎草 大小蓟 垣衣 艾叶 水萍 海藻 昆布 荭草 陟厘 薢草 凫葵 井中苔萍蓝附 鳢肠 蒟酱 百脉根 萝摩子 白药 茠香子 郁金 姜黄 百两金 阿魏 大黄 桔梗 甘遂 葶苈 芫花 泽漆 大戟 荛花 旋复花 钩吻 藜芦 赭魁 及己 天雄 乌头射罔、乌喙附 附子 侧子 羊踯躅 茵芋 射干 鸢尾 贯众花附 半夏 由跋 虎掌 莨菪子 蜀漆 恒山 青葙子 牙子 白蔹 白芨 蛇含 草蒿 藋菌 连翘 白头翁 蔄茹 苦芙 羊桃 羊蹄 鹿藿 牛扁 陆英 蒴藋 荩草 夏枯草 乌韭 蚤休 虎杖 石长生 鼠尾草 马鞭草 马勃 松脂实、叶、根、节、花等附 蛇莓 苎根 菰根 狼跋子 弓弩弦 败天公 败蒲席 败船茹 屋游 赤地利 赤车使者 三白草 牵牛子 猪膏母 刘寄奴草 紫葛 蓖麻子 葎草 格注草 独行根 狗舌草 乌蔹莓 豨莶 狼毒 鬼臼 芦根 甘蕉根 萹蓄 醋浆草 苘实 蒲公草 商陆 女青 水蓼 角蒿 白附子 鹤虱 鱼网 马绊绳 昨叶何草 破扇 破故纸 甑带灰 鬼盖 屐屧鼻绳 雀麦 茯苓茯神附 琥珀玉附 柏实叶、皮等附 麻布叩幅头 菌桂 牡桂 桂 杜仲 故麻鞋底 枫香脂皮附 干漆生漆附 蔓荆实 牡荆 女贞实 蕤核 五加皮 沉香熏陆香、鸡舌香、藿香、詹糖香、枫香等附 丁香 檗 木根附 辛夷 木兰 桑上寄生 榆皮花附 酸枣 槐实枝、皮等附 枸杞 楮实叶、皮、茎、白汁附 苏合香 龙眼 厚朴 猪苓 竹叶根、汁、实、沥、皮茹、笋附 枳实刺茹附 山茱萸 吴茱萸根附 秦皮 栀子 槟榔 合欢 秦椒 卫矛 紫葳 芜荑 食茱萸 椋子木 折伤木 每始王木 茗苦搽 蜀桑根 松萝桑根白皮叶、耳、五木耳、桑灰等附 白棘 安息香 龙脑 菴摩勒 棘刺花实枣、针附 毗梨勒 紫铆 麒麟竭 胡桐泪 黄环 石楠实附 巴豆 蜀椒 莽草 郁李仁根附 鼠李 栾华 杉材 楠材 钓樟根皮 榧实 蔓椒 雷丸 溲疏 榉树皮 白杨皮 水杨叶 栾荆 小檗 荚蒾 钓藤 药实根 皂荚 楝实根附 柳华叶、实、汁附 桐叶花附 梓白皮 苏方木 接骨木 枳椇 木天蓼 乌臼木 赤瓜木 诃梨勒 枫柳皮 卖子木 大空 紫真檀 胡椒 椿木叶樗木附 橡实 无食子 杨栌木 槲若 盐肤子 紫荆 发髲 乱发 人乳汁 头垢 屎溺 龙骨白龙骨、齿、角等附 牛黄 麝香 象牙齿、睛等附 马乳 牛乳 羊乳 酥 熊脂胆附 白胶 阿胶 醍醐 底野迦酪 犀角 羚羊角 鹿茸 羖羊角髓、肺、骨、肉、齿、骨、头、血、肚、脂、靥、蹄、屎附 牛角鰓髓、胆、肾、心、肝、齿、眼、尾、脂、肉、喉咙、髌中毛、耳中垢、屎、溺、屎中豆等附 獐骨肉、髓等附 豹肉 狼牙 狸骨肉、阴茎等附 虎骨膏、爪、肉等附 兔头骨脑、肝、肉等附 笔头灰 六畜毛蹄甲 鼺鼠 麋脂角附 豚卵蹄、心、肾、胆、肚、胰、毛、筋、齿、膏、肉、耳中垢等附 鼹鼠 獭肝肉、屎附 狐阴茎五脏、肠、屎等附 貒膏肉、胞等附 野猪黄 驴屎尿、乳、轴垢等附 豺皮 野驼脂 败鼓皮 白马茎眼、蹄、齿、心、肝、肺、肉、骨、鬐膏、鬐毛、溺、通汁、屎中粟等附 狗阴茎腹、心、脑、齿、血、肉、粪中骨等附 丹雄鸡白雄鸡、黄雄鸡脂、乌雄鸡肉、胆、心、血、冠血、肪、肝、屎白、肠、肶胵里黄皮、左右翘毛、黑雌鸡、黄雌鸡、鸡子卵中白皮、鸡喙、东门上鸡头等附 白鹅膏毛、肉、子等附 鹜肪 雁肪 鹧鸪 雉肉喉下白毛附 鹰屎白脂、雕屎附 鹳骨 雄鹊 鸲鹆 燕屎 雀卵脑、头、血、屎附 伏翼 天鼠屎 孔雀 鸬鹚屎头附 鸱头 石蜜 蜜蜡白蜡附 牡蛎 桑螵蛸 蜂子黄蜂、土蜂附 海蛤 文蛤 魁蛤 石决明 真珠 秦龟 龟甲 蠡鱼 鲍鱼 鲤鱼胆肉、骨附 鮧鱼 鳝鱼血附 鲫鱼 黄鱼胆 猬皮 石龙子 露蜂房 樗鸡 蚱蝉 白僵蚕 木虻 蜚虻 蜚蠊 䗪虫 蛴螬 蛞蝓 蜗牛 水蛭 水马 鳖甲肉附 蛇鱼甲肉附 蟹爪附 螈蚕蛾屎附 蚕子纸 乌贼鱼骨 鳗鲡鱼 鲛鱼皮 紫贝 虾蟆 蛙 牡鼠肉、粪附 蚺蛇胆膏附 蝮蛇胆肉附 鲮 鲤甲 蜘蛛 蜻蛉 石蚕 蛇蜕 蛇黄 乌蛇 蜈蚣 马陆 蠮螉 雀瓮 鼠妇 萤火 衣鱼 蝼蛄 蜣螂 白颈 蚯蚓 斑蝥 芫青 地胆 马刀 葛上亭长 贝子 甲香 珂 田中螺汁 豆蔻 葡萄 蓬蘽 覆盆子 大枣生枣及叶附 藕实茎 鸡头实 芰实 栗 樱桃 橘柚 橙叶 梅实 枇杷叶 柿 木瓜 甘蔗 石蜜 沙糖 芋 乌芋 杏核仁花、实附 桃核仁花、枭、毛蠹、皮、叶、胶、实附 李核仁根、实附 梨叶

附 荼 安石榴壳根附 白瓜子 白冬瓜 瓜蒂子附 苋实 冬葵子根、叶附 苦菜 荠 芜菁 莱菔 龙葵 菘 芥 苜蓿 荏子 蓼 葱实 薤 白蘘荷 菾菜 苏 水苏 假苏 香薷 薄荷 秦荻梨 苦瓠 水蘄 马芹子 莼落葵 蘩蒌 鸡肠草 蕺 葫 蒜 堇 芸台 胡麻叶附 青蘘 麻蕡子附 饴糖 大豆黄卷生寸豆附 赤小豆 豉 大麦 穬麦 小麦 麦奴 青粱米 黄粱米 白粱米 粟米 丹黍米 蘗米 秫米 陈廪米 舂杵头糠 酒 腐婢 扁豆叶附 黍米 粳米 稻米稻穰附 稷米 醋 酱 荜豆

右六百八十种皆今时见用药，并可收采以备急要用也。

药出州土第三

论曰：按本草所出郡县皆是古名，今之学者卒寻而难晓，自圣唐开辟，四海无外，州县名目，事事惟新，所以须甄明。即因土地名号，后之学者，容易即知。其出药土地，凡一百三十三州，合五百一十九种，其余州土皆有，不堪进御，故不繁录耳。

关内道

雍州：柏子仁、茯苓。

华州：覆盆子、杜蘅、茵芋、木防已、黄精、白术、柏白皮、茯苓、茯神、天门冬、薯蓣、王不留行、款冬花、牛膝、细辛、鳖甲、丹参、鬼臼、白芷、白蔹、狼牙、水蛭、松花、鳖头、桑螵蛸、松子、松萝、兔肝、远志、泽泻、五味子、菝葜、桔梗、玄参、沙参、续断、山茱萸、萆薢、白薇、通草、小草、石楠、石韦、龟头、麦门冬。

同州：寒水石、斑蝥、麻黄、䗪虫、麻黄根、芫荑、蒲黄、麻黄。

岐州：鬼督邮、樗鸡、獐骨、獐髓、及已、藜芦、秦艽、甘草。

宁州：菴蕳子、芜青、萹蓄、菴蕳花、荆子、虻虫。

鄜州：芍药、蔄茹、黄芩、秦艽。

原州：兽狼牙、苁蓉、黄耆、枫柳皮、白药。

延州：芜荑。

泾州：泽泻、防风、秦艽、黄芩。

灵州：代赭、野猪黄、苁蓉、狟脂。

盐州：青盐。

河南道

洛州：秦椒、黄鱼胆、黄石脂。

谷州：半夏、桔梗。

郑州：秦椒。

陕州：栝楼、柏子仁。

汝州：鹿角、鹿茸。

许州：鹿茸。

虢州：茯苓、茯神、桔梗、桑上寄生、细辛、栝楼、白石英。

豫州：吴茱萸、鹿茸。

齐州：阿胶、荣婆药、防风。

莱州：牡蛎、蔄茹、海藻、马刀、七孔决明、文蛤、牛黄、海蛤、乌贼鱼。

兖州：防风、羊石、仙灵脾、云母、紫石英、桃花石。

密州：海蛤、牛黄。

泗州：麋脂、麋角。

徐州：桑上寄生。

淄州：防风。

沂州：紫石英。

河东道

蒲州：龙骨、紫参、蒲黄、五味子、石胆、龙角、龙齿。

绛州：防风。

隰州：当归、大黄。

汾州：石龙芮、石膏。

潞州：赤石脂、不灰木、人参、白石脂。

泽州：人参、禹余粮、防风、白石英。

并州：白菀、鬼督邮、白龙骨、柏子仁、矾石、礜石、甘草。

晋州：白垩、紫参。

代州：柏子仁。

蔚州：松子。

慈州：白石脂。

河北道

怀州：牛膝。

相州：知母、磁石。

箕州：人参。

沧州：萑菌。

幽州：人参、知母、蛇胆。

檀州：人参。

营州：野猪黄。

平州：野猪黄。

山南西道

梁州：小檗、芒硝、理石、皂荚、苏子、狟脂、防已、野猪黄。

洋州：野猪黄、狟脂。

凤州：鹿茸。

始州：重台、巴戟天。

通州：药子。

渠州：卖子木。

商州：香零皮、厚朴、熊胆、龙胆、枫香脂、菖蒲、枫香木、秦椒、辛夷、恒山、獭肝、熊、杜仲、莽草、枳实、芍药。

金州：獭肝、枳茹、莽草、蜀漆、獭肉、枳实、枳刺、恒山。

山南东道

邓州：夜干、甘菊花、蜥蜴、蜈蚣、栀子花、牡荆子。

均州：萎蕤。

荆州：橘皮。

襄州：石龙芮、蓝实、蜀水花、茗草、雷丸、陵鲤甲、乌梅、牵牛子、乾白、鸬鹚头、橙叶、栀子花、蜥蜴、蜈蚣、孔公孽、败酱、贝母。

夔州：橘皮。

硖州：杜仲。

房州：野猪黄、狟脂。

唐州：鹿茸。

淮南道

扬州：白芷、鹿脂、蛇床子、鹿角。

寿州、光州、蕲州、黄州、舒州：并出生石斛。

申州：白芨。

江南东道

润州：踯躅、贝母、卷柏、鬼臼、半夏。

越州：榧子、刘寄奴。

婺州、睦州、歙州、建州：并出黄连。

泉州：干姜。

江南西道

宣州：半夏、黄连。

饶州：黄连。

吉州：陟厘。

江州：生石斛。

岳州：杉木、蝉蜕、楠木、鳖甲。

潭州：生石斛。

郎州：牛黄。

永州：石燕。

郴州：钓樟根。

辰州：丹砂。

陇右道

秦州：防葵、芎䓖、狼毒、鹿角、兽狼牙、鹿茸、蘼芜。

成州：防葵、狼牙。

兰州：苁蓉、鹿角胶。

武州：石胆、雄黄、雌黄。

廓州：大黄。

宕州：藁本、独活、当归。

河西道

凉州：大黄、白附子、鹿茸。

甘州：椒根。

肃州：肉苁蓉、百脉根。

伊州：伏翼、葵子。

瓜州：甘草。

西州：蒲萄。

沙州：石膏。

剑南道

益州：苎根、枇杷叶、黄环、郁金、姜黄、木兰、沙糖、蜀漆、百两金、薏苡、恒山、干姜、百部根、慎火草。

眉州：巴豆。

绵州：天雄、乌头、附子、乌喙、侧子、甘皮、巴戟天。

资州：折伤木。

嘉州：巴豆、紫葛。

邛州：卖子木。

泸州：蒟酱。

茂少：升麻、羌活、金牙、芒硝、马齿矾、朴硝、大黄、雄黄、矾石、马牙硝。

巂州：高良姜。

松州、当州：并出当归。

扶州：芎䓖。

龙州：侧子、巴戟天、天雄、乌头、乌喙、附子。

柘州：黄连。

岭南道

广州：石斛、白藤花、丁根、决明子、甘椒根。

韶州：石斛、牡桂、钟乳。

贺州、梧州、象州：并出蚺蛇胆。

春州、封州、泷州：并出石斛。

恩州：蚺蛇胆。

桂州：滑石、蚺蛇胆。

柳州：桂心、钓樟根。

融州：桂心。

潘州：蚺蛇胆。

交州：槟榔、三百两银、龙眼、木蓝子。

峰州：豆蔻。

马牙石一名长石，一名大乳，一名牛脑石，出在齐州历城县。

论曰：既知无物非药及所出土地，复采得时，须在贮积，以供时急，不得虚弃光阴，临事匆遽，失其机要，使风烛不救，实可悲哉！博学者深可思之，用为备耳。

用药处方第四

论曰：凡人在身感病无穷，而方药医疗有限，由此观之，设药方之篇，是以恢其大意，岂能得之万一。聊举所全以发后学，此篇凡有六十五章，总摄众病，善用心者，所以触类长之，其救苦亦已博矣，临事处方，可得依之取诀也。

治风第一

当归 秦艽 干姜 藁本 麻黄 葛根 前胡 知母 石韦 狗脊 萆薢 杜蘅 白薇 白芷 葈耳 女萎 桔梗 大戟 乌头 乌喙 附子 侧子 天雄 踯躅 茵芋 贯众 白芨 蒴藋 蔄茹 鬼箭 磁石 石膏 天门冬 萎蕤 白术 菖蒲 泽泻 薯蓣 菊花 细辛 独活 升麻 菴蔄 薏苡 巴戟天 松叶 松节 石楠 蜀椒 莽草 防风 王不留行 芎䓖 黄耆 杜若 辛夷 牡荆子 五加皮 木兰 枸杞 竹叶 厚朴 松实 秦皮 牡丹皮 防己 秦椒 女菀 泽兰 竹沥 山茱萸 吴茱萸 蒺藜子 曾青 礜石 代赭

湿痹腰脊第二

白胶 阿胶 鹿茸 鹿角 鹿脂 鸡头 蔓荆 竹沥 肉苁蓉 防风 芎䓖 景天 丹参 络石 千岁虆汁 王不留行 山樱木汁 蛇床 漏芦 茜根 飞廉 礜石 桔梗 芫花 旋复花 附子 侧子 天雄 踯躅 茵芋 当归 秦艽 芍药 干姜 葛根 石龙芮 狗脊 萆薢 菝葜 败酱 葈耳 白鲜 蠡实 青蘘 大豆卷 石楠 蜀椒 蔓荆 皂荚 天门冬 白术 萎蕤 干地黄 菖蒲 泽泻 菊花 薯药 石斛 牛

膝 细辛 柴胡 菴蕳 薏苡 车前子 柏子仁 菥蓂 蒴藋 桂心 杜仲 干漆 五加皮 酸枣 枸杞 松子 桑上寄生 续断 天名精

挛急瘆曳第三

秦艽 藁本 狗脊 萆薢 通草 石楠 防风 芎藭 续断 天门冬 女萎 干地黄 石斛 牛膝 薏苡 菟丝 杜仲 干漆 荆子 枸杞 大豆卷 天雄 附子 野葛 蒴藋

身瘙痒第四

青琅玕 石灰 丹砂 雄黄 水银 硫黄 牙子 白芨 铁落 枳实 蒺藜子 莽草 柳花 蜀羊泉 水萍 防风 蔄茹 羊蹄 莨草 败酱 藜芦 青葙 青蒿 羖羊角 蝉蜕 秦艽 天鼠矢

惊痫第五

铅丹 紫石英 白石脂 秦皮 银屑 玄石 铁精 钓藤 款冬花 牡丹皮 白藓皮 紫菀 女菀 柏子仁 茯苓 茯神 桔梗 荛花 莨菪子 蛇衔 远志 人参 细辛 防葵 龙胆 杏仁 龙骨 龙齿 牛黄 头发 白芝 龙角 羊齿 羊骨 乱发 牛齿 白马茎 白马齿 赤马齿 白马悬蹄 鹿茸 牡狗齿 豚卵 狐五脏 石蜜 海蛤 蚱蝉 露蜂房 白僵蚕 蛇蜕 雀瓮 蛇黄 鼠妇 蜣螂 六畜毛蹄甲

鬼魅第六

代赭 粉锡 金牙 卫矛 赤箭 铜镜鼻 升麻 牛黄 青木香 蓝实 蘼芜 徐长卿 云实 黄环 狸骨 獭肝 桃花 桃枭 蜈蚣 蛇胆 亭长 芫青 斑蝥 石长生 狼毒 鬼臼 商陆 踯躅 白芨 野葛 琥珀 六畜毛蹄甲

蛊毒第七

方解石 代赭 金牙 卫矛 赤箭 徐长卿 升麻 瓜蒂 雷丸 紫菀 黄环 青木香 巴豆 麝香 景天 蘘荷 犀角 羚羊角 豚卵 獭肝 狐茎 鹳骨 蜂房 胡燕屎 鲛鱼皮 白项蚯蚓 蛇蜕 蜈蚣 斑蝥 芫青 芫花 藜芦 野葛 榧子 猪苓 败鼓皮 桑上亭长 六畜毛蹄甲

痰实第八

淡竹叶 枳实 吴茱萸 厚朴 胡椒 槟榔仁 莱菔 茯苓 恒山 松萝 旋复花 大黄 芫花 荛花 半夏 乌头 黄芩 前胡 巴豆 柴胡 白术 细辛 朴硝 芒硝

固冷积聚腹痛肠坚第九

礜石 雄黄 殷孽 厚朴 特生礜石 曾青 戎盐 硫黄 阳起石 石膏 理石 高良姜 朴硝 芫花 桔梗 吴茱萸 葶苈 旋复花 麦门冬 太一余粮 泽泻 茯苓 人参 柴胡 蒺藜 藋菌 防葵 牡丹 荛花 海藻 肉苁蓉 丹参 巴戟天 莽草 芍药 乌头 麻黄 贝母 干姜 玄参 苦参 蔄茹 狼毒 大黄 附子

腹痛胀满呕吐第十

厚朴 竹茹 枳实 吴茱萸 槟榔 葛根 桑白皮 松萝 橘皮 大黄 桔梗 甘遂 干姜 大戟 藜芦 半夏 恒山 朴硝 生姜 藁本 阿胶 禹余粮 人参 戎盐

胸胁满第十一

方解石 兰草 杜若 莎草 竹叶 厚朴 枳实 干姜 前胡 玄参 紫菀 枸杞 桔梗 荛花 茯苓 芫花 旋复花 射干 乌头 半夏 恒山 人参 菊花 细辛 柴胡

补五脏第十二

白石脂 五石脂 琥珀 紫菀 石韦 大黄 桔梗 石蜜 龙骨 牛髓 鹿肉 鹅肉 干漆 柏子仁 女贞 银屑 沙参 酸枣 五味子 枳实 山茱萸 麦门冬 干地黄 菖蒲 泽泻 薯药 人参 石斛 细辛 菥蓂 龙胆 巴戟天 牡丹 韭 贝母 芜菁 葱白 覆盆 当归 钟乳 玄参 苦参

益气第十三

玉泉 钟乳 五石脂 白石英 柏子仁 柏叶 兰草 续断 茵陈 黄耆 飞廉 营实 五味子 旋花 泽泻 薯药 巴戟天 大枣 牡蒙 青蘘 乌麻 枳实 赤箭 芜菁子 苦菜 蒲桃 覆盆子 芍药 紫草 淫羊藿 羊肉 桑螵蛸 牛髓 蜡 牛肉 鹿茸 鹿角 麋角 猪肚 云母粉 兔屎 兔肉 戎盐 石蜜

长阴阳益精气第十四

羊肾 牛肾 肉苁蓉 蓬虆 磁石 理石 地肤子 决明子 杜若 白棘 蛇床子 茜根 黑石脂 五味子 天雄 附子 栝楼 玄参 石韦 石龙芮 白薇 萆薢 紫参 麦门冬 远志 小草 薯药 石斛 牛膝 卷柏 细辛 柴胡 车前子 茺蔚子 菟丝子 巴戟天 茯苓 枸杞 杜仲 丹砂 扁青 云母 滑石 钟乳

补骨髓第十五

五石脂 干漆 金屑 干地黄 防葵 菟丝子 乌麻 天门冬 青蘘 贝母 淫

羊藿 附子 天雄 羊肾 羚羊角 磁石

长肌肉第十六

藁本 天门冬 当归 白马茎 桑上寄生 冬葵子 白芷 蠡实 垣衣 麦门冬 麻仁 干地黄 泽泻 薯药 菟丝子 石斛 甘草 女贞子 五加皮 枳实 胡麻 玉泉 磁石 赤石脂 厚朴 蒲桃 赤箭 五味子 酸枣仁

坚筋骨第十七

玉泉 云母 杜仲 干漆 枸杞 硫黄 蔓荆 络石 磁石 戎盐 续断 乌麻 金屑 五加皮 酸枣仁

阴下湿痒第十八

木兰 槐皮 五加皮 杜仲 蛇床子 漏芦 飞廉 阳起石

消渴第十九

曾青 滑石 紫石英 白石英 凝水石 丹砂 石膏 理石 竹笋 桑白皮 枸杞根 松脂 茯苓 马乳 兔骨 紫参 赤小豆 大麦 小麦 泽泻 莱菔 人参 麦门冬 莼菜 腐婢 粟米 青粱 甘草 牡蛎 猪肚 鸡屎白 云实 黄连 礜石 栝楼 葛根 玄参 苦参 茅根 竹根 长石 知母 菰根 生葛汁 王瓜 冬瓜 水萍 羊酪

消食第二十

白术 桔梗 大黄 黄芩 大豆屑熬 穬麦蘖 皂荚 莱菔根 麦门冬 吴茱萸 槟榔 橘皮 小蒜 厚朴 苦参

淋闭第二十一

玉泉 石胆 芒硝 茯苓 琥珀 石燕 瞿麦 胡燕屎 茅根 鲤鱼齿 发髲 乱发 头垢

利小便第二十二

硝石 滑石 紫参 栝楼 百合 白石脂 海藻 榆皮 地肤子 山茱萸 蒲黄 棘仁 天门冬 车前子 麻子仁 赤小豆 郁李仁 冬瓜 冬葵子 牵牛子 茅根 葎草 犍牛尿 橘皮 楝实 长石 天名精 苦参 茵陈 秦艽

止小便利第二十三

赤石脂 铅丹 粉锡 菖蒲 王瓜 栝楼 菝葜 牡蛎 菰根 芦根 鸡肠草 龙骨 鹿茸 鹿角 鸡肶胵 山茱萸

明目第二十四

玉泉 丹砂 空青 紫贝 萤火 贝齿 马珂 石胆 钟乳 礜石 五石脂 卤咸 戎盐 理石 特生礜石 蔓荆子 桑椹子 槐子 蕤仁 地肤子 铁精 长石 黄连 景天花 香蒲 决明子 飞廉 杜若 枳实 秦艽 合欢 秦椒 棘仁 人参 细辛 蓍实 菴䕡 菟丝子 茺蔚子 菥蓂 乌麻 荠子 芜菁子 蓼子 葱子 前胡 玄参 瞿麦 石决明 石龙芮 羚羊角 羖羊角 青牛胆 兔肝 狗脊

止泪第二十五

空青 曾青 蔓荆 蕤仁 绿盐 苦参 白芷 杜若 菊花 栾花 菥蓂 皂荚 芎䓖 决明子 白术

目赤痛第二十六

空青 车前子 曾青 石胆 矾石 戎盐 菥蓂 蕤仁 荠子 栾花 鲤鱼胆 檗木 石盐 萎蕤 决明子

益肝胆第二十七

空青 曾青 礜石 酸枣仁 细辛 龙胆 苦参 荠菜 黄连

补养心气第二十八

紫石英 远志 羚羊角 人参

补养肾气第二十九

六畜肾 络石 泽泻 石楠 萆薢 车前子 狗脊 栗子 沙参 白棘 玄参 黑石脂 磁石 瞿麦 粟米 石斛 鹿茸

补脾第三十

大枣 樱桃 甘蔗 石蜜

咳逆上气第三十一

石胆 蘼芜 蜀椒 款冬 桑根白皮 狼毒 竹叶 女菀 白前 吴茱萸 百部根 当归 麻黄 贝母 紫菀 白藓皮 荛花 藜芦 乌头 附子 鬼臼 射干 半夏 蜀漆 菖蒲 远志 甘草 细辛 防葵 杏仁 桃仁 瓜丁 貒脂肉 牡蛎 桂心 白石脂 羊肺 紫石英 钟乳 硫黄 蒺藜 芫花 五味子 茯苓

下气第三十二

铅丹 梅实 蛇床 石韦 水苏 竹叶 苏子 薄荷 蒺藜 秦荻梨 甘草 石斛 细辛 牡荆 枇杷叶 甘蔗 薯药 马肉 白石英 鹿茸 杏仁 石膏 橘皮 钟乳

云母 礜石 胡椒

霍乱转筋第三十三

木瓜 鸡屎白 干姜 附子 瞿麦 女萎 香薷 藊豆 薄荷 橘皮 人参 桂心 白术 厚朴

肠痔第三十四

石胆 硝石 丹砂 五石脂 水银 雄黄 殷孽 石硫黄 孔公孽 磁石 檗木 槐子 桐皮 飞廉 败酱 露蜂房 鳗鲡鱼 蛇脱皮 蠡鱼 猬皮 鳖甲 猪后足悬蹄

鼠漏并痔等三十五

黄耆 续断 连翘 夏枯草 王不留行 鼠尾草 萹蓄 通草 狼毒 败酱 桐叶 及己 蛇衔草 侧子 地榆 王瓜 昆布 牡蛎 蠡鱼 露蜂房 文蛤 龟甲 猬皮 鳖甲 蚺蛇胆 蛇脱皮 斑蝥 虎骨 地胆 猪悬蹄 五石脂 陵鲤甲

三虫第三十六

粉锡 梓白皮 山茱萸 槟榔 卫矛 芜荑 天门冬 天名精 桑白皮 干漆 蔓荆 苦参 蘼芜 雷丸 特生礜石 楝实 苋实 麝香 通草 白颈蚯蚓 桃仁 桃花 连翘 贯众 鹤虱 萹蓄 青桐 雚芦 牙子 榧实 槲皮 薏苡根

下部䘌第三十七

石硫黄 雄黄 雌黄 苦参 艾叶 大蒜 盐 马鞭草 蚺蛇胆

崩中下血第三十八

白磁屑 伏龙肝 败船茹 青石脂 卫矛 桃毛 紫葳 檗木 当归 桑上寄生 白蔹 茅根 牡狗齿 玉泉 鲤鱼骨 白僵蚕 龙骨 白胶 阿胶 牛角䚡 阳起石 地榆 生地黄 茜根 白芷 艾叶 景天花 乌贼鱼骨 小麦 大小蓟根

女人血闭第三十九

铜镜鼻 铜弩牙 桃仁 茅根 乌贼鱼骨 白芷 栝楼 大黄 桑螵蛸 牛角䚡 蛴螬 虻虫 䗪虫 水蛭 苒蓉 菴䕡子 阳起石 紫葳 黄芩 巴豆 牛膝 瞿麦 当归

女人寒热疝瘕漏下第四十

白垩 干漆 苁蓉 黄耆 蛇床子 禹余粮 阳起石 秦椒

产难胞衣不出第四十一

代赭 石燕 冬葵子 弓弩弦 滑石 蚱蝉 泽泻 续断 羖羊角 王不留行

女人阴冷肿痛第四十二

松萝 白藓皮 卷柏

阴蚀疮第四十三

土殷孽 萹蓄 五加皮 黑石脂 矾石 檗木 桐叶 礜石 石胆 虾蟆 龟甲 狐茎

伤寒温疫第四十四

犀角屑 羚羊角 徐长卿 麻黄 前胡 生葛汁 葛根 大青 栝楼 柴胡 青木香 吴蓝 贝母 玄参 白薇 知母 桂心 芍药

健忘第四十五

远志 菖蒲 人参 茯神 蓍实 蔄茹 白马心 龙胆 龟甲 通草

通九窍第四十六

大枣 芥子 远志 菖蒲 细辛 蔓荆

下部痢第四十七

榧实 龙骨 鼠尾草 营实 黄连 黄芩 干姜 附子 仓米 蜀椒 五石脂 无食子 槲若 地榆 龙胆 黄檗

虚损泄精第四十八

白棘 韭子 鹿茸 山茱萸 泽泻 菟丝子 牡蛎 白龙骨

唾粘如胶并唾血第四十九

紫菀 紫参 旋复花 麻黄 茯苓 桂心 槐子 芎䓖 干姜 射干 小麦

吐血第五十

戎盐 柏叶 水苏 败船茹 生地黄汁 竹茹 蛴螬 艾叶 白胶 大小蓟根 羚羊角 马屎

下血第五十一

白瓷屑 伏龙肝 柏叶 青羊脂 艾叶 五石脂 赤箭 天名精 蒲黄 生地黄 黄芩 茜根 败船茹 水苏 白胶 马屎 槲脉

衄血第五十二

乱发灰 水苏 紫参 柏叶 王不留行 生地黄汁

尿血第五十三

龙骨 戎盐 鹿茸 葱涕汁

耳聋第五十四

磁石 菖蒲 山茱萸 乌鸡脂 鹅脂 通草 王瓜

止汗第五十五

牡蛎 龙骨 柏实 卫矛

出汗第五十六

山茱萸 细辛 石膏 蜀椒 干姜 葱白须 桂心 葛根 麻黄

坚齿第五十七

桑上寄生 香蒲 蔓荆 秦椒 蜀椒 鼠李根 戎盐

痈肿第五十八

营实 飞廉 蒺藜子 白棘 王不留行 木兰皮 络石 紫石英 五石脂 磁石 芍药 防己 泽兰 大蒜 连翘 黄耆 白蔹 苦参 败酱 通草 王瓜

恶疮第五十九

白芨 藿芦 蛇衔 青葙 牙子 狼毒 营实 黄芩 当归 苦参 萆薢 雌黄 松脂 漏芦 及己 通草 地榆 蜀羊泉

热极喘口舌焦干第六十

石膏 石蜜 麦门冬 栝楼 络石 杏仁 茯苓 松脂 紫菀 款冬 梅子 大黄 甘草

利血脉第六十一

玉泉 丹砂 空青 长石 芒硝 干地黄 人参 甘草 通草 芍药 桂心 蜀椒 麻子

失魂魄第六十二

玉泉 丹砂 紫石英 茯神 琥珀 龙骨 人参 牛黄

悦人面第六十三

白瓜子 雄黄 丹砂 落葵子 鹿髓 菌桂 旋复花 麝香 瓜楼

口疮第六十四

黑石脂 干地黄 黄连 龙胆 大青 升麻 檗木 小檗 苦竹叶 酪 酥 豉 石蜜

脚弱疼冷第六十五

石斛 石钟乳 殷孽 孔公孽 石硫黄 附子 豉 丹参 五加皮 竹沥 大豆 天雄 侧子 木防己 独活 松节 牛膝

千金翼方卷第二　本草上

论曰：金石草木，自有《本经》，而条例繁富，非浅学近识所能悟之。忽逢事逼，岂假披讨？所以录之于卷，附之于方，使忠臣孝子匆遽之际，造次可见，故录之以冠篇首焉。

玉石部上品

二十二味

玉泉 味甘，平，无毒。主五脏百病，柔筋强骨，安魂魄，长肌肉，益气，利血脉。疗妇人带下十二病，除气癃，明耳目。久服耐寒暑，不饥渴，不老，神仙，轻身长年。人临死服五斤，死三年色不变。一名玉札。生蓝田山谷，采无时。

玉屑 味甘，平，无毒。主除胃中热，喘息烦满，止渴。屑如麻豆服之。久服轻身长年。生蓝田，采无时。

丹砂 味甘，微寒，无毒。主身体五脏百病，养精神，安魂魄，益气明目，通血脉。止烦满消渴，益精神，悦泽人面。杀精魅邪恶鬼，除中恶腹痛，毒气疥瘘诸疮。久服通神明，不老，轻身神仙。能化为汞，作末，名真朱，光色如云母，可析者良。生符陵山谷，采无时。

空青 味甘酸，寒，大寒，无毒。主青盲耳聋，明目，利九窍，通血脉，养精神，益肝气。疗目赤痛，去肤翳，止泪出，利水道，下乳汁，通关节，破坚积。久服轻身延年不老，令人不忘，志高神仙。能化铜铁铅锡作金。生益州山谷及越嶲山有铜处，铜精熏则生空青，其腹中空。三月中旬采，亦无时。

绿青 味酸，寒，无毒。主益气，疗鼽鼻，止泄痢。生山之阴穴中，色青白。

曾青 味酸，小寒，无毒。主目痛，止泪出，风痹，利关节，通九窍，破癥坚积聚，养肝胆，除寒热，杀白虫。疗头风脑中寒，止烦渴。补不足，盛阴气。久服轻身不老。能化金铜。生蜀中山谷及越嶲，采无时。

白青 味甘酸咸，平，无毒。主明目，利九窍，耳聋，心下邪气。令人吐。杀诸毒三虫。久服通神明，轻身延年不老。可消为铜剑，辟五兵。生豫章山谷，采无时。

扁青 味甘，平，无毒。主目痛明目，折跌痈肿，金疮不瘳，破积聚，解毒气，利精神，去寒热风痹，及丈夫茎中百病，益精。久服轻身不老。生朱崖山谷，武都、朱提，采无时。

石胆 味酸辛，寒，有毒。主明目，目痛，金疮诸痫痉，女子阴融痛，石淋，寒热，崩中下血，诸邪毒气。令人有子。散癥积，咳逆上气，及鼠瘘恶疮。炼饵服之不老，久服增寿神仙。能化铁为铜，成金银。一名毕石，一名黑石，一名棋石，一名铜勒。生羌道山谷羌里勾青山，二月庚子辛丑日采。

云母 味甘，平，无毒。主身皮死肌，中风寒热，如在车船上，除邪气，安五脏，益子精，明目，下气，坚肌，续绝补中。疗五劳七伤，虚损少气，止痢。久服轻身延年，悦泽不老，耐寒暑，志高神仙。一名云珠，色多赤；一名云华，五色具；一名云英，色多青；一名云液，色多白；一名云砂，色多黄；一名磷石，色正白。生泰山山谷，齐、庐山，及琅琊北定山石间，二月采。

石钟乳 味甘，温，无毒。主咳逆上气，明目，益精，安五脏，通百节，利九窍，下乳汁，益气，补虚损。疗脚弱疼冷，下焦肠竭，强阴。久服延年益寿，好颜色，不老，令人有子。不炼服之，令人淋。一名公乳，一名芦石，一名夏石。生少室山谷及泰山，采无时。

朴硝 味苦辛，寒，大寒，无毒。主百病，除寒热邪气，逐六腑积聚，结固留癖，胃中食饮热结，破留血闭绝，停痰痞满，推陈致新。能化七十二种石。炼饵服之，轻身神仙。炼之白如银，能寒能热，能滑能涩，能辛能苦，能咸能酸，入地千岁不变。色青白者佳，黄者伤人，赤者杀人。一名硝石朴。生益州山谷，有咸水之阳，采无时。

硝石 味苦辛，寒，大寒，无毒。主五脏积热，胃胀闭，涤去蓄结饮食，推陈致新，除邪气。疗五脏十二经脉中百二十疾，暴伤寒，腹中大热，止烦满，消渴，利小便及瘘蚀疮。炼之如膏，久服轻身。天地至神之物，能化成十二种石。一名芒硝。生益州山谷，及武都、陇西、西羌，采无时。

芒硝 味辛、苦，大寒。主五脏积聚，久热胃闭，除邪气，破留血，腹中痰实结搏，通经脉，利大小便及月水，破五淋，推陈致新，生于朴硝。

矾石 味酸，寒，无毒。主寒热，泄痢白沃，阴蚀恶疮，目痛，坚骨齿，除固热在骨髓，去鼻中息肉。炼饵服之，轻身不老增年。岐伯云：久服伤入骨，能使铁为铜。一名羽䂪，一名羽泽。生河西山谷及陇西武都、石门，采无时。

滑石 味甘，寒，大寒，无毒。主身热泄澼，女子乳难，癃闭，利小便，荡胃中积聚寒热，益精气，通九窍六腑津液，去留结，止渴，令人利中。久服轻身，耐饥长年。一名液石，一名共石，一名脱石，一名番石。生赭阳山谷，及泰山之阴，或掖北白山，或卷山，采无时。

紫石英 味甘辛，温，无毒。主心腹咳逆邪气，补不足。女子风寒在子宫，绝孕，十年无子。疗上气，心腹痛，寒热邪气，结气，补心气不足，定惊悸，安魂魄，填下焦，止消渴，除胃中久寒，散痈肿，令人悦泽。久服温中，轻身延年，生泰山山谷，采无时。

白石英 味甘辛，微温，无毒。主消渴，阴痿不足，咳逆，胸膈间久寒，益气，除风湿痹。疗肺痿。下气，利小便，补五脏，通日月光。久服轻身长年，耐寒热。生华阴山谷，及泰山，大如指，长二三寸。六面如削，白澈有光，其黄端白棱名黄石英，赤端名赤石英，青端名青石英，黑端名黑石英。二月采，亦无时。

青石、赤石、黄石、白石、黑石脂等 味甘，平。主黄疸，泄痢，肠澼脓血，阴蚀，下血赤白，邪气，痈肿疽痔，恶疮，头疡，疥瘙。久服，补髓益气，肥健不饥，轻身延年，五石脂各随五色，补五脏。生南山之阳山谷中。

青石脂：味酸，平，无毒。主养肝胆气，明目。疗黄疸，泄痢肠澼，女子带下百病，及疽痔恶疮。久服补髓益气，不饥，延年。生齐区山及海崖，采无时。

赤石脂：味甘酸辛，大温，无毒。主养心气，明目益精。疗腹痛泄僻，下痢赤白，小便利及痈疽疮痔，女子崩中漏下，产难，胞衣不出。久服补髓，好颜色，益智不饥，轻身延年。生济南、射阳及泰山之阴，采无时。

黄石脂：味苦，平，无毒。主养脾气，安五脏，调中，大人小儿泄痢，肠澼，下脓血，去白虫，除黄疸，痈疽虫。久服轻身延年，生嵩高山。色如莺雏，采无时。

白石脂：味甘酸，平，无毒。主养肺气，厚肠。补骨髓。疗五脏惊悸不足，心下烦，止腹痛，下水，小肠澼热溏，便脓血，女子崩中漏下，赤白沃，排痈疽疮痔。久服安心，不饥，轻身长年。生泰山之阴，采无时。

黑石脂：味咸，平，无毒。主养肾气，强阴，主阴蚀疮。止肠澼泄痢，疗口疮咽痛。久服益气，不饥延年。一名石涅，一名石墨。出颍川阳城，采无时。

太一余粮 味甘，平，无毒。主咳逆上气，癥瘕血闭，漏下，除邪气，肢节不利，大饱绝力身重。久服耐寒暑，不饥轻身，飞行千里，神仙。一名石脑。生泰山山谷，九月采。

石中黄子 味甘，平，无毒。久服轻身，延年不老。此禹余粮壳中未成余粮黄浊水也，出余粮处有之。陶云：芝品中有石中黄子，非也。

禹余粮 味甘，寒，平，无毒。主咳逆寒热，烦满，下赤白，血闭，癥瘕，大热。疗小腹痛结烦疼。炼饵服之，不饥，轻身延年。一名白余粮。生东海池泽及山岛或池泽中。

玉石部中品

二十九品

金屑 味辛，平，有毒。主镇精神，坚骨髓，通利五脏，除邪毒气。服之神仙。生益州，采无时。

银屑 味辛，平，有毒。主安五脏，定心神，止惊悸，除邪气。久服轻身长年。生永昌，采无时。

水银 味辛，寒，有毒。主疥瘘，痂疡，白秃，杀皮肤中虱，堕胎，除热。以敷男子阴，阴消无气。杀金银铜锡毒。熔化还复为丹，久服神仙，不死。一名汞。生符陵平土，出于丹砂。

雄黄 味苦甘，平，寒，大温，有毒。主寒热鼠瘘，恶疮疽痔，死肌。疗疥虫䘌疮，目痛，鼻中息肉，及绝筋，破骨，百节中大风，积聚癖气，中恶，腹痛，鬼疰，杀精物恶鬼，邪气，百虫毒，胜五兵。杀诸蛇虺毒，解藜芦毒。悦泽人面。炼食之轻身神仙，饵服之皆飞入人脑中，胜鬼神，延年益寿，保中不饥。得铜可作金。一名黄食石。生武都山谷、敦煌山之阳，采无时。

雌黄 味辛甘，平，大寒，有毒。主恶疮，头秃痂疥，杀毒虫虱，身痒，邪气诸毒，蚀鼻中息肉，下部䘌疮，身面白驳，散皮肤死肌，及恍惚邪气。杀蜂蛇毒。炼之久服，轻身增年不老，令人脑满。生武都山谷，与雄黄同山生。其阴山有金，金精熏则生雌黄。采无时。

殷孽 味辛，温，无毒。主烂伤瘀血，泄痢，寒热鼠瘘，癥瘕结气，脚冷疼弱。一名姜石，钟乳根也。生赵国山谷，又梁山及南海，采无时。

孔公孽 味辛，温，无毒。主伤食不化，邪结气恶，疮疽瘘痔，利九窍。下乳汁，男子阴疮，女子阴蚀，及伤食，病常欲眠睡。一名通石，殷孽根也，青黄色。生梁山山谷。

石脑 味甘，温，无毒。主风寒虚损，脚腰疼痹，安五脏，益气。一名石饴饼，生名山土石中，采无时。

石硫黄 味酸，温，大热，有毒。主妇人阴蚀，疽痔恶血，坚筋骨，除头秃，疗心腹积聚，邪气冷癖在胁，咳逆上气，脚冷疼弱无力，及鼻衄，恶疮，下部䘌癥疮，上血。杀疥虫，能化金银铜铁奇物。生东海牧羊山谷中，及泰山、河西山，矾石液也。

阳起石 味咸，微温，无毒。主崩中漏下，破子脏中血，癥瘕结气，寒热腹痛，无子，阴痿不起，补不足。疗男子茎头寒，阴下湿痒，去臭汗，消水肿。久服不饥，令人有子。一名白石，一名石生，一名羊起石，云母根也。生齐山山谷及琅邪或云山、阳起山，采无时。

凝水石 味辛甘，寒，大寒，无毒。主身热，腹中积聚邪气，皮中如火烧，烦满，水饮之，除时气热盛，五脏伏热，胃中热，烦满，止渴，水肿，小腹痹。久服不饥。一名白水石，一名寒水石，一名凌水石，色如云母可析者良，盐之精也。生常山山谷，又水中县及邯郸。

石膏 味辛甘，微寒，大寒，无毒。主中风寒热，心下逆气惊喘，口干舌焦，不能息，腹中坚痛，除邪鬼，产乳，金疮。除时气，头痛，身热，三焦大热，皮肤热，肠胃中膈气，解肌发汗，止消渴，烦逆，腹胀，暴气喘息，咽热，亦可作浴汤。一名细石。细理白泽者良，黄者令人淋。生齐山山谷，及齐庐山、鲁蒙山，采无时。

磁石 味辛咸，寒，无毒。主周痹风湿，肢节中痛，不可持物，洗洗酸痟，除大热，烦满及耳聋，养肾脏。强骨气，益精除烦，通关节，消痈肿，鼠瘘颈核，喉痛，小儿惊痫。炼水饮之，亦令人有子。一名玄石，一名处石。生泰山川谷及慈山山阴，有铁处则生其阳，采无时。

玄石 味咸，温，无毒，主大人小儿惊痫，女子绝孕，小腹冷痛，少精身重，服之令人有子。一名玄水石，一名处石。生泰山之阳，山阴有铜，铜者雌，玄者雄。

理石 味辛甘，寒，大寒，无毒。主身热，利胃解烦，益精明目，破积聚，去三虫，除荣卫中去来大热，结热，解烦毒，止消渴，及中风痿痹。一名立制石，一名肌石。如石膏，顺理而细。生汉中山谷及庐山，采无时。

长石 味辛苦，寒，无毒。主身热，胃中结气，四肢寒厥，利小便，通血脉，明目，去翳眇，下三虫，杀蛊毒，止消渴，下气除胁肋肺间邪气。久服不饥。一名方石，一名土石，一名直石。理如马齿，方面润泽玉色。生长子山谷及泰山、临淄，采无时。

肤青 味辛咸，平，无毒。主蛊毒，蛇菜肉诸毒，恶疮。不可久服，令人瘦。一名推青，一名推石，生益州山谷。

铁落 味辛甘，平，无毒。主风热恶疮，疡疽疮痂，疥气在皮肤中。除胸膈中热气。食不下，止烦，去黑子。一名铁液。可以染皂，生牧羊平泽及祊城，或析城，采无时。

铁 主坚肌耐痛。

生铁 微寒，主疗下部及脱肛。

钢铁 味甘，无毒。主金疮，烦满热中，胸膈气塞，食不化，一名跳铁。

铁精 平，微温。主明日。化铜。疗惊悸，定心气，小儿风痫，阴㿉、脱肛。

光明盐 味咸甘，平，无毒。主头面诸风，目赤痛，多眵泪，生盐州五原，盐池下凿取之，大者如升，皆正方光澈。一名石盐。

绿盐 味咸苦辛，平，无毒。主目赤泪出，肤翳眵暗。

密陀僧 味咸辛，平，有小毒。主久痢，五痔，金疮，面上瘢皯。面膏药用之。

桃花石 味甘，温，无毒。主大肠中冷脓血痢。久服令人肌热，能食。

珊瑚 味甘，平，无毒。主宿血，去目中翳。鼻衄，末吹鼻中。生南海。

石花 味甘，温，无毒。酒渍服，主腰脚风冷，与殷孽同。一名乳花。

石床 味甘，温，无毒。酒渍服，与殷孽同。一名乳床，一名逆石。

玉石部下品

三十一味

青琅玕 味辛，平，无毒。主身痒，火疮，痈伤，白秃，疥瘙，死肌，浸淫在皮肤中。煮炼服之，起阴气。可化为丹。一名石珠，一名青珠。生蜀郡平泽，采无时。

礜石 味辛甘，大热，生：温；熟：热。有毒。主寒热鼠瘘，蚀疮，死肌风痹，腹中坚癖邪气，除热，明目，下气，除膈中热，止消渴，益肝气，破积聚，痼冷腹痛，去鼻中息肉。久服令人筋挛。火炼百日，服一刀圭。不炼服则杀人及百兽。一名青分石，一名立制石，一名固羊石，一名白礜石，一名太白石，一名泽乳，一名食盐。生汉中山谷及少室，采无时。

特生礜石 味甘，温，有毒。主明目，利耳，腹内绝寒，破坚结及鼠瘘，杀百虫恶兽。久服延年。一名苍礜石，一名鼠毒。生西域，采无时。

握雪礜石 味甘，温，无毒。主痼冷积。轻身延年。多食令人热。

方解石 味苦辛，大寒，无毒。主胸中留热结气，黄疸，通血脉，去蛊毒。一名黄石。生方山，采无时。

苍石 味甘平，有毒。主寒热下气，瘘蚀，杀禽兽。生西域，采无时。

土殷孽 味咸，无毒。主妇人阴蚀，大热，干痂。生高山崖上之阴，色白如脂，采无时。

代赭 味苦甘，寒，无毒。主鬼疰，贼风蛊毒，杀精物恶鬼，腹中毒邪气，女子赤沃漏下，带下百病，产难，胞衣不出，堕胎，养血气，除五脏血脉中热，血痹血瘀，大人受惊气入腹，及阴痿不起。一名须丸，一名血师。生齐国山谷。赤红青色，如鸡冠有泽，染爪甲不渝者，良，采无时。

卤咸 味苦咸，寒，无毒。主大热，消渴狂烦，除邪，及下蛊毒，柔肌肤，去五脏肠胃留热，结气，心下坚，食已呕逆，喘满，明日，目痛。生河东盐池。

大盐 味甘咸，寒，无毒。主肠胃结热，喘逆，胸中病，令人吐。生邯郸及河东池泽。

戎盐 味咸，寒，无毒。主明目目痛，益气，坚肌骨，去毒蛊，心腹痛，溺血，吐血，齿舌血出。一名胡盐。生胡盐山，及西羌北地酒泉福禄城东南角。北海青，南海赤。十月采。

白垩 味苦辛，温，无毒。主女子寒热，癥瘕，月闭，积聚，阴肿痛，漏下，无子，泄痢。不可久服，伤五脏，令人羸瘦。一名白善。生邯郸山谷，采无时。

铅丹 味辛，微寒。主吐逆，胃反，惊痫癫疾，除热，下气，止小便利，除毒热脐挛，金疮溢血，炼化还成丸光。久服通神明。一名铅华，生于铅，生蜀郡平泽。

粉锡 味辛，寒，无毒。主伏尸毒螫，杀三虫，去鳖瘕，疗恶疮，堕胎，止小便利。一名解锡。

锡铜镜鼻 主女子血闭，癥瘕伏肠，绝孕，及伏尸邪气，生桂阳山谷。

铜弩牙 主妇人产难，血闭，月水不通，阴阳隔塞。

金牙 味咸，无毒。主鬼疰，毒蛊诸疰。生蜀郡，如金色者良。

石灰 味辛，温。主疽疡，疥瘙，热气，恶疮，癞疾，死肌，堕眉，杀痔虫，去黑子息肉，疗髓骨疽。一名恶灰，一名希灰。生中山川谷。

冬灰 味辛，微温。主黑子，去疣，息肉，疽蚀，疥瘙。一名藜灰，生玄谷川泽。

煅灶灰 主癥瘕坚积，去邪恶气。

伏龙肝 味辛，微温。主妇人崩中，吐血，止咳逆，止血，消痈肿毒气。

东壁土 主下部疮，脱肛。

紫铆麒麟竭 味甘咸，平，有小毒。主五脏邪气，带下，止痛，破积血金疮，生肉。与麒麟竭二物大同小异。

硇砂 味咸苦辛，温，有毒。不宜多服，主积聚，破结血，烂胎，止痛，下气，疗咳嗽宿冷，去恶肉，生好肌。柔金银，可为焊药。出西戎。形如牙硝，光净者良，驴马药亦用。

姜石 味咸，寒，无毒。主热豌豆疮，丁毒等肿，生土石间，状如姜，有五种色，白者最良，所在有之，以烂不碜者好，齐州历城东者良。

赤铜屑 以醋和如麦饭，袋盛，先刺腋下脉出血，封之，攻腋臭神效。又熬使极热，投酒中，服五合，日三，主贼风反折。又烧赤铜五斤，纳酒二斗中百遍。服同前，主贼风甚验。

铜矿石 味酸，寒，有小毒。主疔肿恶疮，驴马脊疮，臭腋，石上水磨取汁涂之，其疔肿，末之，敷疮上良。

白瓷瓦屑 平，无毒。主妇人带下，白崩，止呕吐逆，破血，止血，水磨，涂疮灭瘢，定州者良，余皆不如。

乌古瓦 寒，无毒。以水煮乃渍汁饮，止消渴，取屋上年深者，良。

石燕 以水煮汁饮之，主淋有效。妇人难产，两手各把一枚，立验。出零陵。

梁上尘 主腹痛，噎，中恶鼻衄，小儿软疮。

草部上品之上

四十味

青芝 味酸，平。主明目，补肝气，安精魂，仁恕。久食轻身不老，延年神仙。一名龙芝。生泰山。

赤芝 味苦，平。主胸腹结，益心气，补中，增智慧，不忘。久食轻身不老，延年神仙。一名丹芝。生霍山。

黄芝 味甘，平。主心腹五邪，益脾气，安神，忠信和乐。久食轻身不老，延年神仙。一名金芝。生嵩山。

白芝 味辛，平。主咳逆上气，益肺气，通利口鼻，强志意，勇悍，安魄。久食轻身不老，延年神仙。一名玉芝。生华山。

黑芝 味咸，平。主癃，利水道，益肾气，通九窍，聪察。久食轻身不老，延年神仙，一名玄芝。生常山。

紫芝 味甘，温。主耳聋，利关节，保神，益精气，坚筋骨，好颜色。久服轻身，不老延年。一名木芝。生高夏山谷。六芝皆无毒，六月八月采。

赤箭 味辛，温。主杀鬼精物，蛊毒恶气，消痈肿，下支满疝，下血。久服益气力，长阴，肥健，轻身增年。一名离母，一名鬼督邮。生陈仓川谷，雍州及泰山少室，三月四月八月采根，曝干。

天门冬 味苦甘，平，大寒，无毒。主诸暴风湿偏痹，强骨髓，杀三虫，去伏尸，保定肺气，去寒热，养肌肤，益气力，利小便，冷而能补。久服轻身，益气，延年不饥。一名颠勒。生奉高山谷，二月三月七月八月采根，曝干。

麦门冬 味甘，平，微寒，无毒。主心腹结气，伤中伤饱，胃络脉绝，羸瘦短气，身重目黄，心下支满，虚劳客热，口干燥渴，止呕吐，愈痿蹶，强阴益精，消谷调中，保神，定肺气，安五脏。令人肥健，美颜色，有子。久服轻身，不老不饥。秦名羊韭，齐名爱韭，楚名马韭，越名羊蓍，一名禹葭，一名禹余粮。叶如韭，冬夏长生。生函谷川谷及堤阪肥土石间久废处，二月三月八月十月采，阴干。

术 味苦甘，温，无毒。主风寒湿痹，死肌，痉疸，止汗，除热，消食，主大风在身面，风眩头痛，目泪出，消痰水，逐皮间风水结肿，除心下急满，及霍乱吐下不止，利腰脐间血，益津液，暖胃，消谷，嗜食。作煎饵。久服轻身，延年不饥。一名山蓟，一名山姜，一名山连。生郑山山谷、汉中、南郑，二月三月八月九月采根，曝干。

女萎萎蕤 味甘，平，无毒。主中风暴热，不能动摇，跌筋结肉，诸不足，心腹结气，虚热湿毒，腰痛，茎中寒，及目痛眦烂，泪出。久服去面黑皯，好颜色，润泽，轻身不老。一名荧，一名地节，一名玉竹，一名马薰。生泰山山谷及丘陵，立春后采，阴干。

黄精 味甘，平，无毒。主补中益气，除风湿，安五脏。久服轻身，延年不饥。一名重楼，一名菟竹，一名鸡格，一名救穷，一名鹿竹。生山谷，二月采根，阴干。

干地黄 味甘苦，寒，无毒。主折跌，绝筋伤中，逐血痹，填骨髓，长肌肉。作汤，除寒热，积聚，除痹。主男子五劳七伤，女子伤中，胞漏，下血，破恶血，溺血，利大小肠，去胃中宿食，饱力断绝，补五脏内伤不足，通血脉，益气力，利耳目，生者尤良。

生地黄：大寒。主妇人崩中，血不止，及产后血上薄心闷绝，伤身胎动下血，胎不落；堕坠，踠折，瘀血，留血，衄鼻，吐血，皆捣饮之。久服，轻身不老。一名地髓，一名苄，一名芑。生咸阳川泽黄土地者佳，二月八月采根，阴干。

菖蒲 味辛，温，无毒。主风寒湿痹，咳逆上气，开心孔，补五脏，通九窍，明耳目，出音声。主耳聋，痈疮，温肠胃，止小便利，四肢湿痹，不得屈伸，小儿温疟，身积热不解，可作浴汤。久服轻身，聪耳明目，不忘，不迷惑，延年，益心智，高志不老。一名昌阳。生上洛池泽及蜀郡严道。一寸九节者良，露根不可用。五月十二月采根，阴干。

远志 味苦，温，无毒。主咳逆伤中，补不足，除邪气，利九窍，益智惠，耳目聪明，不忘，强志倍力，利丈夫，定心气，止惊悸，益精，去心下膈气，皮肤中热，面目黄。久服轻身不老，好颜色，延年。叶名小草，主益精，补阴气，止虚损，梦泄。一名棘苑，一名葽绕，一名细草。生泰山及冤句川谷，四月采根叶，阴干。

泽泻 味甘咸，寒，无毒。主风寒湿痹，乳难，消水，养五脏，益气力，肥健，补虚损五劳，除五脏痞满，起阴气，止泄精，消渴，淋沥，逐膀胱三焦停水。久服耳目聪明，不饥，延年，轻身，面生光，能行水上。扁鹊云：多服病人眼。一名水泻。一名及泻，一名芒芋，一名鹄泻。生汝南池泽，五月六月八月采根，阴干。叶：味咸，无毒。主大风，乳汁不出，产难，强阴气。久服轻身，五月采。实：味甘，无毒。主风痹，消渴，益肾气，强阴，补不足，除邪湿。久服面生光，令人无子。九月采。

薯蓣 味甘，温，平，无毒。主伤中，补虚羸，除寒热邪气，补中，益气力，长肌肉，主头面游风，风头眼眩，下气，止腰痛，补虚劳羸瘦，充五脏，除烦热，强阴。久服耳目聪明，轻身不饥，延年。一名山芋，秦楚名玉延，郑越名土藷。生嵩高山谷。二月八月采根，曝干。

菊花 味苦甘，平，无毒。主风头头眩，肿痛，目欲脱，泪出，皮肤死肌，恶风，湿痹。疗腰痛去来陶陶，除胸中烦热，安肠胃，利五脉，调四肢。久服利血气，轻身，耐老延年。一名节华，一名日精，一名女节，一名女华，一名女茎，一名更生，一名周盈，一名傅延年，一名阴成。生雍州川泽及田野，正月采根，三月采叶，五月采茎，九月采花，十一月采实，皆阴干。

甘草 味甘，平，无毒。主五脏六腑寒热邪气，坚筋骨，长肌肉，倍力，金疮尰，解毒，温中下气，烦满短气，伤脏咳嗽，止渴。通经脉，利血气。解百药毒，为九土之精，安和七十二种石，一千二百种草。久服轻身延年。一名蜜甘，一名美草，一名蜜草，一名蕗草。生河西川谷积沙山及上郡，二月八月除日采根，曝干，十日成。

人参 味甘，微寒，微温，无毒。主补五脏，安精神，定魂魄，止惊悸，除邪气，明日，开心，益智。疗肠胃中冷，心腹鼓痛，胸胁逆满，霍乱吐逆，调中，止消渴，通血脉，破坚积，令人不忘。久服轻身延年。一名人衔，一名鬼盖，一名神草，一名人微，一名土精，一名血参。如人形者有神，生上党山谷及辽东，二月四月八月上旬采根，竹刀刮，曝干，无令见风。

石斛 味甘，平，无毒。主伤中，除痹下气，补五脏虚劳，羸瘦，强阴，益精，补内绝不足，平胃气，长肌肉，逐皮肤邪热痱气，脚膝疼冷痹弱。久服厚肠胃，轻身延年，定志除惊。一名林兰，一名禁生，一名杜兰，一名石蓫。生六安山谷水旁石上，七月八月采茎，阴干。

牛膝 为君，味苦酸，平，无毒。主寒湿痿痹，四肢拘挛，膝痛不可屈伸，逐血气，伤热火烂，堕胎。疗伤中少气，男子阴消，老人失溺，补中续绝，填骨髓，除脑中痛及腰脊痛，妇人月水不通，血结，益精，利阴气，止发白。久服轻身耐老。一名百倍。生河内川谷及临朐，二月八月十月采根，阴干。

卷柏 味辛甘，温，平，微寒，无毒。主五脏邪气，女子阴中寒热痛，癥瘕，血闭，绝子。止咳逆，治脱肛，散淋结，头中风眩，痿蹶，强阴益精。久服轻身，和颜色，令人好容体。一名万岁，一名豹足，一名求股，一名交时。生常山山谷石间，五月七月采，阴干。

细辛 味辛，温，无毒。主咳逆，头痛脑动，百节拘挛，风湿痹痛，死肌，温中下气，破痰，利水道，开胸中，除喉痹齆鼻，风痫癫疾，下乳结，汁不出，血不行，安五脏，益肝胆，通精气。久服明目，利九窍，轻身长年。一名小辛，生华阴山谷，二月八月采根，阴干。

独活 味苦甘，平，微温，无毒。主风寒所击，金疮止痛，贲豚痫痓，女子疝瘕。疗诸贼风，百节痛风，无久新者。久服轻身耐老，一名羌活，一名羌青，一名护羌使者，一名胡王使者，一名独摇草。此草得风不摇，无风自动。生雍州川谷，或陇西南安，二月八月采根，曝干。

升麻 味甘苦，平，微寒，无毒。主解百毒，杀百精老物殃鬼，辟温疫瘴气，邪气蛊毒，入口皆吐出，中恶腹痛，时气毒疠，头痛寒热，风肿诸毒，喉痛口疮。久服不夭，轻身长年。一名周麻。生益州山谷，二月八月采根，日干。

柴胡 为君，味苦，平，微寒，无毒。主心腹，去肠胃中结气，饮食积聚，寒热邪气，推陈致新，除伤寒心下烦热，诸痰热结实，胸中邪逆，五脏间游气，大肠停积水胀，及湿痹拘挛，亦可作浴汤。久服轻身，明目益精。一名地薰，一名山菜，一名茹草。叶名芸蒿，辛香可食。生弘农川谷及冤句，二月八月采根，曝干。

防葵 味辛甘苦，寒，无毒。主疝瘕肠泄，膀胱热结，溺不下，咳逆，温疟，癫痫，惊邪狂走。疗五脏虚气，小腹支满，胪胀口干，除肾邪强志。久服坚骨髓，益气轻身，中火者不可服，令人恍惚见鬼。一名梨盖，一名房慈，一名爵离，一名农果，一名利茹，一名方盖。生临淄川谷，及嵩高、泰山、少室，三月三日采根，曝干。

蓍实 味苦酸，平，无毒。主益气，充肌肤，明目，聪慧先知。久服，不饥、不老、轻身，生少室山谷，八月九月采实，日干。

菴蔄子 味苦，微寒，微温，无毒。主五脏瘀血，腹中水气，胪胀留热，风寒湿痹，身体诸痛，疗心下坚，膈中寒热，周痹，妇人月水不通，消食明目。久服轻身，延年不老，驱驉，食之神仙，生雍州川谷，亦生上党及道边，十月采实，阴干。

薏苡仁 味甘，微寒，无毒。主筋急拘挛，不可屈伸，风湿痹，下气，除筋骨邪气不仁，利肠胃，消水肿，令人能食。久服，轻身益气。其根：下三虫。一名解蠡，一名屋菼，一名起实，一名赣。生真定平泽及田野，八月采实，采根无时。

车前子 味甘咸，寒，无毒。主气癃，止痛，利水道小便，除湿痹，男子伤中，女子淋沥，不欲食。养肺，强阴，益精，令人有子，明目疗赤痛。久服轻身耐老。叶及根：味甘，寒。主金疮，止血衄鼻，瘀血血瘕，下血，小便赤，止烦下气，除小虫。一名当道，一名芣苢，一名虾蟆衣，一名牛遗，一名胜舄。生真定平泽丘陵阪道中，五月五日采，阴干。

菥蓂子 味辛，微温，无毒。主明目，目痛泪出，除痹，补五脏，益精光。疗心腹腰痛。久服轻身不老。一名蔑菥，一名大蕺，一名马辛，一名大荠。生咸阳川泽及道旁，四月五月采，曝干。

茺蔚子 味辛甘，微温，微寒，无毒。主明目，益精，除水气。疗血逆，大热，头痛，心烦。久服轻身。茎：主瘾疹痒，可作浴汤。一名益母，一名益明，一名大札，一名贞蔚。生海滨池泽，五月采。

木香 味辛，温，无毒。主邪气，辟毒疫温鬼，强志，主淋露。疗气劣，肌中偏寒，主气不足，消毒，杀鬼精物，温疟，蛊毒，行药之精。久服，不梦寤魇寐，轻身致神仙。一名蜜香。生永昌山谷。

龙胆 味苦，寒，大寒，无毒。主骨间寒热，惊痫邪气，续绝伤，定五脏，杀蛊毒，除胃中伏热，时气温热，热泄下痢，去肠中小蛊，益肝胆气，止惊惕。久服，益智不忘，轻身耐老。一名陵游。生齐朐山谷及冤句，二月八月十一月十二月采根，阴干。

菟丝子 味辛甘，平，无毒。主续绝伤，补不足，益气力，肥健，汁：去面䵟。养肌强阴，坚筋骨，主茎中寒，精自出，溺有余沥，口苦，燥渴，寒血为积。久服明目，轻身延年。一名菟芦，一名菟缕，一名唐蒙，一名玉女，一名赤网，一名菟累。生朝鲜川泽田野，蔓延草木之上，色黄而细，为赤网，色浅而大为菟累。九月采实，曝干。

巴戟天 味辛甘，微温，无毒。主大风邪气，阴痿不起，强筋骨，安五脏，补中，增志，益气。疗头面游风，小腹及阴中相引痛，下气，补五劳，益精，利男子。生巴郡及下邳山谷，二月八月采根，阴干。

白英 味甘，寒，无毒。主寒热，八疸，消渴，补中益气。久服轻身延年。一名谷菜，一名白草。生益州山谷，春采叶，夏采茎，秋采花，冬采根。

白蒿 味甘，平，无毒。主五脏邪气，风寒湿痹，补中益气，长毛发令黑。疗心悬，少食常饥。久服轻身，耳目聪明不老。

草部上品之下

三十八味

肉苁蓉 味甘酸咸，微温，无毒。主五劳七伤，补中，除茎中寒热痛，养五脏，强阴，益精气，多子。妇人癥瘕，除膀胱邪气，腰痛，止痢。久服轻身。生河西山谷及代郡雁门，五月五日采，阴干。

地肤子 味苦，寒，无毒。主膀胱热，利小便，补中，益精气，去皮肤中热气，散恶疮疝瘕，强阴。久服耳目聪明，轻身耐老，使人润泽。一名地葵，一名地麦。生荆州平泽及田野，八月十日采实，阴干。

忍冬 味甘，温，无毒。主寒热身肿。久服轻身，长年益寿。十二月采，阴干。

蒺藜子 味苦辛，温，微寒，无毒。主恶血，破癥结积聚，喉痹，乳难，身体风痒，头痛咳逆，伤肺肺痿，止烦下气，小儿头疮，痈肿阴㿗。可作摩粉。其叶：主风痒，可煮以浴。久服长肌肉，明目轻身。一名旁通，一名屈人，一名止行，一名豺羽，一名升推，一名即梨，一名茨。生冯翊平泽或道旁，七月八月采实，曝干。

防风 味甘辛，温，无毒。主大风，头眩痛，恶风，风邪，目盲无所见，风行周身，骨节疼痹，烦满，胁痛胁风，头面去来，四肢挛急，字乳金疮内痉。久服轻身。叶：主中风热汗出。一名铜芸，一名茴草，一名百枝，一名屏风，一名蕳根，一名百蜚。生沙苑川泽及邯郸、琅邪、上蔡，二月十月采根，曝干。

石龙刍 味苦，微寒，微温，无毒。主心腹邪气，小便不利，淋闭，风湿，鬼疰恶毒。补内虚不足，疗满，身无润泽，出汗。除茎中热痛，杀鬼疰恶毒气。久服补虚羸，轻身，耳目聪明，延年。一名龙须，一名草续断，一名龙朱，一名龙华，一名悬莞，一名草毒。九节多味者，良。生梁州山谷湿地。五月七月采茎，曝干。

络石 味苦，温，微寒，无毒。主风热死肌，痈伤，口干舌焦，痈肿不消，喉舌肿不通，水浆不下，大惊入腹。除邪气，养肾。主腰髋痛，坚筋骨，利关节。久服轻身明目，润泽，好颜色，不老延年，通神。一名石鲮，一名石磋，一名略石，一名明石，一名领石，一名悬石。生泰山川谷，或石山之阴，或高山岩石上，或生人间，正月采。

千岁虆 味甘，平，无毒。主补五脏，益气，续筋骨，长肌肉，去诸痹。久服轻身不饥，耐老通神明，一名虆芜，生泰山川谷。

黄连 味苦，寒，微寒，无毒。主热气，目痛眦伤，泪出，明日，肠澼，腹痛下痢，妇人阴中肿痛，五脏冷热，久下泄澼脓血，止消渴，大惊，除水，利骨，调胃，厚肠，益胆，疗口疮。久服令人不忘。一名王连，生巫阳川谷及蜀郡泰山，二月八月采。

沙参 味苦，微寒，无毒。主血积惊气，除寒热，补中，益肺气。疗胃痹，心腹痛，结热邪气，头痛，皮间邪热，安五脏，补中。久服利人。一名知母，一名苦心，一名志取，一名虎须，一名白参，一名识美，一名文希。生河内川谷，及冤句般阳续山，二月八月采根，曝干。

丹参 味苦，微寒，无毒。主心腹邪气，肠鸣幽幽如走水，寒热，积聚，破癥除瘕，止烦满，益气养血。去心腹痼疾结气，腰脊强，脚痹，除风邪留热。久服利人。一名郄蝉草，一名赤参，一名木羊乳。生桐柏山川谷及泰山，五月采根，曝干。

王不留行 味苦甘，平，无毒。主金疮，止血，逐痛出刺，除风痹内寒，止心烦，鼻衄痈疽，恶疮瘘乳，妇人产难。久服轻身，耐老增寿。生泰山山谷，二月八月采。

蓝实 味苦，寒，无毒。主解诸毒，杀蛊蚑疰鬼螫毒。久服头不白，轻身。其叶汁杀百药毒，解狼毒、射罔毒。其茎叶可以染青。生河内平泽。

景天 味苦酸，平，无毒，主大热火疮，身热烦，邪恶气，诸蛊毒，痂疕，寒热风痹，诸不足。花：主女人漏下赤白，轻身明目。久服通神不老。一名戒火，一名火母，一名救火，一名据火，一名慎火。生泰山川谷，四月四日七月七日采，阴干。

天名精 味甘，寒，无毒。主瘀血，血瘕欲死，下血止血，利小便，除小虫，去痹，除胸中结热，止烦渴，逐水大吐下。久服轻身耐老。一名麦句姜，一名虾蟆蓝，一名豕首，一名天门精，一名玉门精，一名彘颅，一名蟾蜍兰，一名覲。生平原川泽，五月采。

蒲黄 味甘，平，无毒。主心腹膀胱寒热，利小便，止血，消瘀血。久服轻身，益气力，延年神仙。生河东池泽，四月采。

香蒲 味甘，平，无毒。主五脏心下邪气，口中烂臭，坚齿明目，聪耳。久服轻身耐老。一名睢，一名醮。生南海池泽。

兰草 味辛，平，无毒。主利水道，杀蛊毒，辟不祥，除胸中痰癖。久服益气，轻身不老，通神明。一名水香，生大吴池泽，四月五月采。

决明子 味咸苦甘，平，微寒，无毒。主青盲，目淫肤赤白膜，眼赤痛泪出。疗唇口青。久服益精光，轻身，生龙门川泽。石决明生豫章，十月十日采，阴干百日。

芎䓖 味辛，温，无毒。主中风入脑，头痛寒痹，筋挛缓急，金疮，妇人血闭，无子，除脑中冷动，面上游风去来，目泪出，多涕唾，忽忽如醉，诸寒冷气，心腹坚痛，中恶，卒急肿痛，胁风痛，温中内寒。一名胡穷，一名香果。其叶名蘼芜。生武功川谷斜谷西岭，三月四月采根，曝干。

蘼芜 味辛，温，无毒。主咳逆，定惊气，辟邪恶，除蛊毒鬼疰，去三虫。久服通神，主身中老风，头中久风风眩。一名薇芜，一名茳蓠。芎䓖苗也。生雍州川泽及冤句，四月五月采叶，曝干。

续断 味苦辛，微温，无毒。主伤寒，补不足，金疮，痈伤，折跌，续筋骨，妇人乳难，崩中漏血，金疮血内漏，止痛，生肌肉，及踠伤恶血，腰痛，关节缓急。久服益气力。一名龙豆，一名属折，一名接骨，一名南草，一名槐。生常山山谷，七月八月采。阴干。

云实 味辛苦，温，无毒。主泄痢肠澼，杀虫山蛊毒，去邪恶结气，止痛，除寒热，消渴。花：主见鬼精物，多食令人狂走。杀精物，下水，烧之致鬼。久服轻身，通神明，益寿。一名员实，一名云英，一名天豆。生河间川谷，十月采，曝干。

黄耆 味甘，微温，无毒。主痈疽久败疮，排脓止痛，大风癞疾，五痔鼠瘘，补虚，小儿百病，妇人子脏风邪气，逐五脏间恶血，补丈夫虚损，五劳羸瘦，止渴，腹痛泄痢，益气，利阴气，白水者冷，补。其茎叶：疗渴及筋挛，痈肿，疽疮。一名戴糁，一名戴椹，一名独椹，一名芰草，一名蜀脂，一名百本。生蜀郡山谷白水汉中，二月十日采，阴干。

徐长卿 味辛，温，无毒。主鬼物百精益毒，疫疾邪恶气，温疟。久服强悍，轻身，益气延年。一名鬼督邮，生泰山山谷及陇西，三月采。

杜若 味辛，微温，无毒。主胸胁下逆气，温中，风入脑户，头肿痛，多涕泪出，眩倒目䀮，止痛，除口臭气。久服益精，明目轻身，令人不忘。一名杜衡，一名杜连，一名白连，一名白芩，一名若芝。生武陵川泽及冤句，二月八月采根，曝干。

蛇床子 味苦辛甘，平，无毒。主妇人阴中肿痛，男子阴痿湿痒，除痹气，利关节，癫痫，恶疮。温中下气，令妇人子脏热，男子阴强。久服轻身，好颜色，令人有子。一名蛇粟，一名蛇米，一名虺床，一名思益，一名绳毒，一名枣棘，一名墙蘼。生临淄川谷及田野，五月采实，阴干。

茵陈蒿 味苦，平，微寒，无毒。主风湿寒热邪气，热结黄疸，通身发黄，小便不利，除头热，去伏瘕。久服轻身益气，耐老，面白悦，长年，白兔食之仙。生泰山及丘陵阪岸上，五月及立秋采，阴干。

漏芦 味苦咸，寒，大寒，无毒。主皮肤热，恶疮疽痔，湿痹，下乳汁，止遗溺，热气疮痒如麻豆，可作浴汤。久服轻身益气，耳目聪明，不老延年。一名野兰，生乔山山谷，八月采根，阴干。

茜根 味苦，寒，无毒。主寒湿风痹，黄疸，补中，止血，内崩下血，膀胱不足，踒跌，蛊毒。久服益精气，轻身。可以染绛。一名地血，一名茹藘，一名茅蒐，一名蒨。生乔山川谷，二月三月采根，曝干。

飞廉 味苦，平，无毒。主骨节热，胫重酸疼，头眩项重，皮间邪风，如蜂螫针刺，鱼子细起，热疮痈疽痔，湿痹，止风邪咳嗽，下乳汁。久服令人身轻，益气，明目不老，可煮可干。一名漏芦，一名天荠，一名伏猪，一名飞轻，一名伏兔，一名飞雉，一名木禾。生河内川泽，正月采根，七月八月采花，阴干。

营实 味酸，温，微寒，无毒。主痈疽，恶疮结肉，跌筋败疮，热气，阴蚀不瘳，利关节。久服轻身益气。根：止泄痢腹痛，五脏客热，除邪逆气，疽癞诸恶疮，金疮伤挞，生肉复肌。一名墙薇，一名墙麻，一名牛棘，一名牛勒，一名蔷蘼，一名山棘。生零陵川谷及蜀郡，八月九月采，阴干。

薇衔 味苦，平，微寒，无毒。主风湿痹，历节痛，惊痫吐舌，悸气，贼风鼠瘘，痈肿，暴癥。逐水，疗痿蹶。久服轻身明目。一名麋衔，一名承膏，一名承肌，一名无心，一名无颠。生汉中川泽及冤句、邯郸，七月采茎叶，阴干。

五味子 味酸，温，无毒。主益气，咳逆上气，劳伤羸瘦，补不足，强阴，益男子精，养五脏，除热，生阴中肌。一名会及，一名玄及。生齐山山谷及代郡。八月采实，阴干。

旋花 味甘，温，无毒。主益气，去面皯黑，色媚好。其根：味辛，主腹中寒热邪气，利小便。久服，不饥轻身。一名筋根花，一名金沸，一名美草。生豫州平泽，五月采，阴干。

白兔藿 味苦，平，无毒。主蛇虺蜂虿、猘狗、菜肉、蛊毒、鬼疰、风疰，诸大毒不可入口者，皆消除之。又去血，可末著痛上，立消；毒入腹者，煮饮之即解。一名白葛，生交州山谷。

鬼督邮 味辛苦，平，无毒。主鬼疰，卒忤中恶，心腹邪气，百精毒，温疟，疫疾。强腰脚，益膂力。一名独摇草。

白花藤 味苦，寒，无毒。主解诸药、菜、肉中毒。酒渍服之，主虚劳风热。生岭南、交州、广州平泽。

草部中品之上

三十七味

当归 味甘辛，温，大温，无毒。主咳逆上气，温疟寒热洗洗在皮肤中，妇人漏下绝子，诸恶疮疡，金疮，煮饮之。温中止痛，除客血内塞，中风痓，汗不出，湿痹，中恶，客气虚冷，补五脏，生肌肉。一名干归，生陇西川谷，二月八月采根，阴干。

秦艽 味苦辛，平，微温，无毒。主寒热邪气，寒湿风痹，肢节痛，下水，利小便。疗风，无问久新，通身挛急。生飞乌山谷，二月八月采根，曝干。

黄芩 味苦，平，大寒，无毒。主诸热，黄疸，肠澼泄痢，逐水，下血闭，恶疮，疽蚀，火疡。疗痰热，胃中热，小腹绞痛，消谷，利小肠，女子血闭，淋露下血，小儿腹痛。一名腐肠，一名空肠，一名内虚，一名黄文，一名经芩，一名妒妇。其子主肠澼脓血。生秭归川谷及冤句，三月三日采根，阴干。

芍药 味苦酸，平，微寒，有小毒。主邪气腹痛，除血痹，破坚积，寒热疝瘕，止痛，利小便，益气，通顺血脉，缓中，散恶血，逐贼血，去水气，利膀胱大小肠，消痈肿，时行寒热，中恶，腹痛，腰痛。一名白术，一名余容，一名犁食，一名解仓，一名铤。生中岳川谷及丘陵，二月八月采根，曝干。

干姜 味辛，温，大热，无毒。主胸满，咳逆上气，温中止血，出汗，逐风湿痹，肠澼下痢，寒冷腹痛，中恶，霍乱胀满，风邪诸毒，皮肤间结气，止唾血，生者尤良。

生姜：味辛，微温。主伤寒头痛鼻塞，咳逆上气，止呕吐。久服去臭气，通神明。生犍为川谷及荆州、扬州，九月采。

藁本 味辛苦，温，微温，微寒，无毒。主妇人疝瘕，阴中寒肿痛，腹中急，除风头痛，长肌肤，悦颜色，辟雾露润泽。疗风邪亸曳，金疮。可作沐药面脂。实：主风流四肢。一名鬼卿，一名地新，一名微茎。生崇山山谷，正月二月采根，曝干，三十日成。

麻黄 味苦，温，微温，无毒。主中风，伤寒头痛，温疟，发表出汗，去邪热气，止咳逆上气，除寒热，破癥坚积聚，五脏邪气，缓急风胁痛，字乳余疾，止好唾，通腠理，疏伤寒头疼，解肌，泄邪恶气，消赤黑斑毒，不可多服，令人虚。一名卑相，一名龙沙，一名卑盐。生晋地及河东，立秋采茎，阴干令青。

葛根 味甘，平，无毒。主消渴，身大热，呕吐，诸痹，起阴气，解诸毒。疗伤寒中风头痛，解肌发表出汗，开腠理。疗金疮，止痛胁风痛。生根汁：大寒，疗消渴，伤寒壮热；葛谷：主下痢十岁以上；白葛：烧以粉疮，止痛断血；叶：主金疮止血；花：主消酒。一名鸡齐根，一名鹿藿，一名黄斤。生汶山川谷，五月采根，曝干。

前胡 味苦，微寒，无毒。主疗痰满，胸胁中痞，心腹结气，风头痛，去痰实，下气，治伤寒寒热，推陈致新，明目益精，二月八月采根，曝干。

知母 味苦，寒，无毒。主消渴热中，除邪气，肢体浮肿，下水，补不足，益气，疗伤寒久疟，烦热，胁下邪气，膈中恶，及风汗内疸，多服令人泄。一名蚳母，一名连母，一名野蓼，一名地参，一名水参，一名水浚，一名货母，一名蝭母，一名女雷，一名女理，一名儿草，一名鹿列，一名韭逢，一名儿踵草，一名东根，一名水须，一名沈燔，一名荨。生河内川谷，二月八月采根，曝干。

大青 味苦，大寒，无毒。主疗时气头痛，大热，口疮。三月四月采茎，阴干。

贝母 味辛苦，平，微寒，无毒。主伤寒烦热，淋沥邪气，疝瘕，喉痹，乳难，金疮风痉，疗腹中结实，心下满，洗洗恶风寒，目眩，项直，咳嗽上气，止烦热渴出汗，安五脏，利骨髓。一名空草，一名药实，一名苦花，一名苦菜，一名商草，一名勒母，生晋地，十月采根，曝干。

栝楼根 味苦，寒，无毒。主消渴，身热，烦满，大热，补虚安中，续绝伤，除肠胃中固热，八疸，身面黄，唇干口燥，短气，通月水，止小便利。一名地楼，一名果蠃，一名天瓜，一名泽姑。实：名黄瓜，主胸痹，悦泽人面；茎叶：疗中热伤暑。生弘农川谷及山阴地。入土深者良，生卤地者有毒，二月八月采根，曝干。三十日成。

玄参 味苦咸，微寒，无毒。主腹中寒热，积聚，女子产乳余疾，补肾气，令人目明。主暴中风伤寒，身热支满，狂邪忽忽不知人，温疟洒洒，血瘕，下寒血，除胸中气，下水，止烦渴，散颈下核，痈肿，心腹痛，坚癥，定五脏。久服补虚明目，强阴益精。一名重台，一名玄台，一名鹿肠，一名正马，一名咸，一名端。生河间川谷及冤句，三月四月采根，曝干。

苦参 味苦，寒，无毒。主心腹结气，癥瘕积聚，黄疸，溺有余沥，逐水，除痈肿，补中明目，止泪，养肝胆气，安五脏，定志益精，利九窍，除伏热肠“澼”，止渴，醒酒，小便黄赤，疗恶疮，下部䘌疮，平胃气。令人嗜食，轻身。一名水槐，一名苦蘵，一名地槐，一名菟槐，一名骄槐，一名白茎，一名虎麻，一名禄茎，一名禄白，一名陵郎。生汝南山谷及田野，三月八月十月采根，曝干。

石龙芮 味苦，平，无毒。主风寒湿痹，心腹邪气，利关节，止烦满，平肾胃气。补阴气不足，失精茎冷。久服轻身，明目不老，令人皮肤光泽，有子。一名鲁果能，一名地椹，一名石能，一名彭根，一名天豆。生泰山川泽石边，五月五日采子，二月八月采皮，阴干。

石韦 味苦甘，平，无毒。主劳热邪气，五癃闭不通，利小便水道，止烦下气，通膀胱满，补五劳，安五脏，去恶风，益精气。一名石韀，一名石皮。用之去黄毛，毛射人肺，令人咳，不可疗。生华阴山谷石上，不闻水及人声者良，二月采叶，阴干。

狗脊 味苦甘，平，微温，无毒。主腰背强，关“节”缓急，周痹，寒湿膝痛，颇利老人，疗失溺不节，男子脚弱，腰痛，风邪淋露，少气，目暗，坚脊，利俯仰，女子伤中，关节重。一名百枝，一名强膂，一名扶盖，一名扶筋。生常山川谷，二月八月采，曝干。

萆薢 味苦甘，平，无毒。主腰背痛，强骨节，风寒湿周痹，恶疮不瘳，热气，伤中恚怒，阴痿失溺，关节老血，老人五缓。一名赤节。生真定山谷，二月八月采根，曝干。

菝葜 味甘，平，温，无毒。主腰背寒痛，风痹，益血气，止小便利，生山野。二月八月采根，曝干。

通草 味辛甘，平，无毒。主去恶虫，除脾胃寒热，通利九窍，血脉关节，令人不忘，疗脾疸，常欲眠，心烦，哕出音声。疗耳聋，散痈肿，诸结不消及金疮，恶疮，鼠瘘踒折，齆鼻息肉，堕胎，去三虫。一名附支，一名丁翁。生石城山谷及山阳，正月采枝，阴干。

瞿麦 味苦辛，寒，无毒。主关格诸癃结，小便不通，出刺，决痈肿，明目去翳，破胎堕子，下闭血。养肾气，逐膀胱邪逆，止霍乱，长毛发。一名巨句麦，一名大菊，一名大兰。生泰山川谷，立秋采实，阴干。

败酱 味苦咸，平，微寒，无毒。主暴热火疮，赤气，疥瘙疽痔，马鞍热气。除痈肿，浮肿，结热，风痹不足，产后腹痛。一名鹿肠，一名鹿首，一名马草，一名泽败。生江夏川谷，八月采根，曝干。

白芷 味辛，温，无毒。主女人漏下赤白，血闭，阴肿，寒热，风头侵目泪出。长肌肤，润泽，可作面脂。疗风邪，久渴，吐呕，两胁满，风痛头眩，目痒，可作膏药面脂，润颜色。一名芳香，一名白茝，一名虈，一名莞，一名苻离，一名泽芬。叶名蒚麻，可作浴汤。生河东川谷下泽，二月八月采根，曝干。

杜蘅 味辛，温，无毒。主风寒咳逆，香人衣体。生山谷，三月三日采根，熟洗，曝干。

紫草 味苦，寒，无毒。主心腹邪气，五疸，补中益气，利九窍，通水道。疗腹肿胀满痛。以合膏，疗小儿疮及面皯。一名紫丹，一名紫芺。生砀山山谷及楚地，三月采根，阴干。

紫菀 味苦辛，温，无毒。主咳逆上气，胸中寒热结气，去蛊毒，痿蹶，安五脏。疗咳唾脓血，止喘悸，五劳体虚，补不足，小儿惊痫。一名紫蒨，一名青苑。生房陵山谷及真定、邯郸，二月三月采根，阴干。

白鲜 味苦咸，寒，无毒。主头风，黄疸，咳逆淋沥，女子阴中肿痛，湿痹死肌，不可屈伸、起止、行步。疗四肢不安，时行，腹中大热饮水，欲走，大呼，小儿惊痫，妇人产后余痛。生上谷川谷及冤句，四月五月采根，阴干。

白薇 味苦咸，平，大寒，无毒。主暴中风，身热支满，忽忽不知人，狂惑邪气，寒热酸疼，温疟洗洗，发作有时。疗伤中淋露，下水气，利阴气，益精。一名白幕，一名薇草，一名春草，一名骨美。久服利人，生平原川谷，三月三日采根，阴干。

莫耳实 味甘苦，温；叶：味苦辛，微寒，有小毒。主风头寒痛，风湿周痹，四肢拘挛痛，恶肉死肌，膝痛，溪毒。久服益气，耳目聪明，强志轻身。一名胡莫，一名地葵，一名葹，一名常思。生安陆川谷及六安田野，实熟时采。

茅根 味甘，寒，无毒。主劳伤虚羸，补中益气，除瘀血，血闭寒热，利小便，下五淋，除客热在肠胃，止渴坚筋，妇人崩中。久服利人。其苗：主下水。一名兰根，一名茹根，一名地菅，一名地筋，一名兼杜。生楚地山谷田野，六月采根。

百合 味甘，平，无毒。主邪气腹胀，心痛，利大小便，补中益气，除浮肿胪胀，痞满寒热，通身疼痛，及乳难，喉痹肿，止涕泪。一名重葙，一名重迈，一名摩罗，一名中逢花，一名强瞿。生荆州川谷，二月八月采根，曝干。

酸浆 味酸，平，寒，无毒。主热烦满，定志益气，利水道。产难，吞其实立产。一名醋浆。生荆楚川泽及人家田园中，五月采，阴干。

紫参 味苦辛，寒，微寒，无毒。主心腹积聚，寒热邪气，通九窍，利大小便，疗肠胃大热，唾血，衄血，肠中聚血，痈肿诸疮，止渴益精。

一名牡蒙，一名众戎，一名童肠，一名马行。生河西及冤句山谷，三月采根，火炙使紫色。

女萎 味辛，温，主风寒洒洒，霍乱，泄痢，肠鸣游气，上下无常，惊痫寒热，百病出汗。《李氏本草》云：止下，消食。

淫羊藿 味辛，寒，无毒。主阴痿，绝伤，茎中痛，利小便，益气力，强志，坚筋骨，消瘰疬，赤痈，下部有疮，洗出虫。丈夫久服，令人无子。一名刚前。生上郡阳山山谷。

蠡实 味甘，平，温，无毒。主皮肤寒热，胃中热气，风寒湿痹，坚筋骨，令人嗜食，止心烦满，利大小便，长肌肉肥大。久服轻身。花叶：去白虫、疗喉痹，多服令人溏泄。一名荔实，一名剧草，一名三坚，一名豕首。生河东川谷。五月采实，阴干。

草部中品之下

三十九味

款冬 味辛甘，温，无毒。主咳逆上气，善喘，喉痹，诸惊痫，寒热邪气，消渴，喘息呼吸。一名橐吾，一名颗东，一名虎发，一名菟奚，一名氐冬。生常山山谷及上党水旁，十一月采花，阴干。

牡丹 味辛苦，寒，微寒，无毒。主寒热中风，瘛疭，痉，惊痫邪气，除癥坚瘀血留舍肠胃。安五脏，疗痈疮。除时气，头痛客热，五劳劳气，头腰痛，风噤癫疾。一名鹿韭，一名鼠姑。生巴郡山谷及汉中，二月八月采根，阴干。

防己 味辛苦，平，温，无毒。主风寒，温疟，热气，诸痫，除邪，利大小便。疗水肿，风肿，去膀胱热，伤寒，寒热邪气，中风手脚挛急，止泄，散痈肿恶结，诸蜗疥癣虫疮，通腠理，利九窍。一名解离，文如车辐理解者良。生汉中川谷，二月八月采根，阴干。

女菀 味辛，温，无毒，主风寒洗洗，霍乱，泻痢，肠鸣，上下无常处，惊痫，寒热百疾。疗肺伤咳逆出汗，久寒在膀胱，支满，饮酒夜食发病。一名白菀，一名织女菀，一名茆。生汉中川谷或山阳，正月二月采，阴干。

泽兰 味苦甘，微温，无毒。主乳妇内衄，中风余疾，大腹水肿，身面四肢浮肿，骨节中水，金疮痈肿疮脓，产后金疮内塞。一名虎兰，一名龙枣，一名虎蒲。生汝南诸大泽旁，三月三日采，阴干。

地榆 味苦甘酸，微寒，无毒。主妇人乳痓痛，七伤，带下十二病，止痛，除恶肉，止汗，疗金疮，止脓血，诸瘘恶疮，消酒，除消渴，补绝伤，产后内塞。可作金疮膏。生桐柏及冤句山谷，二月八月采根，曝干。

王孙 味苦，平，无毒。主五脏邪气，寒湿痹，四肢疼酸，膝冷痛。疗百病，益气。吴名白功草，楚名王孙，齐名长孙，一名黄孙，一名黄昏，一名海孙，一名蔓延。生海西川谷及汝南城郭垣下。

爵床 味咸，寒，无毒。主腰脊痛，不得著床，俯仰艰难，除热。可作浴汤。生汉中川谷及田野。

白前 味甘，微温，无毒。主胸胁逆气，咳嗽上气。

百部根 微温，有小毒。主咳嗽上气。

王瓜 味苦，寒，无毒。主消渴内痹，瘀血月闭，寒热酸疼，益气愈聋。疗诸邪气，热结鼠瘘，散痈肿留血，妇人带下不通，下乳汁，止小便数不禁，逐四肢骨节中水，疗马骨刺人疮。一名土瓜。生鲁地平泽田野及人家垣墙间，三月采根，阴干。

荠苨 味甘，寒，无毒。主解百药毒。

高良姜 大温，无毒，主暴冷，胃中冷逆，霍乱腹痛。

马先蒿 味苦，平，无毒。主寒热鬼疰，中风湿痹，女子带下病，无子。一名马屎蒿，生南阳川泽。

蜀羊泉 味苦，微寒，无毒。主头秃恶疮，热气，疥瘙痂癣虫，疗龋齿，女子阴中内伤，皮间实积。一名羊泉，一名羊饴。生蜀郡川谷。

积雪草 味苦，寒，无毒。主大热恶疮，痈疽浸淫，赤熛皮肤赤，身热。生荆州川谷。

恶实 味辛，平，无毒。主明目，补中，除风伤。根茎：疗伤寒寒热汗出，中风面肿，消渴热中，逐水。久服轻身耐老，生鲁山平泽。

莎草根 味甘，微寒，无毒。主除胸中热，充皮毛。久服利人，益气，长须眉。一名蒿，一名侯莎，其实名缇。生田野，二月八月采。

大小蓟根 味甘，温。主养精保血。大蓟主女子赤白沃，安胎，止吐血，衄鼻。令人肥健。五月采。

垣衣 味酸，无毒。主黄疸，心烦咳逆，血气，暴热在肠胃，金疮内塞。久服补中益气，长肌，好颜色。一名昔邪，一名乌韭，一名垣嬴，一名天韭，一名鼠韭。生古垣墙阴或屋上，三月三日采，阴干。

艾叶 味苦，微温，无毒。主灸百病；可作煎，止下痢，吐血，下部䘌疮，妇人漏血，利阴气，生肌肉，辟风寒，使人有子。一名冰台，一名医草。生田野，三月三日采，曝干。作煎勿令见风。

水萍 味辛酸，寒，无毒。主暴热身痒，下水气，胜酒，长须发，止消渴，下气。以沐浴，生毛发。久服轻身。一名水花，一名水白，一名水苏。生雷泽池泽，三月采，曝干。

海藻 味苦咸，寒，无毒。主瘿瘤气，颈下核，破散结气，痈肿癥瘕，坚气，腹中上下鸣，下十二水肿，疗皮间积聚暴㿉，留气热结，利小便。一名落首，一名藫，生东海池泽，七月采，曝干。

昆布 味咸，寒，无毒。主十二种水肿，瘿瘤聚结气，瘘疮，生东海。

荭草 味咸，微寒，无毒。主消渴，去热，明目益气。一名鸿藹，如马蓼而大。生水旁，五月采实。

陟厘 味甘，大温，无毒。主心腹大寒，温中消谷，强胃气，止泄痢，生江南池泽。

井中苔及萍 大寒，主漆疮，热疮，水肿。井中蓝，杀野葛、巴豆诸毒。

蔛草 味甘，寒，无毒。主暴热喘息，小儿丹肿。一名蔛荣。生水旁。

凫葵 味甘，冷，无毒。主消渴，去热淋，利小便。生水中，即莕菜也，一名接余，五月采。

菟葵 味甘，寒，无毒。主下诸石，五淋，止虎蛇毒。

鳢肠 味甘酸，平，无毒。主血痢，针灸疮发，洪血不可止者，敷之立已。汁：涂发眉，生速而繁。生下湿地。

蒟酱 味辛，温，无毒。主下气温中，破痰积。生巴蜀。

百脉根 味甘苦，微寒，无毒。主下气止渴，去热，除虚劳，补不足。酒浸若水煮，丸散兼用之。出肃州、巴西。

萝摩子 味甘辛，温，无毒。主虚劳。叶：食之功同于子。陆机云：一名芄兰，幽州谓之雀瓢。

白药 味辛，温，无毒。主金疮，生肌，出原州。

莸香子 味辛，平，无毒。主诸瘘，霍乱及蛇伤。

郁金 味辛苦，寒，无毒。主血积下气，生肌止血，破恶血，血淋，尿血，金疮。

姜黄 味辛苦，大寒，无毒。主心腹结积疰忤，下气，破血，除风热，消痈肿。功力烈于郁金。

阿魏 味辛，平，无毒。主杀诸小虫，去臭气，破癥积，下恶气，除邪鬼蛊毒，生西蕃及昆仑。

千金翼方卷第三　本草中

草部下品之上

三十五味

大黄将军　味苦，寒，大寒，无毒。主下瘀血，血闭寒热，破癥瘕积聚，留饮宿食，荡涤肠胃，推陈致新，通利水谷，调中化食，安和五脏，平胃下气，除痰实，肠间结热，心腹胀满，女子寒血闭胀，小腹痛，诸老血留结。一名黄良。生河西山谷及陇西，二月八月采根，火干。

桔梗　味辛苦，微温，有小毒。主胸胁痛如刀刺，腹满，肠鸣幽幽，惊恐悸气，利五脏肠胃，补血气，除寒热风痹，温中消谷，疗喉咽痛，下蛊毒。一名利如，一名房图，一名白药，一名梗草，一名荠苨。生嵩高山谷及冤句，二月八月采根，曝干。

甘遂　味苦甘，寒，大寒，有毒。主大腹疝瘕，腹满，面目浮肿。留饮宿食，破癥坚积聚，利水谷道，下五水，散膀胱留热，皮中痞，热气肿满。一名甘藁，一名陵藁，一名陵泽，一名重泽，一名主田。生中山川谷，二月采根，阴干。

葶苈　味辛苦，寒，大寒，无毒。主癥瘕积聚结气，饮食寒热，破坚逐邪，通利水道，下膀胱水伏留热气，皮间邪水上出，面目浮肿，身暴中风，热痱痒，利小腹。久服令人虚。一名丁历，一名革蒿，一名大室，一名大适。生藁城平泽及田野，立夏后采实，阴干，得酒良。

芫花　味辛苦，温，微温，有小毒。主咳逆上气，喉鸣喘，咽肿短气，蛊毒鬼疰，疝瘕痈肿，杀虫鱼，消胸中痰水，喜唾水肿，五水在五脏皮肤，及腰痛，下寒毒肉毒。久服令人虚。一名去水，一名毒鱼，一名杜芫。其根名蜀桑根，疗疥疮，可用毒鱼。生淮源川谷，三月三日采花，阴干。

泽漆　味苦辛，微寒，无毒。主皮肤热，大腹，水气，四肢面目浮肿，丈夫阴气不足，利大小肠，明目轻身。一名漆茎，大戟苗也。生泰山川泽，三月三日、七月七日采茎叶，阴干。

大戟 味苦甘，寒，大寒，有小毒。主蛊毒，十二水，腹满急痛，积聚，中风，皮肤疼痛，吐逆，颈腋痈肿，头痛发汗，利大小肠。一名邛钜。生常山，十二月采根，阴干。

荛花 味苦辛，寒，微寒，有毒。主伤寒，温疟，下十二水，破积聚，大坚癥瘕，荡涤肠胃中留癖、饮食，寒热邪气，利水道，疗痰饮咳嗽。生咸阳川谷及河南中牟，六月采花，阴干。

旋复花 味咸甘，温，微温，冷利，有小毒。主结气胁下满，惊悸，除水，去脏间寒热，补中下气，消胸上痰结，唾如胶漆，心胁痰水，膀胱留饮，风气湿痹，皮间死肉，目中眵䁾，利大肠，通血脉，益色泽。一名戴椹，一名金沸草，一名盛椹。其根：主风湿。生平泽川谷，五月采花，日干，二十日成。

钩吻 味辛，温，有大毒。主金疮乳痓，中恶风，咳逆上气，水肿，杀鬼疰蛊毒，破癥积，除脚膝痹痛，四肢拘挛，恶疮疥虫，杀鸟兽。一名野葛。折之青烟出者名固活，甚热，不入汤。生傅高山谷及会稽东野。

藜芦 味辛苦，寒，微寒，有毒。主蛊毒咳逆，泄痢肠澼，头疡疥瘙，恶疮。杀诸虫毒，去死肌。疗哕逆，喉痹不通，鼻中息肉，马刀烂疮。不入汤。一名葱苒，一名葱菼，一名山葱。生泰山山谷，三月采根，阴干。

赭魁 味甘，平，无毒。主心腹积聚，除三虫，生山谷。二月采。

及己 味苦，平，有毒。主诸恶疮，疥痂，瘘蚀及牛马诸疮。

乌头 味辛甘，温，大热，有大毒。主中风，恶风，洗洗出汗，除寒湿痹，咳逆上气，破积聚寒热，消胸上痰冷，食不下，心腹冷疾，脐间痛，肩胛痛，不可俯仰，目中痛，不可久视，又堕胎。其汁：煎之名射罔，杀禽兽。

射罔：味苦，有大毒。疗尸疰癥坚，及头中风痹痛。一名奚毒，一名即子，一名乌喙。

乌喙：味辛，微温，有大毒。主风湿，丈夫肾湿阴囊痒，寒热历节，掣引腰痛，不能行步，痈肿脓结，又堕胎。生朗陵山谷，正月二月采，阴干。长三寸以上为天雄。

天雄 味辛甘，温，大温，有大毒。主大风，寒湿痹，历节痛，拘挛缓急，破积聚，邪气金疮，强筋骨，轻身健行。疗头面风去来疼痛，心腹结积，关节重，不能行步，除骨间痛，长阴气，强志，令人武勇，力作不倦，又堕胎。一名白幕。生少室山谷，二月采根，阴干。

附子 味辛甘，温，大热，有大毒。主风寒咳逆，邪气，温中，金疮，破癥坚积聚，血瘕，寒湿踒躄拘挛，膝痛脚疼、冷弱，不能行步，腰脊风寒，心腹冷痛，霍乱转筋，下痢赤白，坚肌骨，强阴。又堕胎，为百药长。生犍为山谷及广汉，冬月采为附子，春采为乌头。

侧子 味辛，大热，有大毒。主痈肿风痹，历节腰脚疼冷，寒热鼠瘘。又堕胎。

羊踯躅 味辛，温，有大毒。主贼风在皮肤中淫淫痛，温疟恶毒，诸痹，邪气，鬼疰，蛊毒。一名玉支。生太行山川谷及淮南山，三月采花，阴干。

茵芋 味苦，温，微温，有毒。主五脏邪气，心腹寒热，羸瘦，如疟状，发作有时，诸关节风湿痹痛。疗久风流走四肢，脚弱。一名莞草，一名卑共。生泰山川谷，三月三日采叶，阴干。

射干 味苦，平，微温，有毒。主咳逆上气，喉痹咽痛，不得消息，散结气，腹中邪逆，食饮大热，疗老血在心脾间，咳唾、言语气臭，散胸中热气。久服令人虚。一名乌扇，一名乌蒲，一名乌翣，一名乌吹，一名草姜。生南阳川谷田野，三月三日采根，阴干。

鸢尾 味苦，平，有毒。主蛊毒邪气，鬼疰诸毒，破癥瘕积聚大水，下三虫。疗头眩，杀鬼魅。一名乌圆。生九疑山谷，五月采。

贯众 味苦，微寒，有毒。主腹中邪热气诸毒，杀三虫，去寸白，破癥瘕，除头风，止金疮。花：疗恶疮，令人泄。一名贯节，一名贯渠，一名百头，一名虎卷，一名扁符，一名伯萍，一名药藻，此谓草鸱头。生玄山山谷及冤句少室山，二月八月采根，阴干。

半夏 味辛，平，生：微寒；熟：温。有毒。主伤寒寒热，心下坚，下气，喉咽肿痛，头眩，胸胀咳逆，肠鸣，止汗，消心腹胸膈痰热满结，咳嗽上气，心下急痛坚痞，时气呕逆，消痈肿，堕胎，疗痿黄，悦泽面目。生令人吐；熟令人下。用之汤洗令滑尽。一名守田，一名地文，一名水玉，一名示姑。生槐里川谷，五月八月采根，曝干。

由跋 主毒肿结热。

虎掌 味苦，温，微寒，有大毒。主心痛寒热，结气积聚，伏梁，伤筋痿拘缓，利水道。除阴下湿，风眩。生汉中山谷及冤句，二月八月采，阴干。

莨菪子 味苦甘，寒，有毒。主齿痛出虫，肉痹拘急，使人健行，见鬼。疗癫狂风痫，颠倒拘挛。多食令人狂走。久服轻身，走及奔马，强志，益力，通神。一名横唐，一名行唐。生海滨川谷及雍州，五月采子。

蜀漆 味辛，平，微温，有毒。主疟及咳逆寒热，腹中癥坚痞结，积聚邪气，蛊毒鬼疰。疗胸中邪结气，吐出之。生江林山川谷，及蜀汉中。常山苗也，五月采叶，阴干。

恒山 味苦辛，寒，微寒，有毒。主伤寒寒热，热发温疟，鬼毒，胸中痰结吐逆。疗鬼蛊往来，水胀，洒洒恶寒，鼠瘘。一名互草。生益州川谷及汉中，八月采根，阴干。

青葙子 味苦，微寒，无毒。主邪气，皮肤中热，风瘙身痒，杀三虫，恶疮疥虱，痔蚀，下部䘌疮。子：名草决明，疗唇口青。一名草蒿，一名萋蒿。生平谷道旁，三月采茎叶，阴干，五月六月采子。

牙子 味苦酸，寒，有毒。主邪气热气，疥瘙恶疡疮痔，去白虫。一名狼牙，一名狼齿，一名狼子，一名犬牙。生淮南川谷及冤句，八月采根，曝干。中湿腐烂生衣者，杀人。

白蔹 味苦甘，平，微寒，无毒。主痈肿疽疮，散结气，止痛，除热，目中赤，小儿惊痫，温疟，女子阴中肿痛，下赤白，杀火毒。一名菟核，一名白草，一名白根，一名昆仑。生衡山山谷，二月八月采根，曝干。

白芨 味苦辛，平，微寒，无毒。主痈肿，恶疮败疽，伤阴死肌，胃中邪气，贼风鬼击，痱缓不收。除白癣疥虫。一名甘根，一名连及草。生北山川谷又冤句及越山。

蛇含 味苦，微寒，无毒。主惊痫，寒热邪气，除热，金疮疽痔，鼠瘘，恶疮头疡。疗心腹邪气，腹痛，湿痹，养胎，利小儿。一名蛇衔。生益州山谷，八月采，阴干。

草蒿 味苦，寒，无毒。主疥瘙痂痒恶疮，杀虱，留热在骨节间，明目。一名青蒿，一名方溃。生华阴川泽。

藋菌 味咸甘，平，微温，有小毒。主心痛，温中，去长虫、白癣、蛲虫、蛇螫毒、癥瘕诸虫，疽蜗，去蛔虫、寸白，恶疮。一名藋芦，生东海池泽及渤海章武，八月采，阴干。

草部下品之下

六十八味

连翘 味苦，平，无毒。主寒热鼠瘘，瘰疬痈肿，恶疮瘿瘤，结热蛊毒，去白虫。一名异翘，一名兰华，一名折根，一名轵，一名三廉。生泰山山谷，八月采，阴干。

白头翁 味苦，温。无毒，有毒。主温疟，狂易寒热，癥瘕积聚，瘿气。逐血止痛，疗金疮，鼻衄。一名野丈人，一名胡王使者，一名奈何草。生高山山谷及田野，四月采。亦疗毒痢。

蔄茹 味辛酸，寒，微寒，有小毒。主蚀恶肉，败疮死肌，杀疥虫，排脓恶血，除大风热气，善忘不乐。去热痹，破癥瘕，除息肉。一名屈据，一名离娄。生代郡川谷，五月采根，阴干，黑头者良。

若芙 微寒。主面目通身漆疮，作灰疗金疮，大验。

羊桃 味苦，寒，有毒。主熛热，身暴赤色，风水积聚，恶疡，除小儿热。去五脏五水大腹，利小便，益气。可作浴汤。一名鬼桃，一名羊肠，一名苌楚，一名御弋，一名铫弋。生山林川谷及生田野，二月采，阴干。

羊蹄 味苦，寒，无毒。主头秃疥瘙，除热，女子阴蚀浸淫，疽痔，杀虫。一名东方宿，一名连虫陆，一名鬼目，一名蓄。生陈留川泽。

鹿藿 味苦，平，无毒。主蛊毒，女子腰腹痛，不乐，肠痈，瘰疬，疡气。生汶山山谷。

牛扁 味苦，微寒，无毒。主身皮疮热气。可作浴汤，杀牛虱小虫。又疗牛病，生桂阳川谷。

陆英 味苦，寒，无毒。主骨间诸痹，四肢拘挛疼酸，膝寒痛，阴痿，短气不足，脚肿。生熊耳川谷及冤句，立秋采。

蒴藋 味酸，温，有毒。主风瘙瘾疹，身痒滋田痹。可作浴汤。一名堇草，一名芨。生田野，春夏采叶，秋冬采茎根。

荩草 味苦，平，无毒。主久咳上气，喘逆久寒，惊悸痂疥，白秃疡气，杀皮肤小虫。可以染黄作金色。生青衣川谷，九月十月采。

夏枯草 味苦辛，寒，无毒。主寒热瘰疬鼠瘘，头疮，破癥，散瘿结气，脚肿湿痹，轻身。一名夕句，一名乃东，一名燕面。生蜀郡川谷，四月采。

乌韭 味甘，寒，无毒。主皮肤往来寒热，利小肠膀胱气。疗黄疸，金疮内塞。补中益气，好颜色。生山谷石上。

蚤休 味苦，微寒，有毒。主惊痫，摇头弄舌，热气在腹中，癫疾痈疮，阴蚀，下三虫，去蛇毒。一名蚩休。生山阳川谷及冤句。

虎杖根 微温，主通利月水，破留血癥结。

石长生 味咸苦，微寒，有毒。主寒热恶疮大热，辟鬼气不祥，下三虫。一名丹草。生咸阳山谷。

鼠尾草 味苦，微寒，无毒。主鼠瘘，寒热下痢，脓血不止。白花者主白下，赤花者主赤下。一名葝，一名陵翘。生平泽中，四月采叶，七月采花，阴干。

马鞭草 主下部䘌疮。

胡桐泪 味咸苦，大寒，无毒。主大毒热，心腹烦满。水和服之取吐。又主牛马急黄、黑汗，水研二三两灌之，立瘥。又为金银焊药，出肃州以西平泽及山谷中，形似黄矾而坚实。有夹烂木者，云是胡桐树滋沦入土石碱卤地作之。其树高大，皮叶似白杨、青桐、桑辈，故名胡桐，木堪器用，又名胡桐律。《西域传》云：胡桐似桑而曲。

马勃 味辛，平，无毒。主恶疮马疥。一名马疕。生园中久腐处。

鸡肠草 主肿，止小便利。

蛇莓汁 大寒。主胸腹大热不止。疗溪毒、射工，伤寒大热，甚良。

苎根 寒。主小儿赤丹。其渍苎汁，疗渴。

菰根 大寒，主肠胃固热，消渴，止小便利。

狼跋子 有小毒，主恶疮蜗疥，杀虫鱼。

弓弩弦 主难产，胞衣不出。

舂杵头细糠 主卒噎。

败天公 平。主鬼疰精魅。

半天河 微寒。主鬼疰狂，邪气恶毒，洗诸疮用之。

地浆 寒。主解中毒，烦闷。

败蒲席 平。主筋溢，恶疮。

败船茹 平。主妇人崩中，吐、痢，血不止，烧作灰服之。

败鼓皮 平。主中蛊毒，烧作灰，水服。

屋游 味甘，寒。主浮热在皮肤，往来寒热，利小肠膀胱气。生屋上阴处，八月九月采。

赤地利 味苦，平，无毒。主赤白冷热诸痢，断血破血，带下赤白，生肌肉。所在山谷有之。

赤车使者 味辛苦，温，有毒。主风冷邪疰，蛊毒癥瘕，五脏积气。

刘寄奴 味苦，温。主破血下胀。多服令人痢。生江南。

三白草 味甘辛，寒，有小毒。主水肿脚气，利大小便，消痰破癖，除积聚，消丁肿。生池泽畔。

牵牛子 味苦，寒，有毒。主下气，疗脚满水肿，除风毒，利小便。

猪膏莓 味辛苦，平，无毒。主金疮，止痛，断血，生肉，除诸恶疮，消浮肿。捣封之、汤渍、散敷，并良。

紫葛 味甘苦，寒，无毒。主痈肿恶疮。取根皮捣为末，醋和封之。生山谷中，不入方用。

蓖麻子 味甘辛，平，有小毒。主水癥，水研二十枚，服之，吐恶沫，加至三十枚，三日一服，瘥则止。又主风虚寒热，身体疮痒浮肿，尸疰恶气，榨取油涂之。叶：主脚气，风肿不仁。捣蒸敷之。

葎草 味甘苦，寒，无毒。主五淋，利小便，止水痢，除疟虚热渴。煮汁及生汁服之，生故墟道旁。

格注草 味辛苦，温，有大毒。主蛊疰，诸毒痛疼等，生齐鲁山泽。

独行根 味辛苦，冷，有毒。主鬼疰，积聚，诸毒热肿蛇毒，水磨为泥封之，日三四，立瘥。水煮一二两取汁服，吐蛊毒。

狗舌草 味苦，寒，有小毒。主蛊疥瘙痒，杀小虫。

乌蔹莓 味酸苦，寒，无毒。主风毒热肿，游丹、蛇伤，捣敷并饮汁。

豨莶 味苦，寒，有小毒。主热䘌，烦满，不能食。生捣汁，服三四合。多则令人吐。

狼毒 味辛，平，有大毒。主咳逆上气，破积聚饮食，寒热，水气，胁下积癖，恶疮鼠瘘，疽蚀，鬼精益毒。杀飞鸟走兽。一名续毒。生秦亭山谷及奉高，二月八月采根，阴干。陈而沉水者良。

鬼臼 味辛，温，微温，有毒。主杀蛊毒，鬼疰精物，辟恶气不祥，逐邪，解百毒。疗咳嗽，喉结，风邪，烦惑，失魄妄见，去目中肤翳。杀大毒，不入汤。一名爵犀，一名马目毒公，一名九臼，一名天臼，一名解毒。生九真山谷及冤句，二月八月采根。

芦根 味甘，寒。主消渴，客热，止小便利。

甘蕉根 大寒。主痈肿结热。

萹蓄 味苦，平，无毒。主浸淫疥瘙，疽痔，杀三虫。疗女子阴蚀。生东莱山谷，五月采，阴干。

酢浆草 味酸，寒，无毒。主恶疮㾝瘘。捣敷之，杀诸小虫。生道旁。

苘实 味苦，平，无毒。主赤白冷热痢。散服饮之，吞一枚破痈肿。

蒲公草 味甘，平，无毒。主妇人乳痈肿，水煮汁饮之，及封之，立消。一名耩耨草。

商陆 味辛酸，平，有毒。主水胀疝瘕痹，熨除痈肿，杀鬼精物。疗胸中邪气，水肿痿痹，腹满洪直，疏五脏，散水气，如人形者有神。一名蓫根，一名夜呼。生咸阳川谷。

女青 味辛，平，有毒。主蛊毒，逐邪恶气，杀鬼温疟，辟不祥。一名雀瓢。蛇衔根也，生朱崖，八月采，阴干。

水蓼 主蛇毒。捣敷之，绞汁服，止蛇毒入内，心闷。水煮渍捋脚，消气肿。

角蒿 味辛苦，平，有小毒。主甘湿䘌，诸恶疮有虫者。

昨叶何草 味酸，平，无毒。主口中干痛，水谷血痢，止血。生上党屋上，如蓬初生。一名瓦松。夏采，日干。

白附子 主心痛血痹，面上百病，行药势。生蜀郡，三月采。

鹤虱 味苦，平，有小毒。主蛔蛲虫。用之为散，以肥肉臛汁，服方寸匕。亦丸散中用。生西戎。

甑带灰 主腹胀痛，脱肛。煮汁服，主胃反，小便失禁、不通，及淋、中恶、尸疰、金疮刃不出。

屐屧鼻绳灰 水服，主噎哽，心痛胸满。

故麻鞋底 水煮汁服之，解紫石英发毒。又主霍乱吐下不止，及解食牛马肉毒，腹胀，吐痢不止。

雀麦 味甘，平，无毒。主女人产不出，煮汁饮之。一名蘥，一名燕麦。生故墟野林下，叶似麦。

笔头灰 久者，主小便不通，小便数、难，阴肿，中恶脱肛，淋沥，烧灰水服之。

木部上品

二十七味

茯苓 味甘，平，无毒。主胸胁逆气，忧恚惊邪，恐悸，心下结痛，寒热烦满，咳逆，口焦舌干，利小便，止消渴，好唾，大腹淋沥，膈中痰水，水肿淋结，开胸腑，调脏气，伐肾邪，长阴，益气力，保神守中。久服安魂养神，不饥延年。一名伏菟，其有抱根者名茯神。

茯神平。主辟不祥，疗风眩风虚，五劳口干，止惊悸，多恚怒，善忘，开心益智，安魂魄，养精神，生泰山山谷大松下，二月八月采，阴干。

琥珀 味甘，平，无毒。主安五脏，定魂魄，杀精魅邪鬼，消瘀血，通五淋，生永昌。

松脂 味苦甘，温，无毒。主疽恶疮、头疡，白秃，疥瘙、风气，安五脏，除热，胃中伏热，咽干消渴，及风痹死肌。炼之令白。其赤者主恶痹。久服轻身，不老延年。一名松膏，一名松肪。生泰山山谷，六月采。

松实：味苦，温，无毒。主风痹寒气，虚羸少气，补不足。九月采，阴干。

松叶：味苦，温。主风湿疮，生毛发，安五脏，守中，不饥延年。

松节：温。主百节久风，风虚，脚痹疼痛。

松根白皮：主辟谷不饥。

柏实 味甘，平，无毒。主惊悸，安五脏，益气，除风湿痹，疗恍惚虚损吸吸，历节腰中重痛，益血止汗。久服令人润泽美色，耳目聪明，不饥不老，轻身延年。生泰山山谷，柏叶尤良。

柏叶：味苦，微温，无毒。主吐血衄血，利血崩中，赤白。轻身益气，令人耐寒暑，去湿痹，止饥。四时各依方面采，阴干。

柏白皮：主火灼烂疮，长毛发。

菌桂 味辛，温，无毒。主百病，养精神，和颜色，为诸药先聘通使。久服轻身不老，面生光华，媚好常如童子。生交趾、桂林山谷岩崖间，无骨，正圆如竹，立秋采。

牡桂 味辛，温，无毒。主上气咳逆，结气喉痹，吐吸心痛，胁风胁痛，温筋通脉，止烦出汗，利关节，补中益气。久服通神，轻身不老。生南海山谷。

桂 味甘辛，大热，有小毒。主温中，利肝肺气，心腹寒热，冷疾，霍乱转筋，头痛腰痛，出汗，止烦止唾，咳嗽鼻齆，能堕胎，坚骨节，通血脉，理疏不足。宣导百药，无所畏。久服神仙不老，生桂阳，二月八月十月采皮，阴干。

杜仲 味辛甘，平，温，无毒。主腰脊痛，补中，益精气，坚筋骨，强志，除阴下痒湿，小便余沥，脚中酸疼，不欲践地。久服轻身耐老。一名思仙，一名思仲，一名木绵。生上虞山谷及上党汉中，二月五月六月九月采皮。

枫香脂 味辛苦，平，无毒。主瘾疹风痒，浮肿齿痛。一名白胶香。其树皮：味辛，平，有小毒。主水肿，下水气。煮汁用之，所在大山皆有。

干漆 味辛，温，无毒，有毒。主绝伤，补中，续筋骨，填脑髓，安五脏，五缓六急，风寒湿痹。疗咳嗽，消瘀血，痞结，腰痛，女子疝瘕，利小肠，去蛔虫。生漆：去长虫。久服轻身耐老。生汉中川谷，夏至后采，干之。

蔓荆实 味苦辛，微寒，平，温，无毒。主筋骨间寒热湿痹，拘挛，明目坚齿，利九窍，去白虫长虫，主风头痛，脑鸣，目泪出，益气。久服轻身耐老，令人润泽颜色。小荆实亦等。

牡荆实 味苦，温，无毒。主除骨间寒热，通利胃气，止咳逆下气。生河间南阳、冤句山谷，或平寿都乡高岸上及田野中，八月九月采实，阴干。

女贞实 味苦甘，平，无毒。主补中，安五脏，养精神，除百疾，久服肥健，轻身不老。生武陵川谷，立冬采。

桑上寄生 味苦甘，平，无毒。主腰痛，小儿背强，痈肿，安胎，充肌肤，坚发齿，长须眉，主金疮去痹，女子崩中，内伤不足，产后余疾，下乳汁。其实，明目轻身，通神。一名寄屑，一名寓木，一名宛童，一名茑。生弘农川谷桑上。三月三日采茎叶，阴干。

蕤核 味甘，温，微寒，无毒。主心腹邪结气，明目，目赤痛，伤泪出。目肿眦烂，齆鼻，破心下结痰，痞气。久服轻身，益气不饥，生函谷川谷及巴西。

五加皮 味辛苦，温，微寒，无毒。主心腹疝气，腹痛，益气，疗躄，小儿不能行，疽疮，阴蚀，男子阴痿，囊下湿，小便余沥，女人阴痒及腰脊痛，两脚疼痹风弱，五缓虚羸，补中益精，坚筋骨，强志意。久服轻身耐老。一名豺漆，一名豺节，五叶者良。生汉中及冤句，五月七月采茎，十月采根，阴干。

沉香、熏陆香、鸡舌香、藿香、詹糖香、枫香 并微温，悉疗风水毒肿，去恶气。熏陆、詹糖去伏尸；鸡舌、藿香疗霍乱心痛；枫香疗风瘾疹痒毒。

檗木 味苦，寒，无毒。主五脏、肠胃中结气热山，黄疸肠痔，止泄痢，女子漏下赤白，阴伤蚀疮，疗惊气在皮间，肌肤热赤起，目热赤痛，口疮，久服通神。根：一名檀桓，主心腹百病，安魂魄，不饥渴。久服轻身，延年通神。生汉中山谷及永昌。

辛夷 味辛，温，无毒。主五脏身体寒热，风头脑痛，面䵟，温中解肌，利九窍，通鼻塞涕出。治面肿引齿痛，眩冒，身兀兀如在车船之上者，生须发，去白虫。久服下气轻身，明目增年耐老。可作膏药用之。去心及外毛，毛射人肺，令人咳。一名辛矧，一名侯桃，一名房木。生汉中川谷，九月采实，曝干。

木兰 味苦，寒，无毒。主身大热在皮肤中，去面热赤疱、酒皶，恶风癫疾，阴下痒湿。明耳目。疗中风伤寒及痈疽水肿，去臭气。一名林兰，一名杜兰。皮似桂而香。生零陵山谷及泰山，十二月采皮，阴干。

榆皮 味甘，平，无毒。主大小便不通，利水道，除邪气，肠胃邪热气，消肿。性滑利。久服轻身不饥。其实尤良，疗小儿头疮痂疕。花：主小儿痫，小便不利，伤热。一名零榆。生颍川山谷，二月采皮取白，曝干，八月采实。并勿令中湿，湿则伤人。

酸枣 味酸，平，无毒。主心腹寒热，邪结气聚，四肢酸疼，湿痹，烦心不得眠，脐上下痛，血转久泄，虚汗烦渴，补中，益肝气，坚筋骨，助阴气，令人肥健。久服安五脏，轻身延年。生河东川泽，八月采实，阴干，四十日成。

槐实 味苦酸咸，寒，无毒。主五内邪气热，止涎唾，补绝伤，五痔火疮，妇人乳瘕，子脏急痛。以七月七日取之，捣取汁，铜器盛之，日煎，令可作圆，大如鼠屎，纳窍中，三易乃愈，又堕胎。久服明目，益气，头不白，延年。枝：主洗疮及阴囊下湿痒；皮：主烂疮；根：主喉痹寒热。生河南平泽，可作神烛。

楮实 味甘，寒，无毒。主阴痿水肿，益气，充肌肤，明目。久服不饥不老，轻身。生少室山。一名穀实。所在有之，八月九月采实，日干，四十日成。叶：味甘，无毒。主小儿身热，食不生肌。可作浴汤。又主恶疮，生肉。皮：主逐水，利小便；茎：主瘾疹痒，单煮洗浴。皮间白汁：疗癣。

枸杞 味苦，寒。根：大寒；子：微寒，无毒。主五内邪气，热中消渴，周痹风湿，下胸胁气，客热头痛。补内伤，大劳嘘吸，坚筋骨，强阴，利大小肠。久服坚筋骨，轻身不老，耐寒暑。一名杞根，一名地骨，一名枸忌，一名地辅，一名羊乳，一名却暑，一名仙人杖，一名西王母杖。生常山平泽及诸丘陵阪岸，冬采根，春夏采叶，秋采茎、实，阴干。

苏合香 味甘，温，无毒。主辟恶，杀鬼精物，温疟蛊毒，痫痓，去三虫，除邪，令人无梦魇。久服通神明，轻身长年。生中台川谷。

橘柚 味辛，温，无毒。主胸中瘕热逆气，利水谷，下气，止呕咳，除膀胱留热，停水五淋，利小便。主脾不能消谷，气充胸中，吐逆霍乱，止泄，去寸白。久服之，去臭气，通神明，长年。一名橘皮。生于南山川谷及生江南，十月采。

木部中品

二十九味

龙眼 味甘，平，无毒。主五脏邪气，安志厌食，除虫去毒。久服强魂聪明，轻身不老，通神明。一名益智。其大者似槟榔，生南海山谷。

厚朴 味苦，温，大温，无毒。主中风，伤寒，头痛寒热，惊悸，气血痹，死肌，去三虫。温中益气，消痰下气。疗霍乱及腹痛胀满，胃中冷逆，胸中呕不止，泄痢，淋露，除惊，去留热，止烦满，厚肠胃。一名厚皮，一名赤朴。其树名榛，其子名逐折，疗鼠瘘，明目益气。生交趾冤句，三月九月十月采皮，阴干。

猪苓 味甘苦，平，无毒。主痎疟，解毒蛊疰不祥，利水道。久服轻身耐老。一名猳猪屎。生衡山山谷及济阴冤句，二月八月采，阴干。

篁竹叶 味苦，平，大寒，无毒。主咳逆上气，溢筋急，恶疡，杀小虫，除烦热，风痓，喉痹呕吐。根：作汤益气止渴，补虚下气，消毒；汁：主风痓；实：通神明，轻身益气。生益州。

淡竹叶 味辛，平，大寒。主胸中痰热，咳逆上气。沥：大寒，疗暴中风，风痹，胸中大热，止烦闷。皮茹：微寒，主呕啘，温气，寒热，吐血崩中，溢筋。竹笋：味甘，无毒。主消渴，利水道。益气，可久食。

枳实 味苦酸，寒，微寒，无毒。主大风在皮肤中，如麻豆苦痒。除寒热结，止痢，长肌肉，利五脏，益气轻身，除胸胁痰澼，逐停水，破结实，消胀满，心下急，痞痛逆气，胁风痛，安胃气，止溏泄，明目，生河内川泽，九月十月采，阴干。

山茱萸 味酸，平，微温，无毒。主心下邪气，寒热，温中，逐寒湿痹，去三虫。肠胃风邪，寒热，疝瘕头风，风气去来，鼻塞目黄，耳聋面疱，温中，下气，出汗。强阴益精，安五脏，通九窍，止小便利。久服轻身明目，强力长年。一名蜀枣，一名鸡足，一名魃实。生汉中山谷及琅琊、冤句、东海承县，九月十月采实，阴干。

吴茱萸 味辛，温，大热，有小毒。主温中下气，止痛，咳逆寒热，除湿血痹，逐风邪，开腠理，去痰冷，腹内绞痛，诸冷食不消，中恶，心腹痛，逆气，利五脏。根：杀三虫；根白皮：杀蛲虫，治喉痹，咳逆，止泄注，食不消，女子经产余血，疗白癣。一名藙。生上谷川谷及冤句，九月九日采，阴干。

秦皮 味苦，微寒，大寒，无毒。主风寒湿痹，洗洗寒气，除热，目中青翳白膜。疗男子少精，妇人带下，小儿痫，身热。可作洗目汤。久服头不白，轻身，皮肤光泽，肥大，有子。一名岑皮，一名石檀。生庐江川谷及冤句，二月八月采皮，阴干。

栀子 味苦，寒，大寒，无毒。主五内邪气，胃中热气，面赤酒疱皻鼻，白癞赤癞疮疡。疗目热赤痛，胸心大小肠大热，心中烦闷，胃中热。一名木丹，一名越桃。生南阳川谷，九月采实，曝干。

槟榔 味辛，温，无毒。主消谷，逐水，除痰癖，杀三虫伏尸，疗寸白。生南海。

合欢 味甘，平，无毒。主安五脏，利心志，令人欢乐无忧。久服轻身明目，得所欲，生益州山谷。

秦椒 味辛，温，生温；熟寒，有毒。主风邪气，温中，除寒痹，坚齿发，明目，疗喉痹，吐逆疝瘕，去老血，产后余疾，腹痛出汗，利五脏。久服轻身，好颜色，耐老增年通神。生大山川谷及秦岭上，或琅琊，八月九月采实。

卫矛 味苦，寒，无毒。主女子崩中下血，腹满汗出，除邪，杀鬼毒蛊疰，中恶腹痛，去白虫，消皮肤风毒肿，令阴中解。一名鬼箭。生霍山山谷，八月采，阴干。

紫葳 味酸，微寒，无毒。主妇人产乳余疾，崩中，癥瘕血闭，寒热，羸瘦，养胎。茎叶：味苦，无毒。主痿蹶，益气。一名陵苕，一名芙华。生西海川谷及山阳。

芜荑 味辛，平，无毒。主五内邪气，散皮肤、骨节中淫淫温行毒，去三虫化食，逐寸白，散肠中嗢嗢喘息。一名无姑，一名蕨蘠。生晋山川谷，三月采实，阴干。

食茱萸 味辛苦，大热，无毒。功用与吴茱萸同，少为劣尔，疗水气用之乃佳。

椋子木 味甘咸，平，无毒。主折伤，破恶血，养好血，安胎，止痛，生肉。

每始王木 味苦，平，无毒。主伤折，跌筋骨，生肌，破血止痛。酒水煮浓汁饮之。生资州山谷。

折伤木 味甘咸，平，无毒。主伤折，筋骨疼痛，散血补血，产后血闷，止痛。酒水煮浓汁饮之，生资州山谷。

茗、苦荼 茗：味甘苦，微寒，无毒。主瘘疮，利小便，去痰热渴。令人少睡。春采之。苦荼：主下气，消宿食作饮，加茱萸、葱、姜等良。

桑根白皮 味甘，寒，无毒。主伤中五劳六极，羸瘦，崩中脉绝，补虚益气，去肺中水气，唾血热渴，水肿，腹满胪胀，利水道，去寸白，可以缝金疮，采无时，出土上者杀人。叶：主除寒热出汗。汁：解蜈蚣毒。桑耳：味甘，有毒。黑者，主女子漏下，赤白汁，血病，癥瘕积聚，阴痛，阴阳寒热无子。疗月水不调；其黄熟陈白者，止久泄，益气不饥；其金色者，治癖饮积聚，腹痛金疮。一名桑菌，一名木麦。五木耳名檽，益气不饥，轻身强志。生犍为山谷，六月多雨时采即曝干。

松萝 味苦甘，平。无毒。主嗔怒邪气，止虚汗头风。女子阴寒肿痛，疗痰热，温疟，可为吐汤，利水道。一名女萝。生熊耳山川谷松树上。五月采，阴干。

白棘 味辛，寒，无毒。主心腹痛，痈肿溃脓，止痛，决刺结。疗丈夫虚损阴痿，精自出。补肾气，益精髓。一名棘针，一名棘刺。生雍州川谷。

棘刺花 味苦平，无毒。主金疮内漏，冬至后百二十日采之。实：主明目，心腹痿痹，除热，利小便，生道旁，四月采。一名菥蓂，一名马朐，一名刺原。又有枣针，疗腰痛，喉痹不通。

安息香 味辛苦，平，无毒。主心腹恶气，鬼疰。出西戎，似松脂，黄黑色为块，新者亦柔韧。

龙脑香及膏香 味辛苦，微寒。一云温，平，无毒。主心腹邪气，风湿积聚，耳聋明目，去目赤肤翳。出婆律国，形似白松脂，作杉木气，明净者善；久经风日，或如雀屎者，不佳。云合糯一作粳米炭、相思子贮之，则不耗。膏：主耳聋。

菴摩勒 味苦甘，寒，无毒。主风虚热气。一名余甘。生岭南交、广、爱等州。

毗梨勒 味苦，寒，无毒。功用与菴摩勒同，出西域及岭南交、爱等州，戎人谓之三果。

木部下品

四十五味

黄环 味苦，平，有毒。主蛊毒鬼疰鬼魅，邪气在脏中，除咳逆寒热。一名凌泉，一名大就。生蜀郡山谷，三月采根，阴干。

石楠 味辛苦，平，有毒。主养肾气，内伤阴衰，利筋骨皮毛，疗脚弱，五脏邪气，除热。女子不可久服，令思男。实：杀蛊毒，破积聚，逐风痹。一名鬼目。生华阴山谷，二月四月采叶，八叶采实，阴干。

巴豆 味辛，温。生温，熟寒，有大毒。主伤寒温疟寒热，破癥瘕结聚，坚积，留饮痰癖，大腹水胀，荡涤五脏六腑，开通闭塞，利水谷道，去恶肉，除鬼毒蛊疰邪物，杀虫鱼。疗女子月闭烂胎，金疮脓血。不利丈夫阴。杀斑蝥毒。可炼饵之，益血脉，令人色好，变化，与鬼神通。一名巴椒。生巴郡川谷，八月采，阴干。用之去心皮。

蜀椒 味辛，温，大热，有毒。主邪气咳逆，温中，逐骨节、皮肤死肌，寒湿痹痛，下气。除六腑寒冷，伤寒温疟，大风，汗不出，心腹留饮宿食，肠澼下痢，泄精，女子字乳余疾，散风邪，瘕结水肿，黄疸，鬼疰蛊毒，杀虫鱼毒。久服之头不白，轻身增年，开腠理，通血脉，坚齿发，调关节，耐寒暑。可作膏药。多食令人乏气，口闭者杀人。一名巴椒，一名蓎藙。生武都川谷及巴郡，八月采实，阴干。

莽草 味辛苦，温，有毒。主风头痈肿，乳痈疝瘕，除结气疥瘙。杀虫鱼。疗喉痹不通，乳难。头风痒，可用沐，勿令入眼。一名弭，一名春草。生上谷山谷及冤句，五月采叶，阴干。

郁李仁 味酸，平，无毒。主大腹水肿，面目四肢浮肿，利小便水道。根：主齿龈肿，龋齿坚齿，去白虫。一名爵李，一名车下李，一名棣。生高山川谷及丘陵上，五月六月采根。

鼠李 主寒热瘰疬疮。其皮：味苦，微寒，无毒。主除身皮热毒。一名牛李，一名鼠梓，一名椑。生田野，采无时。

栾华 味苦，寒，无毒。主目痛泪出，伤眦，消目肿。生汉中川谷，五月采。

杉材 微温，无毒，主疗漆疮。

楠材 微温，主霍乱，吐下不止。

榧实 味甘，无毒，主五痔，去三虫，蛊毒鬼疰。生永昌。

蔓椒 味苦，温，无毒。主风寒湿痹，历节疼。除四肢厥气，膝痛。一名豕椒，一名猪椒，一名彘椒，一名狗椒。生云中川谷及丘冢间，采茎、根，煮酿酒。

钓樟根皮 主金疮，止血。

雷丸 味苦咸，寒，微寒，有小毒。主杀三虫，逐毒气，胃中热，利丈夫，不利女子。作摩膏，除小儿百病。逐邪气，恶风汗出，除皮中热结，积蛊毒，白虫寸白，自出不止。久服令阴痿。一名雷失，一名雷实。赤者杀人。生石城山谷及汉中土中，八月采根，曝干。

溲疏 味辛苦，寒，微寒，无毒。主身皮肤中热，除邪气，止遗溺，通利水道，除胃中热，下气。可作浴汤。一名巨骨。生熊耳川谷及田野故丘墟地，四月采。

榉树皮 大寒。主时行头痛，热结在肠胃。

白杨树皮 味苦，无毒。主毒风，脚气肿，四肢缓弱不随，毒气游易在皮肤中，痰癖等。酒渍服之，取叶圆大蒂小，无风自动者良。

水杨叶 嫩枝味苦，平，无毒。主久痢赤白，捣和水绞取汁服一升，日二，大效。

栾荆 味辛苦，温，有小毒。主大风，头面手足诸风，癫痫狂痉，湿痹寒冷疼痛。俗方大用之，而《本草》不载，亦无别名，但有栾花，功用又别，非此花也。

小檗 味苦，大寒，无毒。主口疮甘䘌，杀诸虫，去心腹中热气。一名山石榴。

荚蒾 味甘苦，平，无毒。主三虫，下气消谷。

钓藤 微寒，无毒。主小儿寒热，十二惊痫。

药实根 味辛，温，无毒。主邪气，诸痹疼酸，续绝伤，补骨髓。一名连木。生蜀郡山谷，采无时。

皂荚 味辛咸，温，有小毒。主风痹，死肌，邪气，风头泪出，利九窍，杀精物。疗腹胀满，消谷，除咳嗽，囊结，妇人胞不落，明目益精。可为沐药，不入汤。生雍州川谷及鲁邹县。如猪牙者良。九月十月采荚，阴干。

楝实 味苦，寒，有小毒。主温疾，伤寒大热烦狂，杀三虫疥疡，利小便水道。根：微寒。疗蛔虫，利大肠，生荆山山谷。

柳华 味苦，寒，无毒。主风水，黄疸，面热黑，痂疥恶疮，金疮。一名柳絮。叶：主马疥痂疮，取煎煮以洗马疥，立愈。又疗心腹内血，止痛。实：主溃痈，逐脓血。子汁：疗渴。生琅琊川泽。

桐叶 味苦，寒，无毒。主恶蚀疮著阴。皮：主五痔，杀三虫。疗贲豚气病。花：主敷猪疮，饲猪肥大三倍。生桐柏山谷。

梓白皮 味苦，寒，无毒。主热，去三虫。疗目中疾。叶：捣敷猪疮，饲猪肥大三倍。生河内山谷。

苏方木 味甘咸，平，无毒。主破血，产后血胀闷欲死者，水煮若蝗，酒煮五两，取浓汁服之，效。

接骨木 味甘苦，平，无毒。主折伤，续筋骨，除风痒龋齿。可作浴汤。

枳椇 味甘，平，无毒。主头风，小腹拘急。一名木蜜。其木皮：温，无毒。主五痔，和五脏，以木为屋，屋中酒则味薄，此亦奇物。

木天蓼 味辛，温，有小毒。主癥结积聚，风劳虚冷。生山谷中。

乌臼木根皮 味苦，微温，有毒。主暴水癥结积聚。生山南平泽。

赤瓜木 味苦，寒，无毒。主水痢，风头身痒。生平陆，所在有之。实：味酸，冷，无毒。汁服主水痢，沐头及洗身上疮痒。一名羊梂，一名鼠查。

诃梨勒 味苦，温，无毒。主冷气，心腹胀满，下食，生交、爱州。

枫柳皮 味辛，大热，有毒。主风龋齿痛。出原州。

卖子木 味甘，微咸，平，无毒。主折伤，血内溜，续绝，补骨髓，止痛，安胎。生山谷中，其叶似柿，出剑南邛州。

大空 味辛苦，平，有小毒。主三虫，杀虮虱，生山谷中。取根皮作末，油和涂，虮虱皆死。

紫真檀 味咸，微寒。主恶毒风毒。

椿木叶 味苦，有毒，主洗疮疥，风疽，水煮叶汁用之，皮主甘䘌。樗木根叶：尤良。

胡椒 味辛，大温，无毒。主下气，温中，去痰，除脏腑中风冷。生西戎，形如鼠李子。调食用之，味甚辛辣，而芳香当不及蜀椒。

橡实 味苦，微温，无毒。主下痢，厚肠胃，肥健人。其壳为散及煮汁服，亦主痢，并堪染用。一名杼斗，槲栎皆有斗，以栎为胜。所在山谷中皆有。

无食子 味苦，温，无毒。主赤白痢，肠滑，生肌肉。出西戎。

杨栌木 味苦，寒，有毒。主疽瘘恶疮，水煮叶汁洗疮立瘥。生篱垣间。一名空疏。所在皆有。

槲若 味甘苦，平，无毒。主痔止血，疗血痢，止渴，取脉灸用之。

皮：味苦。水煎浓汁，除蛊毒及瘘，俗用甚效。

人兽部

五十六味

发髲 味苦，温，小寒，无毒。主五癃，关格不通，利小便水道，疗小儿痫，大人痓，仍自还神化，合鸡子黄煎之，消为水，疗小儿惊热。

乱发 微温，主咳嗽，五淋，大小便不通，小儿惊痫，止血鼻衄，烧之吹内立止。

人乳汁 主补五脏，令人肥白悦泽。

头垢 主淋闭不通。

人屎 寒。主疗时行大热狂走，解诸毒，宜用绝干者，捣末，沸汤沃服之。

人溺 疗寒热头疼，温气，童男者尤良。溺白垽：疗鼻衄，汤火灼疮。东向圊厕溺坑中青垽疗喉痹，消痈肿，若已有脓即溃。

龙骨 味甘，平，微寒，无毒。主心腹鬼疰，精物老魅，咳逆，泄痢脓血，女子漏下，癥瘕坚结，小儿热气惊痫，疗心腹烦满，四肢痿枯汗出，夜卧自惊恚怒，伏气在心下，不得喘息，肠痈内疽阴蚀，止汗，缩小便，溺血，养精神，定魂魄，安五脏。白龙骨：疗梦寐泄精，小便泄精。齿：主小儿大人惊痫，癫疾狂走，心下结气，不能喘息，诸痉，杀精物，小儿五惊，十二痫，身热不可近，大人骨间寒热，又杀蛊毒。角：主惊痫瘛疭，身热如火，腹中坚及热泄。久服轻身，通神明，延年。生晋地川谷及泰山岩水岸土穴中死龙处，采无时。

牛黄 味苦，平，有小毒。主惊痫寒热，热盛狂痓，除邪逐鬼。疗小儿百病，诸痫热，口不开，大人狂癫。又堕胎。久服轻身增年，令人不忘。生晋地平泽。于牛得之，即阴干百日，使时燥，无令见日月光。

麝香 味辛，温，无毒。主辟恶气，杀鬼精物，温疟，蛊毒，痫痓，去三虫。疗诸凶邪鬼气，中恶，心腹暴痛胀急，痞满风毒，妇人产难，堕胎，去面䵟，目中肤翳。久服除邪，不梦寤魇寐，通神仙。生中台川谷及益州、雍州山谷，春分取之，生者益良。

马乳 止渴。

牛乳 微寒。补虚羸，止渴。

羊乳 温，补寒冷虚乏。

酥 微寒。补五脏，利大肠，主口疮。

熊脂 味甘，微寒，微温，无毒。主风痹不仁，筋急，五脏腹中积聚，寒热羸瘦，头疡白秃，面皯疱，食饮吐呕。久服强志不饥，轻身长年。生雍州山谷，十一月取。

白胶 味甘，平，温，无毒。主伤中劳绝，腰痛羸瘦，补中益气，妇人血闭，无子，止痛安胎。疗吐血下血，崩中不止，四肢酸疼，多汗淋露，折跌伤损。久服轻身延年。一名鹿角胶。生云中。煮鹿角为之，得火良。

阿胶 味甘，平，微温，无毒。主心腹内崩劳极。洒洒如疟状，腰腹痛，四肢酸疼，女子下血，安胎，丈夫小腹痛，虚劳羸瘦，阴气不足，脚酸不能久立，养肝气。久服轻身益气。一名传致胶，生东平郡。煮牛皮作之，出东阿。

醍醐 味甘，平，无毒。主风邪痹气，通润骨髓。可为摩药，性冷利，功优于酥，生酥中。

底野迦 味辛苦，平，无毒。主百病，中恶，客忤邪气，心腹积聚，出西戎。

酪 味甘酸，寒，无毒。主热毒，止渴，解散发利，除胸中虚热，身面上热疮、肌疮。

犀角 味苦酸咸，寒，微寒，无毒。主百毒蛊疰，邪鬼瘴气，杀钩吻鸩羽蛇毒。除邪，不迷惑魇寐。疗伤寒，温疫，头痛寒热，诸毒气。久服轻身骏健。生永昌山谷及益州。

羚羊角 味咸苦，寒，微寒，无毒。主明目益气，起阴，去恶血，注下，辟蛊毒，恶鬼不祥，安心气，常不魇寐。疗伤寒、时气寒热，热在肌肤，温风注毒伏在骨间，除邪气，惊梦，狂越僻谬，及食噎不通。久服强筋骨，轻身，利丈夫。生石城山川谷及华阴山，采无时。

羖羊角 味咸苦，温，微寒，无毒。主青盲，明目，杀疥虫，止寒泄，辟恶鬼虎狼，止惊悸。疗百节中结气，风头痛及蛊毒，吐血，妇人产后余疾，烧之杀鬼魅，辟虎狼。久服安心益气，轻身。生河西川谷，取无时。勿使中湿，湿即有毒。羊髓：味甘，温，无毒。主男女伤中，阴气不足，利血脉，益经气。以酒服之。青羊胆：主青盲，明目。羊肺：补肺，主咳嗽。羊心：止忧恚，膈气。羊肾：补肾气，益精髓。羊齿：主小儿羊痫寒热，三月三日取之。羊肉：味甘，大热，无毒。主缓中，字乳余疾，及头脑大风汗出，虚劳寒冷。补中益气，安心止惊。羊骨：热。主虚劳寒中，羸瘦。羊屎：燔之，主小儿泄痢肠鸣，惊痫。

牛角鳃 下闭血，瘀血疼痛，女人带下血。燔之。味苦，无毒。水牛角：疗时气寒热头痛。髓：补中，填骨髓，久服增年。髓：味甘，温，无毒。主安五脏，平三焦，温骨髓，补中，续绝伤，益气，止泄痢，消渴，以酒服之。胆：可丸药。胆味苦，大寒。除心腹热渴，利口焦燥，益目精。心：主虚忘。肝：主明目。肾：主补肾气，益精。齿：主小儿牛痫。肉：味咸，平，无毒。主消渴，止吐泄，安中益气，养脾胃。自死者不良。屎：寒。主水肿恶气，用涂门户著壁者，燔之，主鼠瘘恶疮。黄犍牛、乌牯牛溺：主水肿腹胀脚满，利小便。

白马茎 味咸甘，平，无毒。主伤中，脉绝，阴不起，强志益气，长肌肉，肥健，生子。小儿惊痫，阴干百日。眼：主惊痫，腹满，疟疾。悬蹄：主惊邪、瘈疭、乳难，辟恶气，鬼毒蛊疰，不祥，止衄血内漏。龋齿，生云中平泽。白马蹄：疗妇人瘘下白崩。赤马蹄：疗妇人赤崩。齿：主小儿马痫。鬐头膏：主生发。鬐毛：主女子崩中赤白。心：主喜忘。肺：主寒热，小儿茎痿。肉：味辛苦，冷，主热，下气长筋，强腰脊，壮健强志，轻身不饥。脯：疗寒热痿痹。屎：名马通。微温。主妇人崩中止渴，及吐下血，鼻衄金疮，止血。头骨：主喜眠，令人不睡。溺：味辛，微寒。主消渴，破癥坚，积聚，男子伏梁积疝，妇人瘕疾，铜器承饮之。

狗阴茎 味咸，平，无毒。主伤中，阴痿不起，令强热大，生子，除女子带下十二疾。一名狗精。六月上伏取，阴干百日。胆：主明日，痂疡恶疮。心：主忧恚气，除邪。脑：主头风痹，下部䘌疮，鼻中息肉。齿：主癫痫寒热，卒风痱，伏日取之。头骨：主金疮，止血。四脚蹄：煮饮之，下乳汁。白狗血：味咸，无毒。主癫疾发作。肉：味咸酸，温。主安五脏，补绝伤，轻身益气。屎中骨：主寒热，小儿惊痫。

鹿茸 味甘酸，温，微温，无毒。主漏下恶血，寒热惊痫，益气强志，生齿不老，疗虚劳洒洒如疟，羸瘦，四肢酸疼，腰脊痛，小便利，泄精溺血，破留血在腹，散石淋痈肿，骨中热疽痒。骨：安胎下气，杀鬼精物，不可近阴，令痿。久服耐老，四月五月解角时取，阴干，使时燥。角：味咸，无毒。主恶疮痈肿。逐邪恶气，留血在阴中，除小腹血急痛，腰脊痛，折伤恶血，益气。七月取。髓：味甘，温，主丈夫女子伤中绝脉，筋急痛，咳逆，以酒和服之良。肾：平，主补肾气。肉：温。补中，强五脏，益气力。生者疗口僻，割薄之。

獐骨 微温。主虚损泄精。肉：温，补益五脏。髓：益气力，悦泽人面。

虎骨 主除邪恶气，杀鬼疰毒，止惊悸，主恶疮鼠瘘。头骨尤良。膏：主狗啮疮。爪：辟恶魅。肉：主恶心欲呕，益气力。

豹肉 味酸，平，无毒。主安五脏，补绝伤，轻身益气，久服利人。

狸骨 味甘，温，无毒。主风疰、尸疰、鬼疰，毒气在皮中淫跃如针刺者，心腹痛，走无常处，及鼠瘘恶疮。头骨尤良。肉：疗诸疰。阴茎：主月水不通，男子阴癞，烧之，以东流水服之。

兔头骨 平，无毒。主头眩痛，癫疾。骨：主热中消渴。脑：主冻疮。肝：主目暗。肉：味辛平，无毒，主补中益气。

六畜毛蹄甲 味咸，平，有毒。主鬼疰，蛊毒，寒热惊痫，癫痓狂走。骆驼毛：尤良。

鼺鼠 主堕胎，令产易，生山都平谷。

麋脂 味辛，温，无毒。主痈肿，恶疮死肌，寒风湿痹，四肢拘缓不收，风头肿气，通腠理，柔皮肤，不可近阴，令痿。一名宫脂。角：味甘，无毒。主痹止血，益气力，生南山山谷及淮海边，十月取。

豚卵 味甘，温，无毒。主惊痫癫疾，鬼疰蛊毒，除寒热贲豚，五癃邪气挛缩。一名豚颠。阴干藏之，勿令败。悬蹄：主五痔，伏热在肠，肠痈内蚀。猪四足：小寒。主伤挞、诸败疮，下乳汁。心：主惊邪忧恚。肾：冷。

和理肾气，通利膀胱。胆：主伤寒热渴。肚：主补中益气，止渴利。齿：主小儿惊痫，五月五日取。鬐膏：生发。肪膏：主煎诸膏药，解斑蝥、芫青毒。猳猪肉：味酸，冷。疗狂病。凡猪肉：味苦。主闭血脉，弱筋骨，虚人肌。不可久食，病人金疮者尤甚。猪屎：主寒热，黄疸，湿痹。

鼹鼠 味咸，无毒。主痈疽，诸瘘蚀恶疮，阴䘌烂疮。在土中行。五月取，令干，燔之。

獭肝 味甘，有毒。主鬼疰蛊毒，却鱼鲠。止久嗽，烧服之。肉：疗疫气温病，及牛马时行病，煮屎灌之，亦良。

狐阴茎 味甘，有毒。主女子绝产，阴痒，小儿阴㿗卵肿。五脏及肠：味苦，微寒，有毒。主蛊毒寒热，小儿惊痫。雄狐屎：烧之辟恶，在木石上者是。

猯膏 味甘，平，无毒。主上气，乏气咳逆，酒和三合服之，日二。又主马肺病虫颡等病。肉：主久水胀不瘥垂死者，作羹臛食之，下水大效。胞：干之，汤磨如鸡卵许，空腹服，吐诸蛊毒。

野猪黄 味辛甘，平，无毒。主金疮，止血，生肉，疗癫痫。水研如枣核，日二服，效。

驴屎 熬之，主熨风肿瘘疮。屎汁：主心腹卒痛，诸疰忤。尿：主癥癖，胃反，吐不止，牙齿痛，水毒。牝驴尿：主燥水。父驴尿：主湿水。一服五合良。燥水者画体成字，湿水者不成字。乳：主小儿热、急黄等，多服使痢。尾下轴垢：主疟，水洗取汁，和面，如弹丸二枚，作烧饼。疟未发前食一枚，至发时食一枚，疗疟无久新，发无期者。

豺皮 性热。主冷痹脚气，熟之以缠病上，即瘥。

丹雄鸡 味甘，微温，微寒，无毒。主女人崩中，漏下，赤白沃，补虚温中，止血，久伤乏疮，通神，杀毒，辟不祥。头：主杀鬼，东门上者尤良。白雄鸡肉：味酸，微温，主下气，疗狂邪，安五脏，伤中消渴。乌雄鸡肉：微温，主补中，止痛。胆：微寒。主疗目不明，肌疮。心：主五邪。血：主踒折骨痛及痿痹。肪：主耳聋。肠：主遗溺，小便数不禁。肝及左翅毛：主起阴。冠血：主乳难。肶胵里黄皮：微寒，主泄，利小便，利遗溺，除热止烦。屎白：微寒，主消渴，伤寒寒热，破石淋及转筋，利小便，止遗溺，灭瘢痕。黑雌鸡：主风寒湿痹，五缓六急，安胎。血：无毒，主中恶腹痛及踒折，骨痛乳难。翮羽：主下血闭。黄雌鸡：味酸甘，平。主伤中，消渴，小便数不禁，肠澼泄利，补益。五脏：续绝伤，疗劳益气。肋骨：主小儿羸瘦，食不生肌。鸡子：主除热火疮，痫痉，可作虎魄神物。卵白：微寒，疗目热赤痛，除心下伏热，止烦满咳逆，小儿下泄，妇人产难，胞衣不出。醯渍之一宿，疗黄疸，破大烦热。卵中白皮：主久咳结气，得麻黄紫菀和服之，立已。鸡白蠹肥脂，生朝鲜平泽。

白鹅膏 主耳卒聋，以灌之。毛：主射工，水毒。肉：平，利五脏。

鹜肪 味甘，无毒，主风虚寒热。白鸭屎：名通，主杀石药毒，解结缚，散蓄热。肉：补虚除热，和脏腑，利水道。

雁肪 味甘，平，无毒。主风挛，拘急偏枯，气不通利。久服长毛发须眉，益气不饥，轻身耐老。一名鹜肪，生江南池泽，取无时。

鹧鸪 味甘，温，无毒。主岭南野葛菌毒、生金毒，及温瘴久欲死不可瘥者，合毛熬酒渍服之，生捣取汁服最良。生江南，形似母鸡，鸣云钩辀格磔者是。

雉肉 味酸，微寒，无毒。主补中，益气力，止泄痢，除蚁瘘。

鹰屎白 主伤挞，灭瘢。

雀卵 味酸，温，无毒。主下气，男子阴痿不起，强之令热多精，有子。脑：主耳聋。头血：主雀盲。雄雀屎：疗目痛，决痈疖，女子带下，溺不利，除疝瘕，五月取之良。

鹳骨 味甘，无毒。主鬼蛊诸疰毒，五尸心腹疾。

雄鹊肉 味甘，寒，无毒。主石淋，消结热。可烧作灰，以石投中，散解者，是雄也。

鸲鹆肉 味甘，平，无毒。主五痔止血，炙食，或为散，饮服之。

燕屎 味辛，平，有毒。主蛊毒鬼疰，逐不祥邪气，破五癃，利小便，生高山平谷。

孔雀屎 微寒。主女子带下，小便不利。

鸬鹚屎 一名蜀水花，去面黑皯黡痣。头：微寒，主鲠及噎，烧服之。

鸱头 味咸，平，无毒。主头风眩，颠倒痫疾。

千金翼方卷第四　本草下

虫鱼部

七十一味，论一首

石蜜　味甘，平，微温，无毒。主心腹邪气，诸惊痫痓，安五脏诸不足，益气补中，止痛解毒，除众病，和百药，养脾气，除心烦，食饮不下，止肠澼，肌中疼痛，口疮，明耳目。久服强志轻身，不饥不老，延年神仙。一名石饴。生武都山谷、河源山谷及诸山石中，色白如膏者良。

蜜蜡　味甘，微温，无毒。主下痢脓血，补中，续绝伤金疮，益气不饥，耐老。白蜡：疗久泄澼，后重，见白脓，补绝伤，利小儿。久服轻身不饥。生武都山谷，生于蜜房木石间。

蜂子　味甘，平，微寒，无毒。主风头，除蛊毒，补虚羸伤中，心腹痛，大人小儿腹中五虫口吐出者，面目黄。久服令人光泽，好颜色，不老，轻身益气。大黄蜂子：主心腹胀满痛，干呕，轻身益气。土蜂子：主痈肿，嗌痛。一名蜚零。生武都山谷。

牡蛎　味咸，平，微寒，无毒。主伤寒寒热，温疟洒洒，惊恚怒气，除拘缓，鼠瘘，女子带下赤白，除留热在关节荣卫，虚热去来不定，烦满山，止汗，心痛气结，止渴，除老血，涩大小肠，止大小便，疗泄精，喉痹，咳嗽，心胁下痞热。久服强骨节，杀邪鬼，延年。一名蛎蛤，一名牡蛤。生东海池泽，采无时。

桑螵蛸　味咸甘，平，无毒。主伤中，疝瘕，阴痿，益精生子，女子血闭，腰痛，通五淋，利小便水道。又疗男子虚损，五脏气微，梦寐失精，遗溺。久服益气养神。一名蚀疣，生桑枝上，螳螂子也。二月三月采蒸之，当火炙，不尔令人泄。

海蛤　味苦咸，平，无毒。主咳逆上气，喘息烦满，胸痛寒热，疗阴痿。一名魁蛤。生东海。

文蛤 味咸，平，无毒。主恶疮，蚀五痔，咳逆胸痹，腰痛胁急，鼠瘘，大孔出血，崩中漏下。生东海，表有文，取无时。

魁蛤 味甘，平，无毒。主痿痹，泄痢，便脓血。一名魁陆，一名活东。生东海，正圆两头空，表有文，取无时。

石决明 味咸，平，无毒。主目障翳痛，青盲。久服益精，轻身，生南海。

秦龟 味苦，无毒。主除湿痹气，身重，四肢关节不可动摇。生山之阴土中，二月八月取。

龟甲 味咸甘，平，有毒。主漏下赤白，破癥瘕痎疟，五痔，阴蚀湿痹，四肢重弱，小儿囟不合，头疮难燥，女子阴疮及惊恚气，心腹痛，不可久立，骨中寒热，伤寒劳复，或肌体寒热欲死。以作汤良。久服轻身不饥，益气，资智，亦使人能食。一名神屋。生南海池泽及湖水中，采无时，勿令中湿，中湿即有毒。

鲤鱼胆 味苦，寒，无毒。主目热赤痛，青盲明目，久服强悍，益志气。肉：味甘，主咳逆上气，黄疸，止渴，生者主水肿，脚满，下气。骨：主女子带下赤白。齿：主石淋。生九江池泽，取无时。

蠡鱼 味甘，寒，无毒。主湿痹，面目浮肿，下大水，疗五痔，有疮者不可食，令人瘢白。一名鲖鱼。生九江池泽，取无时。

鲍鱼 味辛，臭，温，无毒。主坠堕，腿蹶，踠折瘀血，血痹在四肢不散者，女子崩中血不止，勿令中咸。

鮧鱼 味甘，无毒，主百病。

鳝鱼 味甘，大温，无毒。主补中，益血，疗沈唇。五月五日取头骨烧之。止痢。

鲫鱼 主诸疮，烧以酱汁和涂之，或取猪脂煎用。又主肠痈。头灰：主小儿头疮，口疮，重舌，目翳。一名鲋鱼。合莼作羹，主胃弱，不下食；作脍。主久赤白痢。

伏翼 味咸，平，无毒。主目瞑痒痛，疗淋，利水道，明目，夜视有精光。久服，令人喜乐，媚好，无忧。一名蝙蝠。生泰山川谷，及人家屋间，立夏后采，阴干。

天鼠屎 味辛，寒，无毒。主面痈肿，皮肤洗洗时痛，腹中血气，破寒热积聚，除惊悸，去面黑皯。一名鼠法，一名石肝。生合浦山谷，十月十二月取。

猬皮 味苦，平，无毒。主五痔，阴蚀，下血赤白五色，血汁不止，阴肿痛引腰背。酒煮杀之。又疗腹痛疝积，亦烧为灰，酒服之。生楚山川谷田野，取无时，勿使中湿。

石龙子 味咸，寒，有小毒。主五癃邪结气，破石淋，下血，利小便，利水道。一名蜥蜴，一名山龙子，一名守宫，一名石蜴。生平阳川谷及荆山山石间，五月取，著石上令干。

露蜂房 味苦咸，平，有毒。主惊痫瘈疭，寒热邪气，癫疾，鬼精蛊毒，肠痔，火熬之良。又疗蜂毒毒肿。一名蜂肠，一名百穿，一名蜂䢀。生牂牁山谷，七月七日采，阴干。

樗鸡 味苦，平，有小毒。主心腹邪气，阴痿，益精强志，生子，好色，补中，轻身。又疗腰痛，下气，强阴多精，不可近日。生河内川谷樗树上，七月采，曝干。

蚱蝉 味咸甘，寒，无毒。主小儿惊痫，夜啼癫病，寒热惊悸，妇人乳难，胞衣不出。又堕胎。生杨柳上，五月采，蒸干之，勿令蠹。

白僵蚕 味咸辛，平，无毒。主小儿惊痫，夜啼，去三虫，灭黑䵟。令人面色好，男子阴疡病，女子崩中赤白。产后余病，灭诸疮瘢痕。生颍川平泽，四月取自死者，勿令中湿，中湿有毒，不可用。

木虻 味苦，平，有毒。主目赤痛，眦伤泪出，瘀血血闭，寒热酸惭，无子。一名魂常。生汉中川泽。五月取。

蜚虻 味苦，微寒，有毒。主逐瘀血，破下血积，坚痞，癥瘕寒热，通利血脉及九窍，女子月水不通，积聚，除贼血在胸腹五脏者，及喉痹结塞。生江夏川谷，五月取，腹有血者良。

蜚蠊 味咸，寒，有毒。主血瘀，癥坚寒热，破积聚，喉咽痹，内寒无子，通利血脉。生晋阳川泽及人家屋间，立秋采。

䗪虫 味咸，寒，有毒。主心腹寒热洗洗，血积癥瘕，破坚，下血闭，生子，大良。一名地鳖，一名土鳖。生河东川泽及沙中人家墙壁下土中湿处，十月取，曝干。

蛴螬 味咸，微温，微寒，有毒。主恶血血瘀，痹气，破折，血在胁下，坚满痛，月闭，目中淫肤，青翳白膜。疗吐血在胸腹不去，及破骨踒折，血结，金疮内塞，产后中寒，下乳汁。一名蟦蛴，一名蜰齐，一名勃齐。生河内平泽，及人家积粪草中，取无时，反行者良。

蛞蝓 味咸，寒，无毒。主贼风㖞僻，轶筋，及脱肛，惊痫挛缩。一名陵蠡，一名土蜗，一名附蜗。生泰山池泽，及阴地沙石垣下，八月取。

蜗牛 味咸，寒。主贼风㖞僻踠跌，大肠下脱肛，筋急及惊痫。

水蛭 味咸苦，平，微寒，有毒。主逐恶血，瘀血月闭，破血瘕，积聚，无子，利水道及堕胎。一名蚑，一名至掌。生雷泽池泽，五月六月采，曝干。

鳖甲 味咸，平，无毒。主心腹癥瘕，坚积，寒热，去痞，息肉，阴蚀，痔，恶肉。疗温疟，血瘕，腰痛，小儿胁下坚。肉：味甘。主伤中，益气，补不足。生丹阳池泽，取无时。

鮀鱼甲 味辛，微温，有毒。主心腹癥瘕，伏坚，积聚，寒热，女子崩中，下血五色，小腹、阴中相引痛，疮疥死肌，五邪涕泣时惊，腰中重痛，小儿气癃皆溃。肉：主少气吸吸，足不立地。生南海池泽，取无时。

乌贼鱼骨 味咸，微温，无毒。主女子漏下赤白，经汁血闭，阴蚀肿痛，寒热癥瘕，无子，惊气入腹，腹痛环脐，阴中寒肿，令人有子。又止疮多脓汁不燥。肉：味酸，平。主益气，强志。生东海池泽，取无时。

蟹 味咸，寒，有毒。主胸中邪气，热结痛，㖞僻面肿，败漆烧之致鼠。解结散血，愈漆疮，养筋益气。爪：主破胞堕胎，生伊洛池泽诸水中，取无时。

原蚕蛾 雄者有小毒，主益精气，强阴道，交接不倦，亦止精。屎：温，无毒。主肠鸣，热中，消渴，风痹瘾疹。

鳗鲡鱼 味甘，有毒。主五痔疮瘘，杀诸虫。

鲛鱼皮 主蛊气，蛊疰方用之，即装刀靶鯌鱼皮也。

紫贝 主明目，去热毒。

虾蟆 味辛，寒，有毒。主邪气，破癥坚血，痈肿阴疮。服之不患热病。疗阴蚀，疽疠恶疮，猘犬伤疮，能合玉石。一名蟾蜍，一名䖥，又一名去甫，一名苦蛮。生江湖池泽，五月五日取，阴干，东行者良。

蛙 味甘，寒，无毒。主小儿赤气，肌疮，脐伤，止痛，气不足。一名长股。生水中，取无时。

牡鼠 微温，无毒。疗踒折，续筋骨，捣敷之，三日一易。四足及尾，主妇人堕胎，易产。肉：热，无毒。主小儿哺露大腹，炙食之。粪：微寒，无毒。主小儿痫疾，大腹，时行劳复。

蚺蛇胆 味甘苦，寒，有小毒。主心腹䘌痛，下部䘌疮，目肿痛。膏：平，有小毒。主皮肤风毒，妇人产后腹痛余疾。

蝮蛇胆 味苦，微寒，有毒。主䘌疮。肉：酿作酒，疗癞疾，诸瘘，心腹痛，下结气，除蛊毒。其腹中吞鼠：有小毒，疗鼠瘘。

鲮鲤甲 微寒。主五邪惊啼悲伤，烧之作灰，以酒或水和方寸匕，疗蚁瘘。

蜘蛛 微寒。主大人小儿㿗。七月七日取其网，疗喜忘。

蜻蛉 微寒。强阴，止精。

石蚕 味咸，寒，有毒。主五癃，破石淋，堕胎。肉：解结气，利水道，除热。一名沙虱。生江汉池泽。

蛇蜕 味咸甘，平，无毒。主小儿百二十种惊痫，瘛疭，癫疾寒热，肠痔虫毒，蛇痫，弄舌摇头，大人五邪，言语僻越，恶疮呕咳，明目。火熬之良。一名龙子衣，一名蛇符，一名龙子皮，一名龙子单衣，一名弓皮。生荆州川谷及田野，五月五日、十五日取之良。

蛇黄 主心痛，疰忤，石淋，产难，小儿惊痫，以水煮研服汁。出岭南，蛇腹中得之，圆重如锡，黄黑青杂色。

蜈蚣 味辛，温，有毒。主鬼疰蛊毒，啖诸蛇虫鱼毒，杀鬼物老精，温疟，去三虫。疗心腹寒热结聚，堕胎，去恶血。生大吴川谷江南，赤头足者良。

马陆 味辛，温，有毒。主腹中大坚癥，破积聚，息肉恶疮，白秃。疗寒热痞结，胁下满。一名百足，一名马轴。生玄菟川谷。

蠮螉 味辛，平，无毒。主久聋咳逆，毒气出刺，出汗，疗鼻窒，其土房主痈肿风头。一名土蜂。生熊耳川谷及牂牁，或人屋间。

雀瓮 味甘，平，无毒。主小儿惊痫，寒热结气，蛊毒鬼疰。一名燥舍。生汉中，采蒸之，生树枝间，蛄蟖房也，八月取。

鼠妇 味酸，温，微寒，无毒。主气癃，不得小便，妇人月闭，血瘕痫痓，寒热，利水道。一名负蟠，一名蛜蝛，一名蟋蟀。生魏郡平谷，及人家地上，五月五日取。

萤火 味辛，微温，无毒。主明目，小儿火疮伤，热气蛊毒，鬼疰，通神精，一名夜光，一名放火，一名熠耀，一名即炤，生阶地池泽，七月七日取，阴干。

衣鱼 味咸，温，无毒。主妇人疝瘕，小便不利，小儿中风，项强背起。摩之。又疗淋，堕胎，涂疮灭瘢。一名白鱼，一名蟫。生咸阳平泽。

白颈蚯蚓 味咸，寒，大寒，无毒。主蛇瘕，去三虫，伏尸，鬼疰蛊毒，杀长虫，仍自化作水。疗伤寒，伏热狂谬，大腹黄疸。一名土龙。生平土，三月取，阴干。

蝼蛄 味咸，寒，无毒。主产难，出肉中刺，溃痈肿，下哽噎，解毒，除恶疮。一名蟪蛄，一名天蝼，一名螜。生东城平泽，夜出者良，夏至取，曝干。

蜣螂 味咸，寒，有毒。主小儿惊痫，瘈疭，腹胀寒热，大人癫疾，狂易，手足端寒，肢满贲豚。一名蛣蜣。火熬之良，生长沙池泽，五月五日取，蒸，藏之，临用当炙，勿置水中，令人吐。

斑蝥 味辛，寒，有毒。主寒热鬼疰，蛊毒，鼠瘘疥癣，恶疮疽蚀，死肌，破石癃，血积，伤人肌，堕胎。一名龙尾。生河东川谷，八月取，阴干。

芫青 味辛，微温，有毒。主蛊毒风疰，鬼疰堕胎。三月取，曝干。

葛上亭长 味辛，微温，有毒。主蛊毒，鬼疰，破淋结积聚，堕胎，七月取，曝干。

地胆 味辛，寒，有毒。主鬼疰，寒热，鼠瘘，恶疮死肌，破癥瘕，堕胎，蚀疮中恶肉，鼻中息肉，散结气石淋，去子，服一刀圭，即下。一名蚖青，一名青蛙。生汶山川谷，八月取。

马刀 味辛，微寒，有毒。主漏下赤白，寒热，破石淋，杀禽兽贼鼠，除五脏间热，肌中鼠鼷，止烦满，补中，去厥痹，利机关，用之当炼，得水烂人肠。又云得水良。一名马蛤。生江湖池泽及东海，取无时。

田中螺汁 大寒。主目热赤痛，止渴。

贝子 味咸，平，有毒。主目翳鬼疰，蛊毒腹痛，下血，五癃，利水道。除寒热温疰，解肌，散结热，烧用之良。一名贝齿。生东海池泽。

甲香 味咸，平，无毒。主心腹满痛，气急，止痢下淋。生南海。

珂 味咸，平，无毒。主目中翳，断血生肌，贝类也。大如鳆，皮黄黑而骨白，以为马饰。生南海，采无时。

论曰：鸟兽虫鱼之类，凡一百一十六种，皆是生命，各各自保爱其身，与人不殊，所以称近取诸身，远取诸物，人自受命，即鸟兽自爱，固可知也。是以须药者，皆须访觅先死者，或市中求之，必不可得，自杀生以救己命。若杀之者，非立方之意也，慎之慎之。

果部

二十五味

豆蔻 味辛，温，无毒。主温中，心腹痛，呕吐，去口臭气。生南海。

葡萄 味甘，平，无毒。主筋骨湿痹，益气，倍力，强志。令人肥健，耐饥，忍风寒。久食轻身，不老延年。可作酒，逐水，利小便，生陇西五原敦煌山谷。

蓬蘽 味酸咸，平，无毒。主安五脏，益精气，长阴令坚，强志倍力，有子。又疗暴中风，身热大惊。久服轻身不老。一名覆盆，一名陵蘽，一名阴蘽。生荆山平泽及冤句。

覆盆子 味甘，平，无毒。主益气轻身，令发不白。五月采。

大枣 味甘，平，无毒。主心腹邪气，安中养脾，助十二经，平胃气，通九窍，补少气少津液，身中不足，大惊，四肢重，和百药，补中益气，强力，除烦闷，疗心下悬，肠澼。久服轻身长年，不饥，神仙。一名干枣，一名美枣，一名良枣。八月采，曝干。三岁陈核中仁：燔之，味苦，主腹痛，邪气。

生枣：味甘辛，多食令人多寒热，羸瘦者不可食。叶：覆麻黄能令出汗，生河东平泽。

藕实茎 味甘，平，寒，无毒。主补中养神，益气力，除百疾。久服轻身耐老，不饥延年。一名水芝丹，一名莲。生汝南池泽，八月采。

鸡头实 味甘，平，无毒。主湿痹，腰脊膝痛，补中，除暴疾，益精气，强志，令耳目聪明。久服轻身，不饥耐老，神仙。一名雁喙实，一名芡，生雷泽池泽，八月采。

芰实 味甘，平，无毒。主安中，补五脏，不饥轻身。一名菱。

栗 味咸，温，无毒。主益气，厚肠胃，补肾气，令人耐饥。生山阴，九月采。

樱桃 味甘，主调中，益脾气，令人好颜色，美志。

梅实 味酸，平，无毒。主下气，除热烦满，安心，肢体痛，偏枯不仁，死肌，去青黑痣，恶疾，止下痢，好唾口干。生汉中川谷，五月采，火干。

枇杷叶 味苦，平，无毒。主卒啘不止，下气。

柿 味甘，寒，无毒。主通鼻耳气，肠澼不足。

木瓜 味酸，温，无毒。主湿痹，邪气，霍乱，大吐下，转筋不止。其枝亦可煮用之。

甘蔗 味甘，平，无毒。主下气和中，助脾气，利大肠。

石蜜 味甘，寒，无毒。主心腹热胀，口干渴。性冷利，出益州及西戎，煎炼沙糖为之，可作饼块，黄白色。

沙糖 味甘，寒，无毒。功体与石蜜同，而冷利过之，笮甘蔗汁煎作，蜀地、西戎、江东并有之。

芋 味辛，平，有毒。主宽肠胃，充肌肤，滑中。一名土芝。

乌芋 味苦甘，微寒，无毒。主消渴，痹热，温中益气。一名藉姑，一名水萍。二月生，叶如芋。三月三日采根，曝干。

杏核仁 味甘苦，温，冷利，有毒。主咳逆上气，雷鸣，喉痹，下气，产乳，金疮，寒心，贲豚，惊痫，心下烦热，风气去来，时行头痛，解肌，消心下急，杀狗毒。五月采之。其两仁者杀人，可以毒狗。花：味苦，无毒，主补不足，女子伤中，寒热痹，厥逆。实：味酸，不可多食，伤筋骨，生晋山川谷。

桃核仁 味苦甘，平，无毒。主瘀血，血闭瘕邪气，杀小虫，止咳逆上气，消心下坚，除卒暴击血，破癥瘕，通月水，止痛，七月采取仁，阴干。桃花：杀疰恶鬼，令人好颜色。味苦，平，无毒。主除水气，破石淋，利大小便，下三虫，悦泽人面，三月三日采，阴干。桃枭：味苦，微温。主杀百鬼精物。疗中恶腹痛，杀精魅，五毒不祥。一名桃奴，一名枭景。是实著树不落，实中者，正月采之。桃毛：主下血瘕，寒热积聚，无子，带下诸疾，破坚闭，刮取毛用之。桃蠹：杀鬼，辟邪恶不祥。食桃树虫也。茎白皮：味苦辛，无毒。除邪鬼，中恶，腹痛，去胃中热。叶：味苦，平，无毒。主除尸虫，出疮中虫。胶：炼之，主保中不饥，忍风寒。实：味酸。多食令人有热，生泰山川谷。

李核仁 味苦，平，无毒。主僵仆跻，瘀血骨痛。根皮：大寒。主消渴，止心烦逆，奔气。实：味苦。除痼热，调中。

梨 味甘、微酸，寒。多食令人寒中，金疮乳妇尤不可食。

柰 味苦，寒。多食令人胪胀，病人尤甚。

安石榴 味甘酸，无毒。主咽燥渴，损人肺，不可多食。酸实壳：疗下痢，止漏精。东行根：疗蛔虫、寸白。

菜部

三十七味

白瓜子 味甘，平，寒，无毒。主令人悦泽，好颜色，益气不肌。久服轻身耐老，主除烦满不乐。久服寒中。可作面脂，令面悦泽。一名水芝，一名白瓜则绞切子。生嵩高平泽，冬瓜仁也，八月采。

白冬瓜 味甘，微寒。主除小腹水胀，利小便，止渴。

瓜蒂 味苦，寒，有毒。主大水，身面四肢浮肿，下水杀蛊毒，咳逆上气，及食诸果，病在胸腹中，皆吐下之。去鼻中息肉，疗黄疸。花：主心痛咳逆。生嵩高平泽。七月七日采，阴干。

冬葵子 味甘，寒，无毒。主五脏六腑寒热，羸瘦，五癃，利小便。疗妇人乳难，内闭。久服坚骨，长肌肉，轻身延年。生少室山，十二月采之。葵根：味甘，寒，无毒。主恶疮，疗淋，利小便。解蜀椒毒。叶：为百菜主，其心伤人。

苋实 味甘，寒，大寒，无毒。主青盲白翳，明目除邪，利大小便，去寒热，杀蛔虫。久服益气力，不饥轻身。一名马苋，一名莫实。细苋亦同，生淮阳川泽及田中，叶如蓝，十一月采。

苦菜 味苦，寒，无毒。主五脏邪气，厌谷，胃痹肠澼，渴，热中疾，恶疮。久服安心益气，聪察，少卧，轻身耐老，耐饥寒，高气不老。一名荼苦，一名选，一名游冬。生益州川谷山陵道旁，凌冬不死，三月三日采，阴干。

荠 味甘，温，无毒。主利肝气，和中。其实主明目，目痛。

芜菁及芦菔 味苦，温，无毒。主利五脏，轻身益气。可长食之。芜菁子：主明日。

莱菔根 味辛甘，温，无毒。散服及炮煮服食，大下气，消谷，去痰澼，肥健人。生捣汁。服，主消渴，试有大效。

龙葵 味苦，寒，无毒。食之解劳少睡，去虚热肿。其子：疗丁肿，所在有之。

菘 味甘，温，无毒。主通利肠胃，除胸中烦，解酒渴。

芥 味辛，温，无毒。归鼻，主除肾邪气，利九窍，明耳目，安中。久食温中。

苜蓿 味苦，平，无毒。主安中，利人，可久食。

荏子 味辛，温，无毒。主咳逆下气，温中，补体。叶：主调中，去臭气。九月采，阴干。

蓼实 味辛，温，无毒。主明目，温中，耐风寒，下水气，面目浮肿，痈疡。叶：归于舌，除大小肠邪气，利中益志。马蓼：去肠中蛭虫，轻身。生雷泽川泽。

葱实 味辛，温，无毒。主明日，补中不足。其茎葱白：平。可作汤。

主伤寒寒热，出汗，中风，面目肿，伤寒骨肉痛，喉痹不通，安胎，归于目，除肝邪气，安中，利五脏，益目睛，杀百药毒。葱根：主伤寒头疼。葱汁：平，温。主溺血，解藜芦毒。

薤 味辛苦，温，无毒。主金疮疮败，轻身不饥，耐老。归于骨，菜芝也。除寒热，去水气，温中，散结，利病人。诸疮中风寒水肿，以涂之。生鲁山平泽。

韭 味辛，微酸，温，无毒。归于心，安五脏，除胃中热。利病人，可久食。子：主梦泄精，溺白。根：主养发。

白蘘荷 微温。主中蛊及疟。

菾菜 味甘苦，大寒。主时行壮热，解风热毒。

紫苏 味辛，温。主下气。除寒中。其子尤良。

水苏 味辛，微温，无毒。主下气杀谷，除饮食，辟口臭，去毒，辟恶气。久服通神明，轻身耐老。主吐血、衄血、血崩。一名鸡苏，一名劳祖，一名芥蒩，一名芥苴。生九真池泽，七月采。

假苏 味辛，温，无毒。主寒热鼠瘘，瘰疬生疮，破结聚气，下瘀血，除湿痹。一名鼠蓂，一名姜芥。生汉中川泽。

香薷 味辛，微温，主霍乱腹痛吐下，散水肿。

薄荷 味辛苦，温，无毒。主贼风，伤寒发汗，恶气，心腹胀满，霍乱，宿食不消，下气。煮汁服，亦堪生食。人家种之，饮汁发汗，大解劳乏。

秦荻梨 味辛，温，无毒。主心腹冷胀，下气消食，人所啖者，生下湿地，所在有之。

苦瓠 味苦，寒，有毒。主大水，面目四肢浮肿，下水，令人吐。生晋地川泽。

水芹 味甘，平，无毒。主女子赤沃，止血养精，保血脉，益气，令人肥健，嗜食。一名水英。生南海池泽。

马芹子 味甘辛，温，无毒。主心腹胀满，下气消食。调味用之，香似橘皮，而无苦味。

莼 味甘，寒，无毒。主消渴，热痹。

落葵 味酸，寒，无毒。主滑中散热。实：主悦泽人面。一名天葵，一名蘩露。

蘩蒌 味酸，平，无毒。主积年恶疮不愈。五月五日日中采，干用之。

蕺 味辛，微温。主蠼螋溺疮，多食令人气喘。

葫 味辛，温，有毒。主散痈肿䘌疮，除风邪，杀毒气。独子者亦佳，归五脏。久食伤人，损目明。五月五日采。

蒜 味辛，温，有小毒。归脾肾。主霍乱，腹中不安，消谷，理胃温中，除邪痹毒气。五月五日采之。

堇汁 味甘，寒，无毒。主马毒疮。捣汁洗之，并服之。堇，菜也。出《小品方》。《万异方》云：除蛇蝎毒及痈肿。

芸台 味辛，温，无毒。主风游丹肿，乳痈。

米谷部

二十八味

胡麻 味甘，平，无毒。主伤中虚羸，补五内，益气力，长肌肉，填髓脑，坚筋骨，疗金疮，止痛，及伤寒温疟，大吐后虚热羸困。久服轻身不老，明耳目，耐饥渴，延年。以作油，微寒，利大肠，胞衣不落；生者：摩疮肿，生秃发。一名巨胜，一名狗虱，一名方茎，一名鸿藏。叶名青蘘，生上党川泽。

青蘘 味甘，寒，无毒。主五脏邪气，风寒湿痹，益气，补脑髓，坚筋骨。久服耳目聪明，不饥不老，增寿。巨胜苗也。生中原川谷。

麻蕡 味辛，平，有毒。主五劳七伤，利五脏，下血，寒气，破积止痹，散脓。多食令人见鬼狂走。久服通神明，轻身。一名麻勃，此麻花上勃勃者。七月七日采良。麻子：味甘，平，无毒。主补中益气，中风汗出，逐水，利小便，破积血，复血脉，乳妇产后余疾，长发。可为沐药。久服肥健不老，神仙。九月采，入土者损人，生泰山川谷。

饴糖 味甘，微温。主补虚乏，止渴去血。

大豆黄卷 味甘，平，无毒。主湿痹，筋挛，膝痛，五脏胃气结积，益气，止毒，去黑皯，润泽皮毛。生大豆：味甘，平。涂痈肿。煮汁饮，杀鬼毒，止痛，逐水胀，除胃中热痹，伤中淋露，下瘀血，散五脏结积，内寒，杀乌头毒。久服令人身重，炒为屑。味甘，主胃中热，去肿除痹，消谷止腹胀。生泰山平泽，九月采。

赤小豆 味甘酸，平，无毒。主下水，排痈肿脓血，寒热热中，消渴，止泄，利小便，吐逆卒澼，下胀满。

豉 味苦，寒，无毒。主伤寒，头痛寒热，瘴气恶毒，烦躁满闷，虚劳喘吸，两脚疼冷。又杀六畜胎子诸毒。

大麦 味咸，温，微寒，无毒。主消渴，除热，益气调中。又云：令人多热，为五谷长。

穬麦 味甘，微寒，无毒。主轻身除热。久服令人多力健行；以作蘖：温，消食，和中。

小麦 味甘，微寒，无毒。主除热，止躁渴，咽干，利小便，养肝气，止漏血，唾血；以作曲：温，消谷止痢；以作面：温，不能消热，止烦。

青粱米 味甘，微寒，无毒。主胃痹，热中消渴，止泄，利小便，益气补中，轻身长年。

黄粱米 味甘，平，无毒。主益气，和中止泄。

白粱米 味甘，微寒，无毒。主除热，益气。

粟米 味咸，微寒，无毒。主养肾气，去胃脾中热，益气。陈者：味苦，主胃热，消渴，利小便。

丹黍米 味苦，微温，无毒。主咳逆，霍乱，止泻，除热，止烦渴。

蘖米 味苦，无毒，主寒中，下气，除热。

秫米 味甘，微寒。止寒热，利大肠，疗漆疮。

陈廪米 味咸酸，温，无毒。主下气，除烦渴，调胃止泄。

酒 味苦甘辛，大热，有毒。主行药势，杀百邪恶气。

腐婢 味辛平，无毒。主痎疟寒热，邪气泄痢，阴不起，止消渴病，酒头痛。生汉中，即小豆花也，七月采，阴干。

藊豆 味甘，微温。主和中，下气。叶：主霍乱，吐下不止。

黍米 味甘，温，无毒。主益气，补中，多热，令人烦。

粳米 味甘苦，平，无毒。主益气，止烦止泄。

稻米 味苦，主温中。令人多热，大便坚。

稷米 味甘，无毒。主益气，补不足。

醋 味酸，温，无毒。主消痈肿，散水气。杀邪毒。

酱 味咸酸，冷利。主除热，止烦满。杀百药，热汤及火毒。

食盐 味咸，温，无毒。主杀鬼蛊，邪疰，毒气，下部䘌疮，伤寒寒热，吐胸中痰澼。止心腹卒痛，坚肌骨。多食伤肺，喜咳。

有名未用

一百九十六味

青玉 味甘，平，无毒。主妇人无子，轻身，不老长年。一名瑴玉。生蓝田。

白玉髓 味甘，平，无毒。主妇人无子，不老延年，生蓝田玉石间。

玉英 味甘。主风，疗皮肤痒。一名石镜。明白可作镜。生山窍，十二月采。

璧玉 味甘，无毒。主明目益气，使人多精，生子。

合玉石 味甘，无毒。主益气，疗消渴，轻身辟谷。生常山中丘，如彘肪。

紫石华 味甘，平，无毒。主渴，去小肠热。一名茈石华。生中牛山阴，采无时。

白石华 味辛，无毒。主瘅，消渴，膀胱热。生液北乡北邑山，采无时。

黑石华 味甘，无毒。主阴痿，消渴，去热，疗月水不利。生弗其劳山阴石间，采无时。

黄石华 味甘，无毒。主阴痿，消胸膈中热，去百毒。生液北山，黄色，采无时。

厉石华 味甘，无毒。主益气养神，止渴除热，强阴。生江南，如石花，采无时。

石肺 味辛，无毒。主疠咳寒，久痿，益气明目。生水中，状如肺，黑泽有赤文，出水即干。陶隐居云：今浮石亦疗效，似肺而不黑泽，恐非是。

石肝 味酸，无毒。主身痒，令人色美。生常山，色如肝。

石脾 味甘，无毒。主胃寒热，益气，令人有子。一名胃石，一名膏石，一名消石。生隐蕃山谷石间，黑如大豆，有赤纹，色微黄，而轻薄如棋子，采无时。

石肾 味咸，无毒。主泄痢，色如白珠。

封石 味甘，无毒。主消渴，热中，女子疽蚀，生常山及少室，采无时。

陵石 味甘，无毒。主益气，耐寒，轻身长年。生华山，其形薄泽。

碧石青 味甘，无毒。主明日益精，去白癣，延年。

遂石 味甘，无毒。主消渴伤中，益气。生泰山阴，采无时。

白肌石 味辛，无毒。主强筋骨，止渴不饥，阴热不足。一名肌石，一名洞石。生广焦国卷山青石间。

龙石膏 无毒。主消渴，益寿。生杜陵，如铁脂中黄。

五羽石 主轻身长年。一名金黄。生海水中、蓬葭山上仓中，黄如金。

石流青 味酸，无毒。主疗泄，益肝气，明目，轻身长年。生武都山石间，青白色。

石流赤 味苦，无毒。主妇人带下，止血。轻身长年。理如石耆，生山石间。

石耆 味甘，无毒。主咳逆气，生石间，色赤如铁脂，四月采。

紫加石 味酸。主痹，血气。一名赤英，一名石血。赤无理，生邯郸山，如爵茈，二月采。

终石 味辛，无毒。主阴痿痹，小便难，益精气。生陵阴，采无时。

玉伯 味酸，温，无毒。主轻身益气，止渴。一名玉遂。生石上，如松高五六寸，紫花，用茎叶。

文石 味甘。主寒热，心烦。一名黍石。生东郡山泽中水下，五色，有汁润泽。

曼诸石 味甘。主益五脏气，轻身长年。一名阴精。六月七月出石上，青黄色，夜有光。

山慈石 味苦，平，有毒。主女子带下。一名爰茈。生山之阳。正月生叶如藜芦，茎有衣。

石濡 主明目，益精气，令人不饥渴，轻身长年。一名石芥。

石芸 味甘，无毒。主目痛，淋露，寒热，溢血。一名螫烈，一名顾喙。二月五月采茎叶，阴干。

石剧 味甘，无毒，主渴消中。

路石 味甘酸，无毒。主心腹，止汗，生肌，酒痂，益气耐寒，实骨髓。一名陵石。生草石上，天雨独干，日出独濡。花黄，茎赤黑。三岁一实。实赤如麻子。五月十月采茎叶，阴干。

旷石 味甘，平，无毒。主益气养神，除热止渴，生江南，如石草。

败石 味苦，无毒。主渴、痹。

越砥石 味甘，无毒。主目盲，止痛，除热瘙。

金茎 味苦，平，无毒。主金疮内漏。一名叶金草，生泽中高处。

夏台 味甘。主百疾，济绝气。

柒紫 味苦。主小腹痛，利小腹，破积聚，长肌肉。久服轻身长年，生冤句。二月七月采。

鬼目 味酸，平，无毒。主明日。一名平甘。实赤如五味，十月采。

鬼盖 味甘，平，无毒。主小儿寒热痫。一名地盖。生垣墙下，丛生，赤，旦生暮死。

马颠 味甘，有毒。疗浮肿，不可多食。

马唐 味甘，寒。主调中，明耳目。一名羊麻，一名羊粟。生下湿地，茎有节生根，五月采。

马逢 味辛，无毒。主癣虫。

牛舌实 味咸，温，无毒。主轻身益气。一名彖户。生水中泽旁。实大叶长尺，五月采。

羊乳 味甘，温，无毒。主头眩痛，益气，长肌肉。一名地黄。三月采，立夏后母死。

羊实 味苦，寒。主头秃，恶疮，疥瘙，痂癣。生蜀郡。

犀洛 味甘，无毒。主癃。一名星洛，一名泥洛。

鹿良 味咸，臭。主小儿惊痫，贲豚瘈疭，大人痓，五月采。

菟枣 味酸，无毒。主轻身益气，生丹阳陵地，高尺许，实如枣。

雀梅 味酸，寒，有毒。主蚀恶疮。一名千雀。生海水石谷间，叶与实如麦李。

雀翘 味咸。主益气，明目。一名去母，一名更生。生蓝中，叶细黄，茎赤有刺，四月实，兑黄中黑。五月采，阴干。

鸡涅 味甘，平，无毒。主明日，目中寒风，诸不足，水腹邪气，补中，止泄痢，疗女子白沃。一名阴洛。生鸡山，采无时。

相乌 味苦。主阴痿。一名乌葵。如兰香，赤茎。生山阳，五月十五日采，阴干。

鼠耳 味酸，无毒。主痹寒寒热，止咳。一名无心。生田中下地，厚华肥茎。

蛇舌 味酸，平，无毒。主除留血，惊气蛇痫。生大水之阳，四月采花，八月采根。

龙常草 味咸，温，无毒。主轻身，益阴气，疗痹寒湿。生河水旁，如龙刍，冬夏生。

离楼草 味咸，平，无毒。主益气力，多子，轻身长年。生常山，七月八月采实。

神护草 可使独守，叱咄人，寇盗不敢入门。生常山北，八月采。

黄护草 无毒。主痹，益气，令人嗜食。生陇西。

吴唐草 味甘，平，无毒。主轻身，益气长年。生故稻田中，日夜有光，草中有膏。

天雄草 味甘，温，无毒。主益气，阴痿。生山泽中，状如兰，实如大豆，赤色。

雀医草 味苦，无毒。主轻身，益气。洗浴烂疮，疗风水。一名白气。春生，秋花白，冬实黑。

木甘草 主疗痈肿盛热，煮洗之。生木间，三月生，大叶如蛇床，四四相值，但折枝种之便生，五月花白，实核赤，三月三日采。

益决草 味辛，温，无毒。主咳逆肺伤。生山阴。根如细辛。

九熟草 味甘，温，无毒。主出汗，止泄，疗闷。一名乌粟，一名雀粟。生人家庭中，叶如枣，一岁九熟，七月采。

兑草 味酸，平，无毒。主轻身，益气长年。生蔓木上，叶黄有毛，冬生。

酸草 主轻身延年。生名山醴泉上，阴居。茎有五叶，青泽。根赤黄。可以消玉，一名丑草。

异草 味甘，无毒，主痿痹寒热，去黑子。生篱木上，叶如葵，茎旁有角，汁白。

灌草叶 主痈肿。一名鼠肝。叶滑，青白。

葩草 味辛，无毒。主伤金疮。

莘草 味甘，无毒。主盛伤痹肿。生山泽，如蒲黄，叶如芥。

勒草 味甘，无毒。主瘀血，止精溢，盛气。一名黑草。生山谷，如栝楼。

英草华 味辛，平，无毒。主痹气，强阴，疗面劳疽，解烦，坚筋骨，疗风头。可作沐药。生蔓木上。一名鹿英。九月采，阴干。

吴葵华 味咸，无毒。主理心，心气不足。

封华 味甘，有毒。主疥疮，养肌，去恶肉，夏至日采。

北荇华 味苦，无毒。主气脉溢。一云芹华。

隩华 味甘，无毒。主上气，解烦，坚筋骨。

棑华 味苦。主水气，去赤虫，令人好色。不可久服。春生乃采。

节华 味苦，无毒。主伤中，痿痹溢肿。皮主脾中客热气。一名山节，一名达节，一名通漆。十月采，曝干。

徐李 主益气，轻身长年。生泰山阴，如李小形，实青色，无核，熟采食之。

新雉木 味苦，香，温，无毒。主风眩痛。可作沐药。七月采阴干，实如桃。

合新木 味辛，平，无毒。解心烦，止疮痛。生辽东。

俳蒲木 味甘，平，无毒。主少气止烦。生陵谷，叶如柰，实赤，三核。

遂阳木 味甘，无毒。主益气。生山中，如白杨叶，三月实，十月熟赤，可食。

学木核 味甘，寒，无毒。主胁下留饮，胃气不平，除热，如蕤核。五月采，阴干。

木核 疗肠澼；华：疗不足；子：疗伤中；根：疗心腹逆气，止渴。十月采。

枸核 味苦。疗水，身面痈肿。五月采。

荻皮 味苦。止消渴，去白虫，益气。生江南，如松叶有刺，实赤黄。十月采。

桑茎实 味酸，温，无毒。主字乳余疾，轻身益气。一名草王。叶如荏，方茎大叶，生园中，十月采。

满阴实 味酸，平，无毒。主益气，除热止渴，利小便，轻身长年。生深山谷及园中，茎如芥，叶小，实如樱桃，七月成。

可聚实 味甘，温，无毒。主轻身，益气明目。一名长寿。生山野道中，穗如麦，叶如艾，五月采。

让实 味酸。主喉痹，止泄痢。十月采，阴干。

蕙实 味辛。主明目，补中。

青雌 味苦。主恶疮、秃败疮、火气，杀三虫。一名虫损，一名孟推。生方山山谷。

根茎中汤一作涕 疗伤寒寒热，出汗，中风，面肿，消渴热中，逐水。生鲁山平泽。

白背 味苦，平，无毒。主寒热，洗浴疥，恶疮。生山陵，根：似紫葳；叶：如燕卢，采无时。

白女肠 味辛，温，无毒。主泄痢肠澼，疗心痛，破疝瘕。生深山谷中，叶如蓝，实赤。赤女肠亦同。

白扇根 味苦，寒，无毒。主疟，皮肤寒热，出汗，令人变。

白给 味辛，平，无毒。主伏虫，白癣肿痛。生山谷，如藜芦，根白相连，九月采。

白并 味苦，无毒。主肺咳上气，行五脏，令百病不起。一名玉箫，一名箭悍。叶如小竹，根黄皮白，生山陵，三月四月采根，曝干。

白辛 味辛，有毒。主寒热。一名脱尾，一名羊草。生楚山，三月采根，白而香。

白昌 味甘，无毒。主食诸虫。一名水昌，一名水宿，一名茎蒲。十月采。

赤举 味甘，无毒。主腹痛。一名羊饴，一名陵渴。生山阴，二月花兑蔓草上，五月实黑，中有核。三月三日采叶，阴根。

赤涅 味甘，无毒。主疰，崩中，止血益气。生蜀郡山石阴地湿处，采无时。

黄秫 味苦，无毒。主心烦，止汗出。生如桐根。

徐黄 味辛，平，无毒。主心腹积瘕。茎主恶疮。生泽中，大茎细叶，香如藁本。

黄白支 生山陵，三月四月采根，曝干。

紫蓝 味咸，无毒。主食肉得毒，能消除之。

紫给 味咸，主毒风头泄注。一名野葵。生高陵下地，三月三日采根，根如乌头。

天蓼 味辛，有毒。主恶疮，去痹气。一名石龙。生水中。

地朕 味苦，平，无毒。主心气，女子阴疝，血结。一名承夜，一名夜光。三月采。

地芩 味苦，无毒。主小儿痫，除邪养胎，风痹，洗洗寒热，目中青翳，女子带下。生腐木积草处，如朝生，天雨生盖，黄白色，四月采。

地筋 味甘，平，无毒。主益气，止渴，除热在腹脐，利筋。一名菅根，一名土筋。生泽中，根有毛，三月生，四月实白，三月三日采根。

地耳 味甘，无毒。主明目，益气，令人有子。生丘陵，如碧石青。

土齿 味甘，平，无毒。主轻身，益气长年。生山陵地中，状如马牙。

燕齿 主小儿痫，寒热，五月五日采。

酸恶 主恶疮，去白虫。生水旁，状如泽泻。

酸赭 味酸。止内漏，止血不足。生昌阳山，采无时。

巴棘 味苦，有毒。主恶疥疮，出虫。一名女木。生高地，叶白有刺，根连数十枚。

巴朱 味甘，无毒。主寒，止血带下。生雒阳。

蜀格 味苦，平，无毒。主寒热痿痹，女子带下，痈肿。生山阳，如藋菌有刺。

纍根 主缓筋，令不痛。

苗根 味咸，平，无毒。主痹及热中，伤跌折。生山阴谷中，蔓草藤上，茎有刺，实如椒。

参果根 味苦，有毒。主鼠瘘。一名百连，一名乌蓼，一名鼠茎，一名鹿蒲。生百余根，根有衣裹茎，三月三日采根。

黄辩 味甘，平，无毒。主心腹疝瘕，口疮脐伤。一名经辩。

良达 主齿痛，止渴轻身。生山阴，茎蔓延，大如葵，子滑小。

对庐 味苦，寒，无毒。主疥，诸久疮不瘳，生死肌，除大热，煮洗之。八月采，似菴蕳。

粪蓝 味苦，主身痒疮，白秃，漆疮，洗之。生房陵。

委蛇 味甘，平，无毒。主消渴，少气，令人耐寒。生人家园中，大枝长须，多叶，而两两相值，子如芥子。

麻伯 味酸，无毒。主益气，出汗。一名君莒，一名衍草，一名道止，一名自死。生平陵，如兰，叶黑厚白裹茎，实亦黑，九月采根。

王明 味苦。主身热邪气，小儿身热，以浴之。生山谷。一名王草。

类鼻 味酸，温，无毒。主痿痹。一名类重。生田中高地，叶如天名精，美根，五月采。

师系 味甘，无毒。主痈肿恶疮，煮洗之。一名臣尧，一名臣骨，一名鬼芭。生平泽，八月采。

逐折 杀鼠，益气明目。一名百合。厚实，生禾间，茎黄，七月实黑，如大豆。

并苦 主咳逆上气，益肺气，安五脏。一名蜮熏，一名玉荆。三月采，阴干。

领灰 味甘，有毒。主心腹痛，炼中不足。叶如芒草，冬生，烧作灰。

父陛根 味辛，有毒。以熨痈肿、肤胀。一名膏鱼，一名梓藻。

索干 味苦，无毒。主易耳。一名马耳。

荆茎 疗灼烂，八月十月采，阴干。

鬼䍡 生石上，挼之，日柔为沐。

竹付 味甘，无毒。主止痛，除血。

秘恶 味酸，无毒。主疗肝邪气。一名杜逢。

唐夷 味苦，无毒。主疗踒折。

知杖 味甘，无毒。疗疝。

地松 味辛，无毒。主眩痹。

河煎 味酸。主结气，痈在喉颈者。生海中，八月九月采。

区余 味辛，无毒。主心腹热瘙。

三叶 味辛。主寒热，蛇蜂螫人。一名起莫，一名三石，一名当田。生田中，茎小黑白，高三尺，根黑。三月采，阴干。

五母麻 味苦，有毒。主痿痹，不便，下痢。一名鹿麻，一名归泽麻，一名天麻，一名若一草。生田野，五月采。

疥拍腹 味辛，温，无毒。主轻身疗痹。五月采，阴干，生上党。

常吏之生 味苦，平，无毒。主明目，实有刺，大如稻米。

救赦人者 味甘，有毒。主疝痹，通气，诸不足。生人家宫室，五月十月采，曝干。

丁公寄 味甘，主金疮痛，延年。一名丁父。生石间，蔓延木上，叶细大枝，赤茎，母大如磺黄有汁，七月七日采。

城里赤柱 味辛，平。疗妇人漏血，白沃阴蚀，湿痹邪气，补中益气。生晋平阳。

城东腐木 味咸，温。主心腹痛，止泄，便脓血。

芥 味苦，寒，无毒。主消渴，止血，妇人疾，除痹。一名梨。叶如大青。

载 味酸，无毒。主诸恶气。

庆 味苦，无毒。主咳嗽。

腂 味甘，无毒。主益气，延年。生山谷中，白顺理，十月采。

雄黄虫 主明目，辟兵不祥，益气力。状如蠮螉。

天社虫 味甘，无毒。主绝孕，益气。如蜂大腰，食草木叶，三月采。

桑蠹虫 味甘，无毒。主心暴痛，金疮，肉生不足。

石蠹虫 主石癃，小便不利。生石中。

行夜 疗腹痛，寒热，利血。一名负盘。

蜗篱 味甘，无毒。主烛馆，明目，生江夏。

麋鱼 味甘，无毒。主痹止血。

丹戬 味辛，主心腹积血。一名飞龙。生蜀都，如鼠负，青股蜚，翼赤，七月七日采。

扁前 味甘，有毒。主鼠瘘癃，利水道。生山陵，如牛虻，翼赤，五月八月采。

蚖类 疗痹内漏。一名蚖，短，土色而文。

蜚厉 主妇人寒热。

梗鸡 味甘，无毒。疗痹。

益符 疗闭。一名无舌。

地防 令人不饥不渴。生黄陵，如濡，居土中。

黄虫 味苦。疗寒热。生地上，赤头，长足，有角，群居，七月七日采。